AF878029

rowohlt
POLARIS

Gunda Windmüller

YOGA

Wie es wurde, was es ist.
Kulturgeschichte eines globalen Phänomens

Rowohlt **Polaris**

1. Auflage

Originalausgabe
Veröffentlicht im Rowohlt Taschenbuch Verlag, Kirchenallee 19, 20099 Hamburg, Juli 2025
Copyright © 2025 by Rowohlt Verlag GmbH, Hamburg
Redaktion Ulrike Gallwitz
Die Nutzung unserer Werke für Text- und Data-Mining
im Sinne von § 44b UrhG behalten wir uns explizit vor.
Covergestaltung Hauptmann & Kompanie Werbeagentur, Zürich
Coverabbildung Private CollectionPhoto © Luca Tettoni/Bridgeman Images; Shutterstock
Satz Signifier bei Pinkuin Satz und Datentechnik, Berlin
Lithografie Susanne Kreher
Druck und Bindung CPI books GmbH, Leck
ISBN 978-3-499-01562-5

Kontaktadresse nach EU-Produktsicherheitsverordnung:
produktsicherheit@rowohlt.de

MIX
Papier | Fördert gute Waldnutzung
FSC® C083411
www.fsc.org

«Denn was schließlich ist das Heute anderes als ein Spross des Einst!»

Walt Whitman, *Durchfahrt nach Indien*

«Every day there must be something new.»

Krishnamacharya

Inhalt

Einleitung

Yoga ist überall. Es begegnet uns in deutschen Großstädten in jedem zweiten Hinterhof, im Kaufhaus in der Sportabteilung, im VHS-Katalog, bei Instagram sowieso. Gwyneth Paltrow macht es, Lady Gaga macht es, Cem Özdemir macht es auch. Es gibt Yoga in Sibirien, Yoga im Strafvollzug, Yoga im Kurhotel. Krankenkassen bezuschussen Yogakurse, und Firmen bieten «bewegte Mittagspausen» an. Yoga ist Mainstream. «Ich sollte mal wieder Yoga machen.» «Machen Sie doch mal Yoga!» Kennen Sie jemanden, der oder die etwas gegen Yoga hat?

Yoga ist überall, und Yoga ist vieles: Es ist ein schickes Studio in Berlin-Mitte mit Lunch-Angebot für Vielbeschäftigte, es ist der Raum mit gebatikten Tüchern an den Wänden und Unterricht auf Spendenbasis. Es ist der Typ aus Schwabing, der mal in Indien war und sich seitdem anders nennt. Es ist die Frau, die schon vor vierzig Jahren damit angefangen hat, zu einer Zeit, als das so suspekt war wie Tofu, was es höchstens in Reformhäusern gab. Als es noch Reformhäuser gab. Die Zeiten haben sich geändert und wir uns mit ihnen: Yoga gibt es für Schwangere, Kinder und Senior:innen, für Ultra-Fitte und Menschen ohne Kraft. Und so ist Yoga auch der ältere Herr, der ins Gemeindehaus geht und dort auf einem Stuhl sitzend die Arme nach oben streckt, die CrossFitterin, die erst 80 Kilogramm über den Kopf wuchtet und sich danach auf die Matte legt. Yoga ist der Hollywood-Schauspieler, die Orthopädin und all die, die mal dachten «Yoga ist nichts für mich».

Yoga bist du und bin ich

Es gibt viele Gründe, warum Yoga so beliebt ist. Die Praxis, das hört man immer wieder, hat das Leben vieler Menschen verändert. Sie sind in schweren Zeiten irgendwann mal auf YouTube bei *Yoga with Adriene* hängen geblieben, oder eine Freundin hat sie ins Yogastudio mitgenommen, und dann, vielleicht nicht sofort, aber doch ziemlich schnell, blieben sie dabei. Weil es so guttat. Vor allem in Zeiten, in denen schon das Aufstehen wie Hochleistungssport erscheint, aber der Krieger I einen wieder mit Mut anfüllt. In Zeiten, in denen alle immer alles von einem wollen, das befriedigende Pflatsch beim Ausrollen der Matte aber verspricht, dass man die nächste Stunde nur eines muss: für sich selbst da sein.

Die Matte als Floß. Der Atem als Anker. Yoga berührt Menschen. Und es hilft Menschen, sich selbst zu berühren. Zu spüren. Yoga reduziert Stress, das ist der Grund, warum Krankenkassen es bezuschussen. Und es holt Menschen immer wieder da ab, wo sie gerade sind. Die Matte reicht.

Darüber hinaus gibt Yoga den Menschen aber noch weit mehr: eine Gemeinschaft, einen Gegenort zu einer Welt, die oft genug aus den Fugen scheint. Das kann man ruhig so groß formulieren, denn es ist für viele wahr. Aber man kann es auch ganz anders ausdrücken. Denn Yoga muss niemandes Leben verändern. Vielleicht hat man durch die Praxis einfach nur weniger Rückenschmerzen. Auch das ist viel wert.

Yoga ist wertvoll. Ganz wortwörtlich. Die Yoga-Industrie hatte im Jahr 2024 weltweit einen Marktwert von gut 115 Milliarden US-Dollar, Tendenz steigend,[1] wobei in Deutschland laut einer vom BDYoga beauftragten Studie inzwischen jede:r Fünfte Yoga praktiziert.[2] Es gibt Tausende Yogastudios, und so gut wie jeder Sportverein hat mindestens eine Yogastunde im Angebot. Bei home24.de fangen die günstigsten Buddha-Statuen bei 17 Euro an. Bei Amazon Deutschland gibt es mehr als 60 000 Treffer zu «Yoga machen», darunter Yoga für den Kindergarten, für Teens, für Alltagswehwehchen und Yoga Plus Size. Auf YouTube erklären Yoga-Lehrende neben dem Handstand, was sie wann essen, welche Matten sie bevorzugen und wann ihr nächster Retreat stattfindet. Millionen wollen das wissen.

Yoga hat sich ausdifferenziert. Wer sich mal im Internet, in Yogastudios, bei Instagram und in Frauenzeitschriften umguckt, bekommt es mit: Neben der Matte liegen Kristalle und brennen Räucherstäbchen, das «Rosy Glow Gesichtsdampfbad» gibt's an der Anmeldung, außerdem Journaling-Workshops, Mondkarten und Kakaozeremonien. Schamanisches Atmen, tantrische Massagen, der (heimliche) Wunsch, damit abzunehmen, und natürlich Women's Circles. Yoga als holistische Wellness.

Das Geschäft mit Yoga ruft aber auch Kritik hervor. Lululemon ist ein kanadisches Unternehmen, das auch in Deutschland einige Flagship-Stores unterhält und es geschafft hat, das Omega seines Logos über zahlreichen Hinterteilen zu platzieren. Die Firma verkauft Athleisure für verschiedene Sportarten, aber los ging der Erfolg mit speziell für die Yogapraxis entwickelten Klamotten. Das bringt mittlerweile eine Marktkapitalisierung von 45,79 Milliarden US-Dollar.[3] Damit steht die Firma noch vor Adidas und Puma. Kritiker:innen sagen, Lululemon hätte mit den Produkten überhaupt erst den Bedarf an Kleidung speziell für Yoga kreiert, und dazu noch so teuer, dass sie nur für Besserverdienende zu haben seien. Damit geht auch der Vorwurf des Whitewashing einher: Wer Unterwäsche mit dem Slogan «Namastay Put» (in etwa: «Namanicht verrutschen», ein Wortspiel aus dem Sanskrit-Wort *Namaste*) verkaufe, zeige damit einen unsensiblen Umgang mit kulturellen Aspekten einer marginalisierten Kultur.[4]

Yoga ist eben auch politisch. Und nicht nur das: Yoga selbst ist auch Politik. In Indien nutzt der amtierende Premierminister Narendra Modi, von der hindunationalistischen Partei BJP, Yoga als Werkzeug im Wahlkampf. Dass «Yoga» weder so alt noch so rein hinduistisch ist, wie von Modi propagiert, ist dabei so egal, wie Fakten für nationalistische Politik immer und überall egal sind. Das lässt sich auch im Kleinen beobachten: Allerorts gibt es Menschen, die von sich sagen, sie kennen das «wahre» Yoga. Die einen sagen es ohne offensichtliche Agenda, andere machen damit Geschäfte. Oder rechtfertigen ihre politische Meinung. Oder beuten andere aus. Oder missbrauchen sie gar. Yoga kann nichts dafür, aber Yoga ist auch nicht unschuldig. Denn Yoga ist eine soziale Praxis.

Yoga wird von Menschen gemacht. Es ist kein Buch, keine einheitliche Philosophie, kein einheitliches Übungssystem. Das, was wir heute hierzulande in Yogastudios praktizieren, was dort zumeist unterrichtet wird, ist nicht älter als 150 Jahre. Nur wenige der heute verbreiteten Praktiken sind älter als 1000 Jahre.[5] Das wird für viele überraschend sein. «Das zeitgenössische Yoga ist ein modernes Konstrukt, seine Abläufe und Techniken sind das Ergebnis ganz unterschiedlicher transnationaler Interaktionen und Einflüsse», schreiben die Sozialanthropologinnen Alison Shaw und Esra Kaytaz.[6]

Yoga ist heute überall – aber wie ist es da hingekommen? Welche Menschen praktizieren es, warum und in welchem Kontext? Um diese Fragen zu beantworten, müssen wir uns nicht nur mit Praxis und Spiritualität, Konzepten und Theorie befassen, sondern auch mit Politik und Literatur, Geld und großen Persönlichkeiten. Nichts kommt aus dem Nichts. Alles ist Geschichte.

Diese Geschichte schauen wir uns an. Wir reisen dazu durch Zeit und Raum, zunächst ins antike Indien, und forschen nach, wie und wo das Wort «Yoga» zum ersten Mal auftaucht. Dabei geht es um Feuerrituale und die Macht von Priestern. Es geht um Askese, aber auch um Ekstase. Um schmerzhafte Praktiken und langen Atem. Um Menschen und ihre Fragen ans Leben. Im zweiten Teil reisen wir wieder, gemeinsam mit indischen Texten geht es von Kalkutta nach London. Britische Kolonialbeamte lesen diese Texte, aber die deutschen Romantiker:innen lesen sie auch. Und Yoga wird langsam zu dem, was wir als Yoga wiedererkennen. Es entwickelt sich vor dem Hintergrund des aufkommenden Nationalismus, dem Bedeutungsverlust von Religion in westlichen Ländern und dem zunehmenden Bedürfnis, mit Wissenschaft den Alltag zu erleichtern. Die Protagonist:innen dieser Entwicklung sind Friedrich Schlegel, Helena Blavatsky, C. G. Jung und Swami Vivekananda. Indische Sozialreformer, Bodybuilder und Society-Ladys in Upstate New York. Yoga wird systematisiert, und es wird global. In der Mitte des letzten Jahrhunderts sind es Yogalehrer:innen wie B. K. S. Iyengar und Indra Devi, die Yoga schließlich zu dem machen, was wir heute alle kennen. Die Beatles gehen nach Indien, immer mehr indische Gurus in den Westen. In Kalifornien wird Yoga brandbeschleunigt (wo sonst). Jane Fondas Aerobic-Videos haben ähnlich viel mit dem Siegeszug von Yoga zu tun wie Osho und seine Anhänger:innen in Köln und Pune. New Age macht mit, Esoterik boomt. Yoga ist immer dabei, manchmal mittendrin.

Und wo stehen wir heute? Yoga hat sich in den letzten Jahrzehnten, in den letzten Jahren, noch viel weiter ausdifferenziert. Tut es noch. Siehe oben: Yoga ist überall. Für einige ist es einfach Sport, für andere ein ganzer Lifestyle. Für wieder andere eine spirituelle Praxis, für manche einfach das, was ihnen hilft, morgens in die Unterhose zu kommen. Im letzten Teil werden wir Yoga als Linse benutzen: Denn Yoga hat viel mit unserem Leben zu tun, mit der Zeit, in der wir leben. Es betrifft Globalisierung, Neokolonialismus, Digitalisierung, die Stress-Pandemie – es ist ein Prisma, durch das wir vieles schärfer sehen können.

Dieses Buch erzählt also von Geschichte, es erzählt von Regionen und Religion. Es erzählt dabei natürlich auch von Menschen, von Charisma, von Leid und von der Erlösung davon. Es erzählt von Spiritualität, Kolonialismus, Moderne und natürlich auch von Kapitalismus. Denn es ist nicht nur eine Geschichte des Yoga, es ist eine Geschichte von uns.

Transliteration

Wenn das Sanskrit in unsere Schrift übertragen wird, werden oft sogenannte diakritische Zeichen verwendet, um eine abweichende Aussprache anzuzeigen. Ich habe diese Zeichen nur in Zitaten übernommen und mich ansonsten an der gängigen Übertragung des Sanskrit ins lateinische Alphabet orientiert, da diese Zeichen für diejenigen, die sie nicht kennen, wenig Sinn ergeben.

Geschlechtersensible Sprache

Wer über die Vergangenheit schreibt und dabei geschlechtersensible Sprache benutzen möchte, begegnet ein paar Herausforderungen. So gab es zum Beispiel vor der Einführung des Frauenwahlrechts im Verständnis der damaligen Zeit keine Politikerinnen, das wäre faktisch falsch. So weit, so nachvollziehbar. Aber mit gendersensibler Sprache soll ja nicht nur zwischen Mann und Frau unterschieden, sondern das binäre Geschlechtsverständnis an sich aufgebrochen werden. Doch Vorstellungen von geschlechtlichen Identitäten sind, wie Yoga auch, im steten Wandel begriffen. Und so können wir unser nichtbinäres Geschlechterverständnis nicht ohne Weiteres in eine andere Zeit und Kultur übertragen. Ich habe mich daher entschieden, den Genderdoppelpunkt größtenteils erst für die Neuzeit zu verwenden.

TEIL 1

Aus Feuern in die Luft

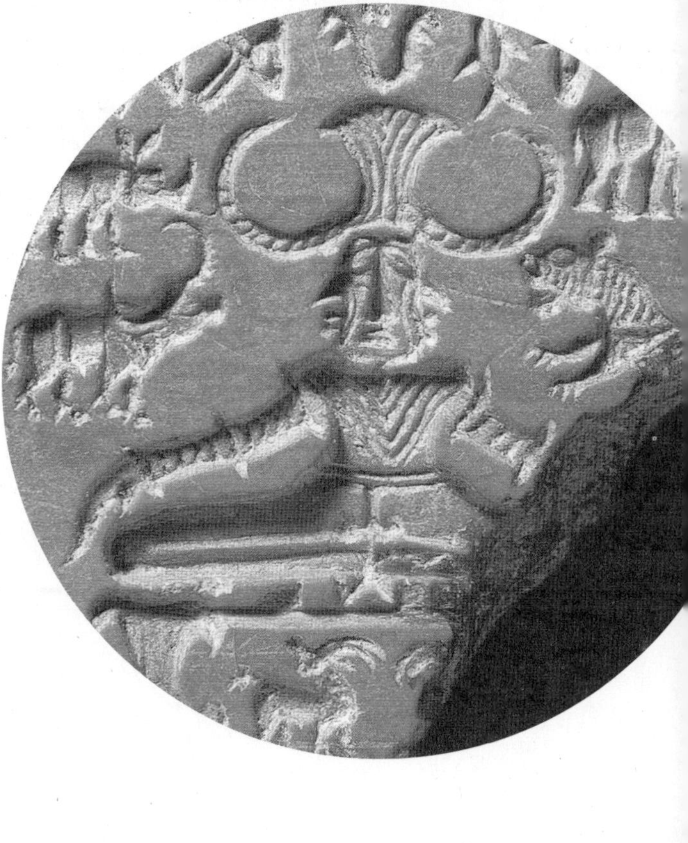

1. Eine unmögliche Geschichte

Erst mal aufräumen

Zu dieser Geschichte gehört zunächst, sich zurechtzufinden. Denn Yoga ist nicht nur überall, es verändert sich auch ständig. Das war von Anfang an so. Nichts bleibt, wie es ist. Und vieles ist vielleicht gar nicht so, wie es scheint. Das geht schon mit dem Begriff los: Was wir gemeinhin als Yoga bezeichnen, was auch ich hier bislang als Yoga bezeichnet habe, ist eigentlich nur ein Ausschnitt von etwas viel Größerem. So ist es zunächst einmal das, was sich global als Yoga etabliert hat. Schlicht und ergreifend das, was in modernen Yogastudios in Mumbai und Delhi, Nürnberg und Stralsund, überall im Westen und überall dort, wo es eine halbwegs wohlhabende Schicht mit Interesse an Wellness-betontem Lifestyle gibt, als Yoga angeboten wird. Eine Abfolge an Posen (Asanas) und Bewegungsmustern, Atem- und Entspannungstechniken. Herabschauender Hund, Sonnengruß, Endentspannung, all das. Nennen wir es Körperyoga. Aber schauen wir in die Geschichte zurück, müssen wir feststellen, dass dieses Körperyoga nur einen sehr kleinen und gar nicht mal so alten Teil der Praktiken beinhaltet, die ursprünglich auf dem indischen Subkontinent mit dem Wort Yoga bezeichnet wurden.

Und daher wird's jetzt schwierig. Denn jetzt müssen wir erst mal eine Runde aufräumen. Viele der Annahmen, die wir landläufig über Yoga haben, stimmen nämlich gar nicht. Yoga ist weder rein hinduistischen Ursprungs, noch ist dieses Yoga mehrere Tausend Jahre alt. Es ging beim Yoga auch nicht von Beginn an darum, dem Körper etwas Gutes zu tun oder zu lernen, sich wohler im eigenen Körper zu fühlen, so wie wir das heute kennen. Ebenso wenig war einzig und allein Erleuchtung das Ziel. Und von einer uralten einheitlichen Yogaphilosophie kann erst recht nicht die Rede sein. Das, was wir heute oft als Yogaphilosophie vermittelt bekommen, ist erst ein paar Jahrzehnte alt. Und noch etwas, bevor wir so richtig loslegen: Wir schauen hier in dieser Geschichte nicht nur weit zurück, sondern auch weit weg, in einen anderen Kulturkreis. Wir müssen daher aufpassen, denn das, was wir heute unter Begriffen wie «Philosophie» und «Geist» oder «Seele» verstehen, ist kulturell *geworden*. Begriffe und Vorstellungen sind überall *gemacht*, und zwar von einem Kontext, der sich nicht durch bloßes Draufgucken erschließt. Und das, was wir heute für richtig und gut halten, wurde nun mal zu anderen Zeiten anders bewertet.

Wir müssen uns also auf unserer Yoga-Geschichtsreise auch selbst auf den Prüfstand stellen. Schauen, ob unsere eigenen, heutigen Annahmen uns nicht den Blick vernebeln. Sehr alte Texte zu verstehen, sich in ihre Kontexte einzudenken, ist nie leicht, schwieriger wird es, wenn das Denken und die Welt, die sich dabei offenbart, so ganz anders sind, als man es gewohnt ist. Für jemanden, der mit westlichem akademischem Rüstzeug aufgewachsen ist, also mit einer gewissen Vorstellung davon, was Konzepte sind und wie diese auszusehen haben, wie Logik funktioniert und welche Dinge nachvollziehbar «wahr» sind, der wird mit Begriffen aus der indischen Philosophie zunächst nur schwer etwas anfangen können. Ein Grund dafür ist, dass einige dieser Begriffe es auch in unseren Sprachschatz geschafft haben – *Karma* oder *Nirvana* zum Beispiel –, aber eben nicht so, wie sie vor Hunderten von Jahren in Indien verstanden wurden. Es gibt eine Linie zwischen *Othering* und Anderssein, hier ist sie: Die indische Kultur ist in vielerlei Hinsicht ganz anders als die westliche/europäische Kultur, das zu negieren, nur um es nicht «anders» nennen zu müssen, macht diese Unterschiede aber nicht wett.

Doch gehen wir zurück zum Konkreten, in die Geschichte, nach Indien. Wir sind es ja gewohnt, nach Quellen zu schauen, wenn wir Geschichte verstehen wollen. Nach Dingen, die zu uns sprechen. Nach Texten, nach Autor:innen, nach Siegeln und Abschriften. Aber das mit den Texten war in Indien anders. So galt religiöses oder spirituelles Wissen als zu heilig, um es aufzuschreiben. Geschriebenes kann missverstanden werden, kann auch missbraucht werden, daher wurde Heiliges vor allem mündlich weitergegeben, von Priestern, von Lehrern zu Schülern, von Vätern zu Söhnen. Damit wurde heiliges Wissen auch reingehalten. Denn diese Art des Wissens war nicht für jedermann gedacht. Die frühen Texte, die uns vorliegen, sind daher auch nachträgliche Aufzeichnungen, was die Datierung extra schwer macht. Nun könnte man einwerfen, dass aus Perspektive einer Geschichtsschreibung, in der die Quellen des Yoga – wie die Texte der Veden – als zeitlose Wahrheiten verstanden werden, die Datierung nicht wichtig ist. 5000 Jahre, 3000 Jahre – egal, zeitloses Wissen braucht keinen Geburtstag. Aber wenn wir von Yoga sprechen, sprechen wir eben nicht von einem Wissensschatz oder Glaubenssystem, sondern von einer sozialen Praxis. Und das ist auch der Grund, warum Chronologie zum Verständnis wichtig ist.

In diesem Zusammenhang weist der Religionswissenschaftler Geoffrey Samuel darauf hin, dass die letzten Jahrzehnte indologischer Forschung zahlreiche vermeintliche Gewissheiten infrage gestellt haben. Kein Wunder also, dass so viele verschiedene Datierungen herumgereicht werden! Dass es manchmal praktischer erscheint, etwas als «Tausende Jahre alt» zu bezeichnen, statt zu gestehen: «Das könnte sein, aber wir wissen es nicht mit Bestimmtheit.» Der Indologe Patrick Olivelle schreibt in der Einleitung zu seiner Übersetzung der Upanishaden: «In Wahrheit ist jeder Versuch, die Datierung dieser Dokumente genauer als auf ein paar Hundert Jahre einzugrenzen, so stabil wie ein Kartenhaus.»[7] Und wenn Texte erst Hunderte Jahre nachträglich aufgeschrieben wurden, wie repräsentativ sind sie dann für ihre Zeit?

Denn uns interessieren ja nicht nur die Texte selbst, sondern auch andere Aspekte: Wie sahen die konkreten religiösen Praktiken aus? Wer führte sie durch? Wer nahm daran teil, wer war womöglich ausgeschlossen? Wie wurde Wissen weitergegeben? Fragen über Fragen. Und viele davon lassen sich nicht mehr beantworten. Es ist alles nicht so einfach. Legen wir also endlich los.

Yoga – ein Bedeutungs-Joker

Der Beginn des Yoga, oder vielmehr das erste Körnchen, sozusagen die Yoga-Saat, wird oft in der Zeit der Indus-Kultur verortet, die in etwa von 2600 bis 1900 vor Christus reichte. Gemeinsam mit den Hochkulturen Chinas und Mesopotamiens war sie eine der ersten Hochkulturen der Geschichte und hatte eine riesige Ausdehnung. In dieser Zeit gab es mit den Städten Harappa und Mohenjo Daro (beide im heutigen Pakistan) bereits zwei größere Zentren – Mohenjo Daro hatte wohl bis zu 30 000 Einwohner –, von denen auch Handel mit Metallen und kostbaren Steinen ausging.

Bei Ausgrabungen fand man allerdings nicht nur Hinweise auf Handel, Wasserleitungen, Kanalisation und Gebäudekomplexe, sondern auch andere Überreste einer städtischen Kultur, unter anderem mehrere Tausend kleine Steatit-Siegel. Vielleicht haben Sie von einem dieser Siegel schon mal gehört, es wird nämlich häufig als früher Beweis für eine körperliche Yogapraxis angeführt. Das sogenannte Pashupati-Siegel wurde in Mohenjo Daro bei Ausgrabungen Ende der 1920er-Jahre entdeckt. Das Siegel ist aus Speckstein und gar nicht groß, es misst nur 3,56 mal 3,53 Zentimeter. Es zeigt eine Figur mit angewinkelten Beinen, die Füße sind vor dem Beckenboden zusammengezogen. Auf dem Kopf trägt sie eine Art Hörnerkrone, um sie herum sind Tiere zu sehen.

John Marshall, ein britischer Archäologe, hat in den 1930er-Jahren die These aufgestellt, dass es sich bei dieser Figur um eine Art «Proto-Shiva» handele, also eine sehr frühe Darstellung der Hindu-Gottheit Shiva. Diese Interpretation wurde in der Forschung zunächst lange akzeptiert, aber es gibt tatsächlich gute Gründe, sie infrage zu stellen. Denn Shiva wird in späteren Darstellungen weder in dieser Sitzhaltung noch mit einem solchen Kopfschmuck gezeigt. Außerdem gibt es etliche andere Interpretationen, die ebenfalls möglich erscheinen. So schlug der Indologe Alf Hiltebeitel vor, es sei gar kein Mensch, sondern ein Wasserbüffel, der auf dem Siegel gezeigt werde, die Archäologen Bridget und Raymond Allchin meinten, einen erigierten Penis zu identifizieren, was auch gegen Shiva spräche, die Archäologin Shubhaghana Artre las die Figur als weibliche Gottheit, der Kunsthistoriker Thomas McEvilley meinte die Yogapose *Mulabhandasana* (Sitzhaltung mit gekreuzten Beinen) zu erkennen und der Religionswissenschaftler Herbert P. Sullivan befand, die Sitzhaltung sei so gewöhnlich, dass es gar keine explizit yogische Pose sein müsse. Und das sind nur ein paar der Alternativvorschläge.[8] Für den britischen Religionswissenschaftler Geoffrey Samuel auf jeden Fall Grund genug, um festzustellen: Wir können es einfach nicht mit Bestimmtheit sagen.

Wie es überhaupt sehr viele Leerstellen und Unklarheiten aus dieser Zeit gibt – ist ja nun auch schon eine Weile her. Wir wissen dank archäologischer Funde zwar recht viel über den Alltag in der Indus-Zeit, aber weniger über die religiösen Praktiken. Und auch darüber, wie und warum genau diese Kultur letztlich untergegangen ist, herrscht keine Klarheit. Was feststeht, ist, dass es in

Nordindien irgendwann Einwanderung gab und sich dadurch eine neue, eine andere Kultur entfaltete. Die zentralasiatischen Nomad:innen, die Aryas, wanderten Mitte des zweiten Jahrtausends vor Christus ein, und mit ihnen beginnt die vedische Kultur.[9] Über die Hintergründe dieser Wanderungen, die zeitliche Abfolge und die Frage, inwiefern beziehungsweise ob sich die beiden Kulturen beeinflusst haben, auch darüber wird in der Forschung noch debattiert. Archäologische Funde sind nun mal nicht immer eindeutig. Aber neben Funden wie Keramik, Schmuck und Figurinen gibt es einen weiteren großen Schatz, der uns Aufschluss über die vedische Kultur gibt: ein Textkorpus, das als wichtigste Quelle für diese Kultur gilt und das ihr seinen Namen gab. Die Rede ist von den Veden.

Doch, wie gesagt, diese Texte sind keine einfache Quelle. Da ist zunächst – mal wieder – das Problem mit der Datierung. «Die aktuelle Forschung [...] nimmt an, dass die Veden über einen Zeitraum von mehreren hundert Jahren geschrieben wurden, aber die genaue Textgenese ist alles andere als klar», konstatiert Religionswissenschaftler Samuel.[10] Denn die Schwierigkeit im Zusammenhang mit diesen Texten besteht nicht einfach nur darin, einzugrenzen, wann sie geschrieben wurden, sondern auch, wann sie entstanden – bei den Veden ist das ein großer Unterschied.

Veda bedeutet «Wissen», die Texte sind bis heute zentral für den Hinduismus. Sie wurden zunächst mündlich überliefert und erst zu einem späteren Zeitpunkt aufgeschrieben. Diese Art der Überlieferung nennt sich *shruti* («wie es gehört wurde»), das heißt, im hinduistischen Verständnis wurden die Texte «gehört», sind also nicht von Menschen gemacht, sondern von Sehern (*rishis*) empfangen worden, aus einer göttlichen Sphäre. Diese Offenbarungen wurden weitergegeben, indem sie rezitiert wurden, eine ganz exakte Rezitation ist entsprechend unerlässlich – es handelt sich schließlich um heiliges Wissen. Nur «zweimal Geborene», also

Männer einer höheren Schicht, durften es weitergeben. Es finden sich noch heute Brahmanen, die die Veden zum Teil auswendig können. Und das ist beachtlich. Nur als Beispiel: Der älteste Text, der *Rig Veda*, hat 1028 Hymnen mit 10 600 Versen.

Worum es in diesen Texten geht? Salopp gesagt: um alles Mögliche. Neben liturgischen Fragen, also wie man Gottheiten richtig anbetet, wie Rituale ablaufen und welche Hymnen rezitiert werden sollen, geht es auch um Krankheiten und Heilung, Astronomie und die Fragen, wie man Feinde außer Gefecht setzt, wo sich nachts die Sonne versteckt, wo die Götter leben und wo das Ende der Welt ist. Wir erfahren aber auch etwas über die soziale Ordnung, die Frage, wie Menschen zueinander in Beziehung stehen. So sollte eine Hymne aus dem *Rig Veda* für die hinduistische Gesellschaft noch mal sehr wichtig werden. In der Hymne 10.90 wird das Ur-Geistwesen Purusa geopfert, aus dessen geopfertem Körper dann Folgendes entstand: Sein Mund wurde zum Priester (*brahmana*), aus seinen Armen entstand der Kriegeradel (*rajnaya*), aus den Schenkeln die Landwirte und Händler (*vaisja*), und aus den Füßen, die als unreinster Teil des Körpers gelten, wurde der Diener (*sudra*). Hier können wir also schon Ansätze des Kastensystems entdecken.

Was die Textstelle außerdem noch zeigt – und das ist für die Entwicklung, die uns hier interessiert, wichtig –, ist, welchen Stellenwert die Priester (Brahmanen) zugewiesen bekommen. Nämlich den Höchsten. Der Indologe Johannes Bronkhorst schreibt dazu: «Brahmanen haben sich gerne als andere Spezies wahrgenommen, so verschieden von Menschen unterer Kasten wie Katzen von Hunden. Das verwundert nicht, denn es fällt schwer, eine bessere Begründung für den sozialen Status Quo, den die Brahmanen innehatten (und den sie gerne aufrechterhielten) zu finden, als den, dass diese Situation der Natur der Welt entspricht. So wie es der Natur der Welt entspricht, dass Katzen und Hunde verschiedene

Eigenheiten und Bedürfnisse haben.»[11] Die Priester hatten in der Tat eine große Machtfülle, denn sie waren für die Opferrituale und Zeremonien zuständig.

Was das mit Yoga zu tun hat? Wenn wir das moderne, globale Yoga im Kopf haben, ist die Antwort ziemlich eindeutig: so gut wie gar nichts. Aber wir sind ja auf der Suche nach der Yogasaat. Lassen Sie uns also mal unser Yoga ausblenden und ganz simpel schauen, was in den Veden über «Yoga» steht.

Die erste Erwähnung des Wortstammes findet sich wiederum im *Rig Veda*. Dort wird der aufsteigende Gott der Sonne (*savitri*) beschrieben: «Sie spannen den Geist an, und sie spannen die Gedanken an, die Redekundigen, die die Reden auf den Hohen, den Redekundigen kennen. Er ganz allein bestimmt die Opfer als Zeitkundiger. Groß ist das Lob des Gottes Savitri.» (5.81.1)[12]

Hier wird *yunyate* – der Wortstamm, von dem sich das Wort Yoga ableitet – mit «Geist/Gedanken anspannen» übersetzt, man könnte auch «anjochen» oder «vereinigen» sagen. Wie können wir Yoga also hier verstehen? Ist es etwas, das verbindet? Eine Technik? Eine Art Meditation? Das könnte man so lesen, allerdings ziehen einem Indolog:innen schnell den Zahn, will man hier schon von einer systematischen Yogapraxis sprechen. Denn es gibt in diesen Texten auch ganz andere Verwendungen für den Begriff beziehungsweise den Wortstamm. So taucht er im *Rig Veda* zum Beispiel oft im Kontext von Kriegsführung oder sogar Tod auf. Es gibt mehrere Beschreibungen eines sterbenden Kriegers, wie er «an seinen Wagen gebunden» (*yogayukta*) Richtung Sonne aufsteigt.[13]

«Anjochen» kann also verschiedene Praktiken bezeichnen, aber die entscheidende Frage ist vielleicht: Mit welchem Ziel wurden diese Praktiken ausgeführt? War «anjochen» ein Mittel, und wenn ja, wozu?

Diese Fragen sind nun leider mit Blick auf solche Textstellen schlicht nicht zu beantworten. Schließlich lässt sich auch über Wortherkünfte gut streiten und eine «yogische» Interpretation kann eine andere sein als eine rein linguistische/semantische. Auch «Yoga» ist zunächst in gewisser Hinsicht ein unmögliches Wort. Das liegt auch an der Offenheit der Sprache der Veden, dem Sanskrit. Die US-amerikanische Indologin Wendy Doniger hat darüber mal einen Witz gemacht, der natürlich übertreibt, aber auch nicht ganz falsch ist: «Jedes Sanskrit-Wort bedeutet sich selbst, sein Gegenteil, den Namen eines Gottes und eine Sex-Stellung.»[14] So hat in den frühesten Texten, die wir kennen, das Wort eine größere Bandbreite an Bedeutungen als andere im Sanskrit. David Gordon White listet sie wie folgt auf: «ein Rezept, eine Methode, eine Strategie, ein Zauber, eine Beschwörung, ein Betrug, ein Trick, ein Unternehmen, eine Kombination, Einheit, Arrangement, Eifer, Bemühen, Pflicht, Sorgfalt, Disziplin, Nutzen, Anwendung, Kontakt, eine Gesamtsumme und das Werk eines Alchemisten. Und das ist bei weitem keine vollständige Liste.»[15]

Yoga, ein absoluter Bedeutungs-Joker – philosophisch, konkret, metaphorisch. Aber wir werden sehen, dass sich das Wort zunehmend mit ganz bestimmten Bedeutungen verbinden lässt. Zum einen mit dem Erreichen von Befreiung, zum anderen mit dem Erlangen von übernatürlichen Kräften.

Ekstase und Askese

Etwas verwirrt? Dann lassen Sie uns noch mal konkret werden. Zurück in das Leben der Menschen, zu den Priestern und ihren Opferritualen. Die Rituale, die in den Veden beschrieben werden, spielen eine wichtige Rolle für das Verständnis der Welt und für die Ordnung, die in der Welt gesehen wird. Die Priester waren für diese Ordnung verantwortlich. Bei ihren Ritualen und Zeremonien wurden Feuer entfacht, (Tier-)Opfer dargebracht und Mantren gesungen. Dazu brauchte es eine Reihe an Spezialisten, denn die Zeremonien waren aufwendig und arbeitsintensiv. So musste der Boden für das Ritual vorbereitet (das heißt gereinigt) werden, Feuerstellen gebaut sowie das Opfertier getötet und zerlegt werden – Priester und ihre Assistenten hatten eine Menge zu tun, und zwar das ganze Jahr über. Der Zeitpunkt der Opferungen richtete sich am liturgischen Kalender aus, also zum Beispiel den Mondphasen oder dem Beginn einer neuen Jahreszeit. Ein besonders wichtiges Ritual war das *asvamedha*, das Pferdeopfer. In ihm wird besonders deutlich, welche Rolle die Opfer auch bei Machtdemonstrationen der Herrschenden spielten. Es wurde von einem König beauftragt und diente der Legitimation seiner Herrschaft. Kurz und knapp: Ein Pferd wurde ausgewählt, dann durfte es ein Jahr lang frei herumlaufen. Alles an Land, was es in diesem Jahr durchquerte, eroberte es zugleich symbolisch – es erlief so den Machtbereich des Herrschers. Nach dem Jahr wurde es eingefangen und getötet. Tieropfer klingen grausam, aber im vedischen Verständnis war das keine Grausamkeit, da es sich um vorgeschriebene Gewalt (*himsa*) handelte, die zählte sozusagen nicht als Gewalt und ist damit so was wie Nicht-Gewalt (*ahimsa*). Und so wurde dem Pferd in seinen letzten Minuten auch zugeflüstert: «Nicht stirbst du ja hierbei. Nicht nimmst du Schaden. Zu den Göttern nur gehst du auf leicht gangbaren Wegen.» (*Rig Veda* I, 162, 21)[16]

Von großer Bedeutung war außerdem das Soma-Ritual, welches zeigt, dass auch Ekstase beziehungsweise ekstatische Körperpraktiken Teil dieser frühen Opferungen waren. Bei diesem Ritual wurde eine bestimmte Pflanze rituell ausgepresst. *Soma* («ausgepresst»), so wird heute vermutet, war eine Art halluzinogener Pilz, der mit Milch und Flüssigkeiten vermengt bei den Ritualen in Feuer gegossen sowie von Priestern getrunken wurde. Auch heute noch sind ekstatische oder zumindest gelöste Zustände im Rahmen spiritueller oder religiöser Erfahrungen in Indien üblich, so gilt Haschisch (Bhang, Charas oder Ganja) auch als Geschenk des Gottes Shiva und wird bei vielen Festivals und Feierlichkeiten konsumiert. Einen Eindruck dieser Spiritualität kann man bekommen, wenn man sich Bilder oder Videos vom Kumbh Mela, dem größten Festival des Hinduismus, anschaut. Auch high lässt es sich transzendieren.

Apropos Transzendenz. Apropos Erfahrungen, die jenseits unserer alltagstauglichen Möglichkeiten liegen. Solche Erfahrungen wurden auch im Rahmen von Praktiken zu erreichen versucht, die weniger auf Drogen oder Tieropfer setzten, als vielmehr auf die ureigensten Mittel der Menschen zurückgriffen. Mittel, mit deren Hilfe sich ein inneres Ritual vollziehen lässt, ein «inneres Feuer» (*tapas*) erwecken. Den Begriff «Tapas» habe ich das erste Mal in einer Yogastunde gehört, in welcher der Lehrer bei den anstrengenden Core-Übungen immer «Tapas, Tapas!» rief. Er meinte so viel wie «Durchhalten!» und spielte damit wohl auf diese alte Bedeutung an. Tapas wird oft mit «Entbehrung» oder «Hitze» übersetzt und bezeichnet eine strenge asketische Praxis, wie zum Beispiel Fasten oder Keuschheit. Bei diesen Praktiken ging es zunächst nicht so sehr um Transzendenz oder spirituelle Einsichten, sondern ganz handfest darum, eine Art Geschenk von den Gottheiten zu erlangen. Unverwundbarkeit, mehr Regen, gesunde Nachkommen. Tapas lässt sich auch ohne Priester entfachen, denn es ist ein inneres Feuer – eine Art asketische Kraft, mit der sich auch die Natur «entfachen» beziehungsweise kontrollieren lassen kann. So wird Tapas auch mit der Sonne in Verbindung gebracht – im *Rig Veda* findet sich ein sehr bekanntes Mantra zur Anrufung der Gottheit Savitri: «Dieses vorzügliche Licht des Gottes Savitri empfingen wir, der unsere Gedanken anregen soll.» (3.62.10)

Dieses Mantra ist als Gayatri oder Savitri Mantra bekannt und taucht in Folge noch in vielen anderen Texten auf. Es ist auch heute noch Teil von Ritualen, so wird es während der Upanayana-Zeremonie, einem Initiationsritus, rezitiert. Und falls Sie die erste Staffel der HBO-Serie *The White Lotus* gesehen haben: Als die reiche und sehr bedürftige Erbin Tanya (Jennifer Coolidge) im hoteleigenen Spa eine Kopfmassage von Belinda (Natasha Rothwell) bekommt, fängt diese an, auf Sanskrit zu chanten. Tanya denkt, sie müsse mitmachen, hat aber Probleme, die Wörter nachzubilden. «Du musst es nicht nachsingen», sagt Belinda, woraufhin Tanya einwirft: «Aber ich mag's.» «Es ist ein hinduistischer Chant», erklärt Belinda, «hör einfach zu.» Und dann chantet sie das Gayatri Mantra.

Aber zurück in die vedische Zeit. Wir haben also eine Reihe von aufwendigen Ritualen, wir haben die Vorstellung, dass sich Praktiken auch innerlich ausführen lassen, wir haben Ekstase, wir haben Askese und wir haben eine machtvolle Priesterschaft. Aber wir haben auch Menschen, die – sagen wir mal – Alternativvorschläge dazu machen. So finden sich in den Veden auch Beschreibungen umherwandernder Asketen, die nicht viel mit den Priestern zu tun hatten. Die *Vratyas*. In der *Atharva Veda* werden sie als eine Art Bruderschaft beschrieben. Diese Vratyas zogen wohl in Gruppen von bis zu 33 Mann, straff organisiert, östlich des heutigen Punjab umher. «Das muss eine bunte Truppe gewesen sein, mit schwarzen Turbanen, die sie verwegen um ihr langes, mattes Haar gewunden hatten, weißen Decken um die Schultern, rundlichen Silberohrringen und schweren Halsketten aus Steinen und Perlen», schreibt Alistair Shearer in seiner Kulturgeschichte des Yoga.[17] Die Vratyas waren, wie es die Indologen Harry Falk und Michael Witzel skizzieren, Gangs aggressiver junger Männer, die fremdes Vieh abgriffen und provokante Rituale in den Wäldern durchführten.[18] Die Vratyas lebten zwar sexuell enthaltsam, aber ihre Rituale waren trotzdem (oder deswegen) stark sexuell aufgeladen. Wie das Mahavrata-Ritual, bei dem eine Prostituierte rituellen Sex mit einem Vratya vollziehen sollte/musste. Oder eine Version des Asvamedha, bei der eine «Königin» mit dem Körper eines toten Pferdes Sex simulieren sollte. Hier wurde die von der Askese zurückgehaltene Kraft symbolisch entladen, wie Alistair Shearer erklärt: «Aus der vedischen Perspektive für das Gemeinwohl, je enthemmter, desto besser.»[19]

Auftritt: der Sinn des Lebens

Aber die Zeiten ändern sich, und sie ändern sich merklich. Mit der Entstehung erster fester Siedlungen, der Sesshaftwerdung, begann ein neuer Abschnitt, die spätvedische Zeit. «[Es] folgten zunehmend enge und folgenschwere Kontakte mit der unterworfenen einheimischen Bevölkerung, weiterhin soziale Differenzierungen, das Aufkommen von Handwerk und Handel, das Entstehen kleiner territorialer Fürstentümer und ‹Residenzorte›, sowie der Beginn neuer philosophischer Spekulationen», schreibt der Historiker Hermann Kulke.[20] Der Einfluss der Brahmanen wird herausgefordert. Das Weltbild, es wankt. Opferrituale und ihre Magie reichen nicht mehr aus, Unsicherheit macht sich breit. Das zeigt sehr eindrücklich ein Sänger im *Rig Veda*, der klagt: «Es bedrückt mich Ratlosigkeit, Nacktheit, Verschmachten. Wie Vögel ist mein Sinn hin und her gescheucht. Wie Ratten an ihren Schwänzen, so nagen die Sorgen an mir.» (X, 33, 63)[21]

Dieser Text geht einem auch nach Jahrtausenden noch zu Herzen. Die Worte fühlen sich ganz nah an, fast möchte man emphatisch nicken, denn wer kennt es nicht? Wenn Sorgen nagen, nimmt das Sinnen kein Ende, wird alles infrage gestellt. Auf eine Weise vollzieht sich das hier auch auf einer gesellschaftlichen Ebene. Ging es in der vedischen Kultur noch hauptsächlich um ganz konkrete Vorteile, die durch Praktiken zu erreichen waren, wie die Güte der Gött:innen für ein gutes Leben, magische Kräfte, bessere Ernteerträge, so taucht nun langsam eine etwas abstraktere Sicht auf das Leben und die Welt auf. Wie vom Sänger oben beschrieben: Hier klagt keiner, der einfach nur einem Nebenbuhler eins auswischen will, keiner, der einfach eine bessere Ernte will. Es ist jemand, der leidet. Und zwar an und *in* dieser Welt. *Ratlosigkeit, Nacktheit, Verschmachten.* Was kann der Mensch dagegen tun?

Um sich besser vorstellen zu können, wie solche Fragen beantwortet wurden, hilft es vielleicht, sich diese Zeit wie ein großes spirituelles Labor zu imaginieren. Mit Forscher:innen, die am eigenen Leib austesten, was mit diesem Leben anzustellen ist, wie es zu verstehen ist, wie das Leiden aufhört.

Eine Forschergruppe, die im spirituellen Labor experimentierte, waren die *Sramanas* (jemand, der sich abmüht). Das waren Bewegungen von Asketen und Renunzianten, die ab circa 800 vor Christus anfingen, ein Leben auf Wanderschaft zu führen. Sie wollten raus aus der angestammten Ordnung ihres Lebens, raus aus dem Leiden, und sie taten das mit zum Teil extremen Praktiken (Tapas!). Ich hatte es schon angedeutet: Für die Asketen der damaligen Zeit war der Körper die Möglichkeit, mit dem Göttlichen in Kontakt zu kommen, sich zu befreien von irdischem Leiden – durch Fasten, sexuelle Enthaltsamkeit, große Anstrengung. In dieser Vorstellung ist der Körper so etwas wie ein Hindernis, etwas, das überwunden werden muss – das Ziel der Praktiken war zwar keine gänzliche, also tödliche, Zerstörung des Körpers, aber nun ja, es ging schon sehr in die Richtung.

Die Sramanas kasteiten sich durch Hunger, aber auch durch Bewegungslosigkeit. Sie verharrten zum Teil sehr lange in gewissen Körperstellungen. Solche Praktiken finden sich im Übrigen auch heute noch. Wer einmal «Amar Bharati» googelt, wird Bilder eines Mannes finden, der nach eigenen Angaben seit 50 Jahren den Arm nach oben streckt (*urdhvabahu*, «erhobener Arm»). Ob das stimmt? Es sieht zumindest so aus. In seinem autobiografischen Roman *Shantaram* beschreibt Gregory David Roberts die «Stehenden Babas», eine Gruppe Asketen, die geschworen hat, sich nicht mehr hinzusetzen. Roberts Beschreibung, wenn auch fiktional, ist so beeindruckend, dass ich sie gerne etwas ausführlicher wiedergeben möchte:

«Die Stehenden Babas waren Männer, die einen Schwur geleistet haben, sich nie im Leben mehr zu setzen oder hinzulegen. Sie standen, Tag und Nacht, für immer. Sie aßen im Stehen, sie gingen aufs Klo im Stehen. Sie beteten und arbeiteten und sangen im Stehen. Sie schliefen sogar im Stehen, während sie in einer Art Geschirr hingen, das zwar das Gewicht ihres Körpers auf den Beinen ließ, aber verhinderte, dass sie hinfielen, wenn sie nicht bei Bewusstsein waren.

In den ersten fünf bis zehn Jahren des permanenten Stehens, begannen ihre Beine anzuschwellen. Das Blut floß nur langsam durch ermüdete Venen, die Muskeln wurden dicker. Ihre Beine wurden riesig, unerkenntlich angeschwollen, und mit violetten Geschwüren und Krampfadern versehen. Ihre Zehen quetschten sich aus dicken, fleischigen Füßen heraus, wie die Zehen von Elefanten. In den folgenden Jahren wurden ihre Beine immer dünner und dünner. Schließlich blieben nur noch Knochen, mit einer papierdünnen Schicht Haut und welken Spuren von Venen. [...] Manche der Babas hatten den Schwur abgelegt, als sie sechzehn oder siebzehn Jahre alt waren. Etwas wie ein Ruf, der in anderen Kulturen dazu führt, dass Menschen Priester, Rabbis oder Imame werden, hatte sie dazu gebracht. Eine größere Zahl viel älterer Männer hatte der Welt abgeschworen als Vorbereitung auf den Tod und die nächste Stufe der Wiedergeburt.»[22]

Hier wird der Körper wie Feindesland behandelt, eine Bindung, die es zu lösen gilt. Aber es gab auch Techniken, die dabei helfen sollten, ganz spezielle Bedürfnisse des Körpers wie Lust zu unterdrücken. Zum Beispiel die «Ekelmeditationen» früher buddhistischer Mönche, die sich in diesen Meditationen vorstellten, wie Frauenkörper bis zur Haut mit Kot angefüllt waren, um das Begehren abzutöten und so ihre körperlichen Bedürfnisse von sich fernzuhalten.

Solche Kasteiungen und Vorstellungen erscheinen uns aus heutiger Yogapraxis, bei der wir Anweisungen bekommen wie: «Geh aus der Pose raus, wenn du Schmerzen hast» und wo wir bei Meditationen eher an Blumenwiesen, Mondschein und bunte Lichtstrahlen denken sollen – und nicht an Kot –, sehr fremd. Abschreckend gar. Aber so sahen sie aus, die Ursprünge des Yoga.

Spirituelle Praktiken entwickeln sich, verändern sich und haben stets etwas mit den Zeiten und den Kulturen zu tun, in denen sie entstehen. Und in der spätvedischen Zeit sehen wir sehr gut, wie sich solche Praktiken entwickeln und verändern. Hier sehen wir auch, was mit Yoga als sozialer Praxis gemeint ist. Wir sehen, wie Menschen Fragen ans Sein, an ihre Umwelt stellen und sie mit ihrem eigenen Leben beantworten. Wir sehen Menschen dabei zu, wie sie experimentieren.

Schauen wir uns dazu noch als letztes Beispiel einen der berühmtesten und namentlich bekanntesten Experimentierer der Zeit an: Siddharta Gautama Sakyamunis. Er entstammte einer Familie von höheren Verwaltungsbeamten und lebte von ungefähr 450 bis 370 vor Christus und somit mittendrin in der Zeit der Fragen. Womöglich konnte er sogar Asketen in seiner Heimatstadt Lumbini in (damals) Nordindien dabei zusehen, wie sie experimentierten. In seiner Jugend hatte er dann selbst eine Meditationserfahrung, die ihn nicht mehr losließ. Und so entschied auch er, von zu Hause auszuziehen: «Und ich, der ich jung war, ein junger Mann mit schwarzem Haar, der ich in glücklicher Jugend lebte, im ersten Mannesalter, schor mir Haare und Bart, gegen den Willen von Vater und Mutter, die Tränen vergossen, legte die gelben Gewänder an und zog von zu Hause fort in die Hauslosigkeit hinaus.» (Ariyapariyesana-Sutta, MN, I, 26, 13–14)

Dieser Entschluss und sein weiteres Leben wird in zahlreichen Legenden nacherzählt, aber ich fasse mich hier prosaisch kurz: Er zog aus und lernte bei verschiedenen Lehrern Meditationstechniken kennen. Doch auf seine existenziellen Fragen gaben diese Erfahrungen zunächst keine Antwort. Er zog also weiter und begann, in strenger Askese zu leben. Konzentrationsübungen, Atemübungen, Fasten. «[Er] fastet, bis seine Bauchdecke das Rückgrat berührt, er fällt in Ohnmacht, seine Haare fallen aus und schlussendlich verliert er sogar seine Gesichtsfarbe.»[23] Doch auch das brachte ihn nicht weiter, und so erinnerte er sich an die Meditationstechniken seiner Lehrer, setzte sich unter eine Pappel-Feige und versenkte sich in tiefe Meditation. Als er aus der Versenkung herauskam, war er der Buddha.

Buddha ist aus dieser Zeit sicher der bekannteste, aber nicht der einzige Experimentierer. Auch Mahavira, der ungefähr zur selben Zeit lebte, ergriff strenge Maßnahmen gegen sich selbst: Er soll jahrelang nackt durch die Gegend gewandert sein, noch nicht einmal eine Bettel-Schüssel für Essen oder Wasser dabei, er ließ Insekten über sich krabbeln, sich von ihnen beißen, ohne jede Gegenwehr. Er wurde beschimpft und belästigt, aber auch das ertrug er, ohne sich zu wehren. Er meditierte, er fastete, und nach zwölf Jahren erlangte er schließlich *kevala*, die letzte Stufe der Erkenntnis. Mahavira gilt als Begründer des Jainismus. Jainismus und Buddhismus waren Reformbewegungen zur vedischen Religion, und sie beeinflussten die Entwicklung des Yoga entscheidend mit.

Was für eine kreative Zeit! Der Mensch entdeckt sein Inneres und sich selbst als Vehikel der Erlösung. Und damit sind eben nicht nur Praktiken wie Askese oder Meditation gemeint, sondern es sind auch philosophische Überlegungen damit verbunden. Neue Denksysteme, neue Lehren, neue Ideen. Und neue Texte.

2. Kontrolle

Zu den Füßen setzen

Die Upanishaden werden auch *vedanta* (das Ende des Veda) genannt, sie entstanden etwa zwischen 750 und 500 vor Christus. Das Wort bedeutet so viel wie «sich zu den Füßen setzen» – also einem Lehrer zuhören. Denn auch die Upanishaden sind Teil der sogenannten Shruti-Literatur – der gehörten Offenbarungstexte. Und als solche waren sie nicht für jeden und jede gedacht, sondern für eine ganz spezielle Leserschaft, wie es in der *Mundaka Upaniṣad* heißt: «Niemand, der nicht ein Gelübde abgelegt hat, sollte darüber nachdenken.»[24] Aber auch bei den Upanishaden sollten wir aufpassen und sie nicht als einheitliche, systematische Anleitung missverstehen. Der Indologe Patrick Olivelle betont im Vorwort seiner Übersetzung, dass er daher bewusst nicht von «der» Philosophie der Upanishaden spreche. Denn die Texte sind über einen Zeitraum von ungefähr 600 Jahren entstanden – über eine lange Zeit also und über verschiedene Regionen. Es gibt folglich nicht *eine* klar definierte Schule oder Denkrichtung, die sich daraus ableiten lässt, aber es gibt ein paar Grundideen. Und es gibt – endlich – eine erste Definition von Yoga. Schauen wir uns die Texte also einmal an.

Es sind Texte, die nicht einfach zu lesen sind: offene Texte, voller Symbole und Bilder. Aber sie sind kein rein philosophisches Werk, es geht auch hier wieder um vieles: Zaubersprüche, Hinweise darauf, wie man Söhne bekommt und welchen Ritus man durchführen kann, um dem Liebhaber der eigenen Frau zu schaden. Für unser Anliegen ist dabei besonders spannend, dass hier eine neue Art des Denkens sichtbar wird – weg von Mystik und Magie, wie wir sie aus den Veden kennen, hin zu einer Art Erlösungslehre. Knapp gesagt: weniger Kosmos, mehr Ich.

Religionswissenschaftler Fabian Völker beschreibt diesen Wandel als die «sukzessiv vollzogene[n] Interiorisierung der Opfervollzüge durch den brahmanischen Asketen».[25] Was er damit meint: Menschen fangen an, Erlösung nicht mehr nur im Außen herbeiführen zu wollen, sondern ziehen die Opfer quasi ins Innere. Ich hatte es im vorherigen Kapitel bereits skizziert, das innere Opfer vollzieht sich durch Tapas, Askese, also auch durch gegen sich selbst gerichtete Gewalt. Und das wird in den Upanishaden auch theoretisch begründet. Ganz einfach gesagt, geht es um die Frage, was den Menschen ausmacht. Wie er die Welt verstehen kann, wie er sich selbst verstehen kann und wie er sich selbst *in* der Welt verstehen kann.

Die Vorstellungen, die hierbei im spirituellen Labor entwickelt werden, sind nicht leicht zu verstehen, aber sie sind wichtig, um die Entwicklung des Yoga nachvollziehen zu können. Ich versuche, sie – so gut es geht – herunterzubrechen, möchte aber noch mal kurz daran erinnern, dass wir uns hier mit Texten voller Symbole, Gleichnisse und Metaphern beschäftigen, mit Begriffen, die anders zu verstehen sind, als wir es gewohnt sein mögen. Wir brauchen also etwas Geduld, etwas Lust und Mut zur Lücke, um uns dem Denken von vor mehr als 2000 Jahren annähern zu können.

Wer bin ich?

Schauen wir uns die eben angerissenen Fragen so konkret wie möglich an:

Was macht den Menschen aus?

Wer ist das überhaupt, der Mensch?

Wer ist dieses «Selbst»?

In den Upanishaden wird die Antwort gegeben, sie besteht aus nur einem Wort: *Atman*.

Atman wird oft mit «Einzelseele» oder «das innerste Selbst» übersetzt. In der westlichen Philosophie versteht man unter dem Selbst das Subjekt – das, was wir als «Ich» bezeichnen. Diese Übersetzung von Atman ist allerdings unzureichend. Denn in der indischen Philosophie taucht ein weiterer Begriff auf: *Brahman* (nicht zu verwechseln mit den Brahmanen, den Priestern). Beide Begriffe, Atman und Brahman, finden sich bereits in den Veden, aber in den Upanishaden bekommen sie eine metaphysische Qualität – es geht nun ans Eingemachte. Unter Brahman wird das «Absolute», die «Weltseele» verstanden, quasi die Voraussetzung für alles. Es liegt allem zugrunde, und es war auch schon immer da. Im Henne-Ei-Problem ist es also sowohl Henne als auch Ei. Aber lassen Sie es uns zum besseren Verständnis mal mit einem Gleichnis versuchen. In der *Chandogya Upaniṣad* spricht der Weise Uddalaka mit seinem Sohn Svetaketu. Svetaketu war ein fleißiger Schüler, zwölf Jahre lang war er bei einem Lehrer, nun ist er randvoll mit Wissen, und sein Vater testet ihn also. Er bittet ihn, einen Klumpen Salz in Wasser zu geben. Am nächsten Morgen fragt er seinen Sohn, ob er ihm das Salz wiedergeben könne. Doch das Salz hat sich natürlich aufgelöst, Svetaketu muss also verneinen. Uddalaka lässt ihn daraufhin das Wasser probieren. «Es schmeckt salzig!», stellt der Sohn fest. «Schütte es aus und komm zu mir zurück», sagt Uddalaka und erklärt dann, dass Svetaketu das Salz zwar nicht habe sehen können, es aber trotzdem da gewesen sei. Das Unsichtbare, das sei das Selbst: «Das bist du» (*tat tvam asi*).

Zurück zu Brahman und Atman: Das individuelle Selbst ist hier im Gleichnis das Salz, das wir zwar herausschmecken können, aber wir können es nicht unterscheiden vom Wasser. Wasser und Salz sind eins. Wie Atman und Brahman – zwei unterschiedliche Begriffe, die sich als ein und dasselbe herausstellen. Aber, Obacht: Das ist keine Tautologie. Atman ist nicht das weiße Pferd zu Brahmans Schimmel. Sie haben durchaus zwei verschiedene Bedeutungen, doch sie haben denselben Bezugspunkt. Alles klar? Gut, nehmen wir noch ein Bild. Suchen Sie mal in Ihren eigenen Erfahrungen nach einem solchen Erlebnis der Einheit. Nach einem Erlebnis, bei dem Sie erfuhren, dass etwas, was gewöhnlich als getrennt erscheint (wie man selbst von der Welt), plötzlich eins wurde. Wie das Salz im Wasser, wie das Licht der Sonne im Himmel, wie Regen in einem See. Vielleicht haben Sie etwas Ähnliches schon mal erlebt, beim Wandern, beim Sex, in einer Sternennacht. Vielleicht war es auch keine tiefgreifende Erkenntnis, vielleicht war es nur eine kurze Ahnung. Vielleicht denken Sie an ein Bild, an Musik oder an ein Gedicht. An Johann Sebastian Bach, an Nina Simone, an gotische Kirchenfenster. Ich denke an einen Sonnenaufgang am Berg Sinai und die letzte Strophe aus Joseph von Eichendorffs *Mondnacht* (1837):

Und meine Seele spannte
Weit ihre Flügel aus,
Flog durch die stillen Lande,
Als flöge sie nach Haus.

Das Wissen um die Einheit von Atman und Brahman wird in den Upanishaden oft als das höchste Wissen bezeichnet. Aber es ist eben kein Wissen, das zwischen zwei Buchdeckel passt. Man kann es nicht lernen. Es wird erfahren. Nun fragen Sie sich aber vielleicht, warum es überhaupt zwei Begriffe für eine Einheit braucht und wie sich das Schon-immer-Dagewesene (Brahman) zum innersten Selbst (Atman) verhält. Ach so, und natürlich: Was das alles mit Yoga zu tun hat. Die kurze Antwort ist: Es geht darum, was dieses Wissen mit uns macht. Es macht tatsächlich sehr viel. Es macht unabhängig von *Karma*.

«I keep my side of the street clean»

Im elften Song auf ihrem Album *Midnights* singt Taylor Swift über Karma. Sie spricht in dem Song jemanden an, der/die betrogen hat, dessen/deren Weg schlechte Taten pflastern – für die Sängerin ist Karma ein «entspannender Gedanke», da sie sich selbst nichts hat zuschulden kommen lassen. Sie hat ihre Seite der Straße sauber gehalten.

Ich bin selber kein Swiftie und kann deshalb hier nicht spekulieren, inwiefern der Song ein Schlüsselwerk ist und wen sie damit anspricht. Für uns ist aber die Verwendung des Begriffes «Karma» darin spannend. Denn es wird deutlich, dass Karma hier als Summe aller guten Taten, als Belohnung für alle guten Werke gesehen wird. So kann sich Taylor reinen Gewissens zurücklehnen und Karma wie eine Katze in ihrem Schoß streicheln.

Wir kennen diese Sichtweise von Karma auch in anderen Zusammenhängen. «Karma is a bitch» ist zum geflügelten Wort geworden. «Tipping is karma» steht auf Trinkgelddosen in Cafés. Die Idee dahinter: Du erntest, was du säst. Du hast dein Schicksal in der Hand. Karma wird's richten. Karma als ethischer Zurechtrücker, verstanden als so was wie ausgleichende Gerechtigkeit. Das enthält schon auch Teile der ursprünglichen Bedeutung, wie wir sie in den alten Texten finden. Die basiert dort zunächst auf einer simplen Annahme: Aus dem Tun eines jeden Menschen ergeben sich Konsequenzen. Und diese Konsequenzen beeinflussen das weitere Schicksal. Und so gilt für Karma, dass alles, was wir tun, karmische Ergebnisse hervorbringt, und die wiederum hinterlassen neue karmische Eindrücke und führen uns zu weiteren Taten und so weiter. Aber damit ist eben nur ein Teil des Konzepts beschrieben.

In den ursprünglichen Texten hängt Karma nämlich ganz wesentlich mit der Vorstellung von Wiedergeburt zusammen. So ist in der *Brihad-Aranyaka-Upanishad* zu lesen: «So wie die Raupe sich zusammenzieht, nachdem sie's Ende eines Blatts erreicht' und bevor sie weiterkriecht [zum nächsten Blatt], genauso zieht sich dieses Selbst, nachdem's den Körper abgelegt und Nichtwissen vertrieben hat, zusammen, ehe es sich wieder [einem neuen Körper] nähert.»[26]

Das Selbst (Atman) legt einen Körper ab (stirbt), aber nur, um sich ganz unweigerlich in den nächsten zu verziehen (wiedergeboren zu werden). In dieser Vorstellung sind wir in Zyklen der Wiedergeburt gefangen. Wie Raupen, die stumpf von Blatt zu Blatt kriechen. Wir leben, wir sterben. Aber jetzt kommt's: Wir leiden auch an diesem Lebenszyklus. Denn wir verstehen das Leben nicht richtig. Uns fehlt das höchste Wissen, das Wissen um die Einheit.

Die Einheit von Atman und Brahman. So bleiben wir im Zyklus gefangen, wir leben, wir leiden, wir sterben – und dann geht's wieder von vorne los.

Das Besondere an diesem Zyklus ist nun, dass er nicht zufällig und auch nicht zwangsläufig funktioniert, sondern von Karma bestimmt wird. Karma ist quasi der heimliche Dirigent dieses Kreislaufs, oder besser gesagt der Treibstoff, der diesen Kreislauf aufrechterhält. Und «Treibstoff» ist in diesem Zusammenhang gar nicht mal so sehr metaphorisch gemeint, sondern ganz konkret: Denn Karma wird tatsächlich als feinmaterielle Substanz verstanden, die über unser Leben und das nächste und das übernächste bestimmt.

Und jetzt kommt noch ein Kniff: Wir können Karma nicht loswerden, indem wir einfach gutes Karma anhäufen (sorry, Taylor), denn es bleibt trotzdem immer etwas Treibstoff im Tank, um im Bild zu bleiben. Karma-Reste reichen aus, damit es doch wieder weitergeht. Das erklärt auch, warum das Leben so ungerecht ist. Denn wäre Karma einfach «gute Taten/schlechte Taten», würde Kinder ja kein schweres Schicksal ereilen. Würden «gute» Menschen ja nicht leiden. Aber wie können wir denn nun die Karma-Reste aus dem Tank kriegen, wenn es nicht hilft, einfach nur das Richtige zu tun? Wie kann ein Mensch aus diesem ewigen Zyklus, *samsara* genannt, rauskommen? Denn darum muss es schließlich gehen. Emmanuel Carrère schreibt in seinem autobiografischen Roman *Yoga* dazu: «Die einzige Aufgabe, der sich ein Mensch mit gesundem Menschenverstand widmen sollte, ist, dem Samsara zu entkommen – dem Kreislauf der ständigen Veränderungen und Leiden, den man conditio humana oder menschliches Dasein nennt.»[27]

Das ist so eine Sache mit dem gesunden Menschenverstand. In den abrahamitischen Religionen – also dem Christentum, Judentum und Islam – gibt es die Vorstellung der Gnade Gottes. Im Kern der Glaube, dass Gott den Menschen Gnade gewährt. Und es gibt Vorstellungen davon, dass Gott straft und belohnt. Dass gute Taten einen Platz im Himmelreich sichern und damit aus dieser conditio humana doch noch eine runde Sache machen können. Die Vorstellung einer göttlichen Intervention fehlt aber beim Karma. Es wird also offensichtlich, dass der Mensch irgendwie selber an den Tank ranmuss. Aber wie?

Wir haben schon gesehen, auf welche Ideen die Experimentierer im spirituellen Labor, wie Mahavira und Buddha und all die namenlosen Laborant:innen, vor ein paar Tausend Jahren dabei kamen. Sie entwickelten asketische Routinen und Meditationstechniken. Einige taten auch erst mal gar nichts. Klar, wenn Taten Karma produzieren, dann ist Stillhalten zunächst die sinnfälligste Option. Es ging ihnen allen darum, den Karma-Tank komplett leer zu kriegen, um erlöst zu werden. Und Erlösung gibt's mit der Erkenntnis, dass Atman und Brahman identisch sind – der Erkenntnis, oder vielmehr der Erfahrung, dass das Selbst in allem aufgeht. Wie das Salz im Wasser. So wird der Tank leer, so wird der unerbittliche karmische Mechanismus geknackt: Das Selbst darf nicht länger glauben, es sei es selbst. Es muss sich mit sich selbst un-identifizieren, quasi im Wasser aufgehen. Doch es reicht nicht, das einfach zu verstehen – wie auch Svetaketu gemerkt hat –, es muss erfahren werden. Aber wie?

Nimm die Zügel in die Hand!

In den Upanishaden wird dafür eine Möglichkeit aufgezeigt. Es ist die Vorstellung, dass Erkenntnis jenseits des Denkens liegt. Und damit ist nicht nur «denken» im Sinne von «nachdenken» gemeint, sondern alles, was wir in unseren Hirnen so wahrnehmen können. Also auch Erinnerungen und Gefühle. All dieses Denken lenkt uns nämlich von der einen wahren Erkenntnis ab, wir müssen es also irgendwie hinter uns lassen. Es gibt ein Gleichnis aus der *Mundaka-Upanishad* (III.1.1), das diese Vorstellung gut beschreibt: «Wie zwei goldene, in engster Freundschaft auf ein und demselben Baum thronende Vögel wohnen das Ego und das Selbst in demselben Körper. Das Erstere isst die süßen und sauren Früchte vom Baum des Lebens, während das Letztere innerlich losgelöst zusieht.»

Der Ego-Vogel isst die süßen und sauren Früchte, er kann gar nicht anders, er ist Teil der Welt und des Denkens. Aber als Teil der Welt kriegt er den Karma-Tank nicht leer, anders als der Selbst-Vogel, der «innerlich losgelöst» zuschaut. Wie macht der Selbst-Vogel das nur?

Noch eine Analogie: In der *Kaṭha-Upaniṣad* wird das Leben

mit dem Fahren eines Wagens verglichen. Dabei ist das Selbst der Kutscher, der Geist hält die Zügel, die Pferde sind die Sinne, und das, was die Sinne wahrnehmen, gibt ihnen den Weg vor. Wenn die Pferde nun aber – wie der Ego-Vogel – einfach nur stumpf den Sinnen folgen, also nicht kontrolliert werden, tanken sie unweigerlich weiter Karma. Und so bleibt es bei der Wiedergeburt:

> «Wer aber des Wissens nicht teilhaftig ist,
> ohne (gezügeltes) geistiges Organ und stets unrein ist,
> der erreicht die Stätte nicht
> und gelangt in den Saṃsāra.
> Wer aber des Wissens teilhaftig ist,
> einen (gezügelten) Geist hat und immer rein ist,
> der erreicht die Stätte,
> aus der er nicht wieder geboren wird.»
> **Kaṭha-Upaniṣad, 3.7–8**[28]

Hier haben wir also endlich eine Möglichkeit, wie der Ego-Vogel, die Pferde beziehungsweise das Selbst zur Erkenntnis kommen können: durch einen gezügelten Geist. In den Upanishaden, überhaupt in der indischen Philosophie, werden verschiedene Wege dafür aufgezeigt. Uns interessiert hier vor allem ein Weg: Yoga.

> «Wenn die fünf Erkenntnisorgane
> stillstehen samt dem geistigen Organ
> und auch der Verstand sich nicht rührt,
> nennt man das das höchste Ziel.
> Das ist Yoga, sagt man:
> das standhafte Zurückhalten der Sinne.
> Achtsam wird man dann,
> denn Yoga ist Werden und Vergehen.»
> **Kaṭha-Upaniṣad, 6.10–11.**

Hier ist sie also endlich. Die erste Definition von Yoga. Yoga als «Zurückhalten der Sinne». Yoga als gelöster Vogel. Yoga als Meditation. In der *Shvetashvatara Upanishad* (2.8) wird es noch ein Stück konkreter:

> «Wenn der Körper stabil ist, mit den drei Sektionen aufrecht,
> und die Sinne mit Hilfe des Geistes zurückgezogen werden,
> wird eine weise Person über die furchteinflößenden Flüsse
> [der körperlichen Existenz]
> mit Hilfe des Bootes Brahman übersetzen.»

Ein stabiler Körper, ein kontrollierter Geist kann zur Erkenntnis gelangen. Allerdings ist dieser angestrebte Zustand nicht so leicht zu erreichen. Der Weg dahin ist eine Reise, die tief geht, durch mehrere Bewusstseinsebenen. Durch Hüllen (*koshas*), immer weiter weg vom Außen (den «furchteinflößenden Flüsse[n]»), bis hin zum Kern, der die Welt im Innersten zusammenhält. Aber vielleicht ist «innen» auch kein gutes Wort, denn es impliziert, dass es irgendwie kleiner wird. Es ist zwar eine innere Reise, aber sie führt hoch hinaus.

Diese Erfahrung, dieser Weg, wie er an dieser Stelle angedeutet wird, hat noch nichts mit dem heutigen Körperyoga zu tun. Keine Kobra und kein Krieger führen einen dorthin. Denn die Reise geht eben weg von der äußersten Hülle. Und sie geht auch weg von der restlichen, der «äußeren» Welt. Dieses frühe Yoga stand nämlich auch gegen Konventionen, gegen soziale Bindungen: «Die prämoderne Yogapraxis war radikal individualistisch, unsozial, antimenschlich und vielleicht sogar unethisch, da sie das Loslösen des Individuums aus den Netzen der gewöhnlichen sozialen Bindungen, Verpflichtungen und Sorgen, die eine Sozialethik möglich machen, erforderte», heißt es bei der Politikwissenschaftlerin Farah Godrej.[29] Yoga? Bye-bye, Welt.

Der große Krieg

Das *Mahabharata* ist das längste bekannte Epos der Weltliteratur. Der Text hat mehr als 1,8 Millionen Wörter. Zum Vergleich, und nur, weil Sie es gerade in der Hand halten: Dieses Buch umfasst 73 000 Wörter. Die *Ilias* und die *Odyssee* kommen zusammen auf knapp 190 000, das *Nibelungenlied* auf gut 170 000. Das *Mahabharata* ist bis zum heutigen Tag fest verankert in der indischen Kultur, dem Hinduismus, dem Alltag von Menschen, Mythologie und Religion. Es gibt Filme, Serien, Bücher und Comics, die Erzählungen aus dem Epos verarbeiten.

Das *Mahabharata* ist so wichtig, dass es sogar als fünfter Veda gilt. Das Epos ist allerdings kein Shruti-Text, wie die «eigentlichen» vier Veden, denn es wurde nicht «gehört», sondern «erinnert» (*smirti*) und dann aufgeschrieben. Traditionell wird die Autorschaft dem Weisen Vyasa zugeschrieben.

Worum es geht? Im Großen und Ganzen um einen Erbfolgekrieg zwischen den Karavas und den Pandavas. Ein verlorenes Würfelspiel, ein zwölfjähriges Exil und ein gebrochenes Versprechen. Aber es gibt auch Geschichten innerhalb der Geschichten, Legenden, Fabeln, Märchen. In der Forschung geht man davon aus, dass der dargestellte Krieg einen historischen Kern hat, obwohl auch viele Passagen späteren Datums sind und «dichterischer Schöpfung» zugeschrieben werden.

Und es geht auch um Yoga. Der Begriff taucht fast 900-mal auf. Allerdings, Sie ahnen es, sind es auch hier wieder verschiedene Kontexte, in denen von Yoga die Rede ist. Manchmal geht es um ganz konkrete Praktiken, um Meditation, Konzentration und Atemkontrolle. Aber es wird auch die Lebensweise thematisiert. So heißt es zum Beispiel, dass sich Yoga-Praktizierende von grob geschrotetem Getreide, Gemüse, Früchten und Wurzeln ernähren und einen Monat lang fasten sollen. Sie sollen sexuell enthaltsam leben. Der Yogi solle morgens und abends praktizieren, und zwar entweder auf einem Berggipfel, einem Baumwipfel, in einer Höhle, einem Tempel oder in leeren Häusern. Manchmal werden auch Praktiken miteinander verbunden, wie Atemkontrolle und das Herausziehen von Haaren. Ja, hier werden immer noch Grenzen ausgelotet. Asanas, also Körperposen, werden nur indirekt angesprochen. Eine Asana wird erwähnt: «sitzend in der Stellung Virasana, und auf nackten Felsen oder der Erde liegend, sollen diese Männer, mit rechtschaffenen Herzen, in Kälte und Regen und Hitze ausharren. Sie ernähren sich von Wasser oder Luft oder Moos.» Yoga-Praktiken werden aber auch oft einfach nur als Mittel zum Zweck beschrieben, um ganz weltliche Dinge zu erreichen, allerdings mit Superkräften.

Also, es geht nicht immer nur um Erlösung, wie gehabt, sondern zum Beispiel auch um die Fähigkeit, den eigenen Willen auf andere zu übertragen, oder fliegen zu können, *prabhava*. In anderen Worten: immer noch keine Systematik. Aber was deutlich zutage tritt, sind neue philosophische Überlegungen. Die drehen sich nach wie vor um Erlösung (*mokṣa*), aber es geht nun auch um handfestere Angelegenheiten, wie die Ordnung (*dharma*) der Welt: Wie ist unsere Welt entstanden, was hält sie am Laufen und was können und sollen und müssen wir dafür tun.

Spannende Fragen. Und sehr komplex. Lassen Sie uns also noch mal kurz rekapitulieren: In den Upanishaden werden Fragen nach dem Selbst aufgeworfen, nach dem Leiden, nach der Erlösung. Das Selbst haben wir dort kennengelernt als Einheit (Atman/Brahman), das Leben als geprägt von Leiden, da wir diese Einheit nicht erkennen. Karma als Treibstoff für den Motor der Wiedergeburten (*samsara*) und *mokṣa* als Erlösung, wenn der Tank leer ist und wir endlich die Einheit erkennen.

Diese Gedanken aus den Vedanta (den Schriften am Ende der Veden) werden aber natürlich weitergedacht, ergänzt und verändert. Im spirituellen Labor wird nicht nur an den Möglichkeiten des Körpers getüftelt. Auch der Geist wird herausgefordert. Verschiedene Denkrichtungen entstehen. Eine dieser Denkschulen, *Advaita Vedanta*, verbleibt dabei beim Gedanken der Einheit (*advaita*: Nicht-Dualität), andere Schulen und Denker beginnen, an der Idee der Einheit zu rütteln. Sie stellen sie infrage, wandeln sie ab: Ist die Welt wirklich nur auf *ein* Prinzip zurückzuführen? Dualistische Vorstellungen entwickeln sich und sorgen dafür, dass es im Labor mal wieder zur Sache geht.

Die Denkrichtung, die sozusagen federführend in Sachen Dualismus wird, ist Samkhya. So richtig ausformuliert finden wir sie erst zur Mitte des ersten Jahrtausends, aber die Grundlagen bilden sich schon viel früher heraus. Und diese Grundlagen werden in Folge sehr wichtig für alle möglichen Theorien, für Kosmos, Denken, Gesellschaft. Auch für Yoga. Lassen Sie uns diese also in ihren groben Zügen kurz anschauen.

Samkhya heißt so viel wie «zählen», und es wird davon ausgegangen, dass es zwei Prinzipien gibt, die die Welt zusammenhalten. Die Begriffe, die mit diesen beiden Prinzipien verbunden sind, sind ganz schön harte Nüsse. Aber versuchen wir's mal. Darf ich vorstellen: *Prakriti* und *Purusha*.

Prakriti und Purusha liegen ganz existenzielle Überlegungen zugrunde, mit ihnen wird das sprichwörtliche Eingemachte beschrieben. Also, wie die Welt entstanden ist, woraus sie besteht, wie sie weiterhin Welt bleibt, wie wir das wissen können und was das, was wir wissen, für uns bedeutet. Aber der Reihe nach, werfen wir erst mal einen Blick auf die Wörter. Prakriti ist die «aus sich selbst bestehende Natur», alles «Seiende» sowie alles «Stoffliche». Heruntergebrochen heißt das, alles, was ist, was wir sehen und anfassen können, ist Prakriti: dieses Buch, der Stuhl, der Po auf dem Stuhl, die Wolken draußen am Himmel. Prakriti ist Materie. Aber Achtung, Prakriti ist noch mehr als das.

Aus der europäischen Philosophie sind wir es gewohnt, «Materie» als etwas Handfestes zu verstehen. Der französische Philosoph René Descartes hat im 17. Jahrhundert den berühmten Satz «Je pense, donc je suis» (Ich denke, also bin ich) aufgeschrieben. Grob zusammengefasst könnte man sagen, dass damit eine Trennung zwischen Körper und Geist vollzogen wird und so «Materie» als Denkfigur entsteht. Das denkende Ich erkennt den Körper und stellt sich ihm dann gegenüber. «Welt» wird aufgeteilt in Materielles (Körper) und Immaterielles (Geist). Auch ein Dualismus. In der indischen Philosophie wird diese Trennung aber nicht vollzogen. Denn was in der westlichen oder europäischen Philosophie als Geist, Seele oder Bewusstsein, als Immaterielles, gilt, gehört im Verständnis der indischen Philosophie zum «Stofflichen», zur Materie, also zum Prakriti. Prakriti ist nicht nur der Körper, sondern auch alles, was *in* ihm und *durch* ihn stattfindet. Denken und fühlen, sehnsüchten, träumen. Körper *und* Psyche.

Ich habe schon oft in Yogastunden gehört, wie der/die Lehrer:in bei anstrengenden Übungen aufmunternd sagte: «Du bist nicht dein Körper!» Nach diesem alten Verständnis ist das erst mal falsch. Oder sagen wir, zumindest unpräzise. Denn der Dualismus, der hier aufgemacht wird, ist nicht zwischen Körper und Geist, sondern zwischen Körper/Geist (Prakriti) und einem höheren Bewusstsein – und das ist sowohl jenseits vom Körper als *auch* von Psyche oder Geist. Das höhere Bewusstsein ist Purusha. Es ist das transzendentale Selbst, ein kosmisches Prinzip. Es ist absolut und unwandelbar. Wenn man ein Bild nehmen möchte, könnte man vielleicht sagen, Purusha schaut Prakriti beim Weltsein und Weltmachen ganz ungerührt zu.

Und wie *macht* Prakriti die Welt? In der Vorstellung der Samkhya sind es drei Merkmale (*gunas*), die Prakriti zum Formen, zum Weltmachen bringen: *sattva* (Reinheit), *rajas* (Energie) und *ramas* (Trägheit). Die drei sind so was wie die Weltzutaten. Wie diese drei Zutaten miteinander vermischt und vermengt werden, das schafft dann die Welt. Die Welt wird mit den Gunas aber nicht nur einmal erschaffen, sondern stetig weiter. Immer wieder neu, denn die Gunas sind nicht statisch, sie werden ständig neu gemischt.

Jetzt wollen Sie sicher endlich wissen, was diese Weltmischung mit der Erlösung zu tun hat. Lassen Sie uns also die Kurve nehmen: In den Upanishaden hatten wir ja gesehen, dass die Realität vom unveränderlichen Atman/Brahman geschaffen wird – einer Einheit. Nun haben wir eine Zweiheit: Purusha und Prakriti. Das Veränderliche und das Unveränderliche – wer das erkennt, kommt zur Erlösung. Aber wie? Unsere Experimentierer:innen im Labor sind zunächst zwei Wege gegangen: Rituale oder Rückzug. Dinge tun, Dinge lassen. Beides nachvollziehbar. Denn «Tat» oder «Handeln» ist etwas, was aus Sicht der Ordnung (*dharma*) den Menschen auferlegt ist, das heißt, wir müssen uns in der Welt verhalten, um diese Ordnung aufrechtzuerhalten. Durch Rituale, durch Verpflichtungen, durch Einbindung in soziale Netze, durch die Kaste. Auf der anderen Seite ist «Tat» aber auch gefährlich, denn wer in der Welt handelt, riskiert nun mal, das Falsche zu tun und damit wieder Karma zu tanken. Aber wer gar nichts mehr tut, kriegt den Karma-Tank auch nicht leer, denn da bleibt ja immer noch die Anhaftung an das falsch verstandene «Selbst». Tun oder nicht tun? Ein klassisches Dilemma. Im Samkhya, genauer gesagt in der *Bhaghavad Gita*, taucht nun ein Ausweg daraus auf.

Die Schlacht

Die *Bhaghavad Gita* («Gesang des Erhabenen») ist Teil des *Mahabharata* und einer der bekanntesten Texte der indischen Literatur, überhaupt der religiösen Weltliteratur. Es ist davon auszugehen, dass der Text zwischen dem 3. Jahrhundert vor Christus und dem 5. Jahrhundert nach Christus entstanden ist, er lag spätestens im 4. oder 5. Jahrhundert in der heutigen Form vor.[30] Auch die *Gita* ist ein Text ihrer Zeit und spiegelt die damals vorherrschenden Anschauungen in puncto Gesellschaft und Moral wider. Gleichzeitig übersteigt die *Gita* aber auch ihre Zeit. Das zeigt ihre lange Wirkgeschichte, das zeigt der Text selbst: Es geht im Kleinen um das Große. Um die Welt und um Wege zur Erlösung. Das macht sie auch zu einem der wichtigsten Texte des Yoga-Kanons. Wenn man sich umhört und schaut, was zu Philosophie-Modulen in Yoga Teacher Trainings gelesen wird, so gehört die *Gita* mit Sicherheit dazu. Sie ist ein zentraler Text des Hinduismus, es gibt sie in zahllosen Ausgaben, Übersetzungen, als Comic, Hörspiel und Kinderbuch. In Indien werden Verse aus der *Gita* Sterbenden ins Ohr geflüstert. Die *Gita* lebt.

Und sie hat auch eine sehr lebendige Geschichte. Schon früh setzten sich Philosophen in Kommentaren mit der *Gita* auseinander. Sie war aber nie an eine spezielle Schule gebunden und konnte daher in viele Denkweisen hineinwirken. Ihre Philosophie ist alles andere als eindeutig. Sie hat dualistische und nicht-dualistische Anteile, sie widerspricht sich auch. Und sie wirft viele Fragen auf, viele Themen. Das mag ein Grund dafür sein, warum die Menschen sie fast 2000 Jahre lang immer wieder und wieder lesen. Überall auf der Welt. Sie wurde 1785 von Charles Wilkins ins Englische übersetzt, August Wilhelm Schlegel übersetzte sie wenig später ins Lateinische, Wilhelm von Humboldt dann ins Deutsche. «Das schönste, ja vielleicht das einzig wahrhaft philosophische Gedicht, das alle uns bekannten Literaturen aufzuweisen haben», nannte er die *Gita*. Es gibt mehr als 200 Übersetzungen, in mehr als 70 Sprachen. Sie soll nach der Bibel das am häufigsten übersetzte Buch der Welt sein. Diese Wirkungsgeschichte macht aber auch klar, dass die *Gita* vieles für viele war (und ist). Jedes neue Lesen, jede neue Zeit, jeder neue Kopf und Kommentar, bringt eine neue Interpretation mit sich.

In Indien wurde sie zunächst von den gebildeten, sanskritmächtigen Schichten gelesen, und sie spielte in Folge auch eine große Rolle im Zusammenhang mit dem aufkommenden Nationalismus, dem Befreiungskampf von den Briten und als Gegengewicht zur christlichen Missionierung. Gandhi hat sie gelesen und geliebt, sein Mörder allerdings auch.

Alistair Shearer nennt die *Gita* eine Sinfonie. Es ist ein dichter Text, ein Text voller Motive und Bilder, bestechender und zum Teil verwirrender Gedanken. Versuchen wir also, ein paar Melodien herauszuhören, die wichtig sind, wenn es um die Entwicklung des Yoga geht.

Hintergrund des Textes ist der Erbfolgekrieg zwischen den Kauravas und den Pandavas, wir befinden uns am Vorabend der achtzehntägigen alles entscheidenden Schlacht. Der Bogenschütze Arjuna, einer der Pandavas, spricht mit seinem Wagenlenker, Krishna. Er ist verzweifelt. Denn was ihm bevorsteht, erträgt er nicht. Er sieht sie alle vor sich: Väter, Großväter, Lehrer, Onkel, Brüder und Freunde. Auf beiden Seiten. Seine Pflicht sagt ihm, er muss kämpfen, die Gegner, zu der auch Teile seiner Familie gehören, töten, aber sein Gefühl macht klar, das kann er nicht.

> «So ermatten mir die Glieder,
> Und mein Mund trocknet aus.
> Ein Zittern durchläuft meinen Körper,
> Und mir sträubt sich das Haar.» (1.29)[31]

Man kann Arjunas Verzweiflung hier fast miterleben. Es ist eine existenzielle Verzweiflung, nicht einfach ein Grübeln. Hier gerät alles ins Wanken. Die Verzweiflung ist abgründig und bodenlos, sie stellt alles infrage:

«Nachdem Arjuna so auf dem Schlachtfeld gesprochen hatte,
Ließ er sich auf dem Sitz des Wagens nieder
Und warf Pfeile und Bogen zu Boden.
Sein Herz war gebrochen vor Schmerz.» (1.47)

Arjuna ist vom Dharma, der Ordnung, mattgesetzt. Auf der einen Seite steht seine Pflicht, seiner Kaste entsprechend zu handeln, also als Krieger zu kämpfen. Auf der anderen Seite die Verpflichtung gegenüber seinen Verwandten und Freunden, ihnen kein Leid anzutun. Dharma kann man es einfach nicht recht machen. Aber wer das Dharma untergräbt, der riskiert «Gesetzlosigkeit»: Sittenlose Frauen, vermischte Kasten, absolutes Chaos (1.41). Und das kann ja niemand wollen.

Krishna, Arjunas Wagenlenker (Spoiler: Krishna stellt sich als Gott Krishna heraus), versucht daher nun, den Bogenschützen zum Handeln zu bewegen. Arjunas Mitgefühl erscheint Krishna als die «erbärmliche Herzensschwäche» eines «Eunuchen» (2.3), das will er ändern, und er führt dazu jede Menge Gründe und Argumente an. Zunächst erklärt er Arjuna, dass er handeln (und damit auch töten) müsse, da die Konsequenzen gar nicht so schlimm seien, wie er meint. Denn es gehe gar nicht ums Töten. Der Körper sei ohnehin vergänglich, das Selbst hingegen sei unsterblich. Alles, was jemals geboren wird, stirbt irgendwann. Der Tod sei gewiss, er gehöre zum Lauf der Dinge, daher mache es keinen Sinn, sich ihm entgegenzustellen. Arjuna müsse also kämpfen, denn er müsse seiner Pflicht, dem Dharma, entsprechen, andernfalls tanke er wieder neues Karma. Er sei schließlich Kshatriya (Krieger), und für einen solchen gebe es «nichts Besseres [...] als den wahrhaft gerechten Kampf» (2.31).

Und überhaupt: Nicht-Handeln sei sowieso nie eine Option. Denn niemand könne jemals auch nur einen Augenblick lang «nicht handeln». Solange ein Mensch lebt, handelt sein Körper.

Daher sei es nun mal nicht die Frage, *ob* man handeln soll, sondern *wie*. Erlösung, so wird hier vorgeschlagen, ist nicht das Ergebnis von Nicht-Handeln, sondern das Ergebnis von Handeln mit der richtigen Motivation. Religionswissenschaftler Michael von Brück umschreibt es als «absichtsfreies, uneigennütziges Handeln, das nicht in egobezogener Weise die Resultate einer Handlung berechnet [...], wodurch das Handeln zum Handeln im Nicht-Handeln [...] wird, weshalb auch keine karmischen Wirkungen zu befürchten sind».[32] Was er meint, ist: Wer selbstlos handelt, handelt zwar, aber es zählt nicht. Man tankt damit kein Karma. Krishna formuliert dies wie folgt:

> «Du bist zuständig allein für das Tun,
> Niemals aber für die Früchte des Handelns.
> Dein Motiv soll nie die Frucht des Handelns sein,
> Hafte aber auch nicht an der Vorstellung vom
> Nicht-Handeln an.» (2.47)

Hier taucht eine neue Möglichkeit Richtung Erlösung auf. Handeln wird dann nicht mit neuem Karma versehen, wenn es ohne Ich-Absicht durchgeführt wird. Solange es nicht um die eigenen Bedürfnisse geht, ist Handeln also gut. Oder, in Krishnas Worten, wer das erkenne, könne mit dem «Feuer der Erkenntnis alles Karma zu Asche» (4.37) verbrennen. Es geht dabei nicht darum, sich körperlich aus der Welt zurückzuziehen, sondern sich geistig von den Eigeninteressen zu lösen. Man könnte auch erleichtert feststellen: Wir müssen nicht mehr nichts tun, solange wir es richtig tun. Wir dürfen handeln und kriegen dafür kein Karma. Und hier, ich hab's angekündigt, kommt endlich Yoga ins Spiel. Denn Yoga mache genau so eine selbstlose Haltung des Handelns möglich. Yoga sei «Geschicklichkeit im Handeln» (2.50) – und «Karma Yoga», also das Yoga der Tat, somit der Ausweg aus Arjunas Verzweiflung und der Weg auch zu Moksa, der Erlösung: «Vollziehe dein Handeln in der Grundhaltung des Yoga [...] Gleichmut bewahren – das ist Yoga» (2. 48). Wer mit und im Yoga handle, kenne den Unterschied zwischen Prakriti und Purusha, schaue also jenseits der Gunas, und könne sich deswegen eben von den Ergebnissen der Handlungen absetzen und so ohne Karma handeln. Gleichmütiges Handeln ist gutes Handeln. Aber das allein reicht immer noch nicht, denn es muss noch etwas anderes hinzukommen, und zwar das Wissen (Jnana Yoga) um die Zweiheit der Welt, um Prakriti und Purusha. Erst wenn der Yogi das erkennt, kann er sich von den Früchten seiner Taten abwenden:

«Der im Yoga Geübte, dessen Selbst gereinigt ist,
Dessen Selbst und Sinne kontrolliert sind,
Der sein Selbst als das Selbst aller Wesen erkennt,
Befleckt sich nicht, auch wenn er handelt.» (5. 7)

Der Yogi muss sich von sich selbst ablösen, denn je mehr er haftet, desto weniger weiß er von dem Wandel in dieser Welt. Dazu muss er auch seine Gelüste loswerden, Begierde, Zorn und Habgier, Krishna nennt die Gelüste die «dreifache Pforte zur Hölle» (16. 21):

«Wenn das Bewusstsein zur Ruhe kommt
Und durch Yoga-Praxis beherrscht ist,
Wenn man das Selbst durch das Selbst schaut,
Ist man im Selbst zufrieden.» (6. 20)

Aber wie funktioniert das? Wie sieht diese Yoga-Praxis konkret aus? Das fragt sich Arjuna auch. Wie sollte so jemand sprechen, wie sich bewegen? Krishna weiß es: «[...] wenn er die Sinne völlig von den Sinnesobjekten zurückzieht / wie eine Schildkröte ihre Kleider, / dann ist seine Weisheit fest gegründet» (2. 58). Wer sich auf der anderen Seite ständig mit den Sinneseindrücken beschäftige, der sei ihnen ausgeliefert, der hafte an ihnen (2.62). Wir erinnern uns an den Ego-Vogel. Um sich davon zu lösen, kann der Blick auf den Punkt zwischen den Augenbrauen gerichtet sein, mit gleich langer Ein- wie Ausatmung:

> «An einem sauberen Ort soll er
> Sich einen stabilen Sitz bereiten,
> Der nicht zu hoch und nicht zu niedrig ist,
> Mit Kusha-Gras, Fell und schließlich einem Tuch bedeckt.»
> (6.11)

Wir haben hier also Yoga durch Handeln (Kämpfen) und Yoga durch Wissen (Loslösung). Aber es gibt noch eine weitere Ebene, die Krishna einzieht. Zum karmalosen Handeln gehört nämlich auch eine gewisse Gemütsruhe, Gelassenheit statt des verfressenen Ego-Vogels. Wie kann diese Gelassenheit erreicht werden, wie lässt es sich ziel-los handeln? Indem der Geist einen Ort findet, der ohne Fehl und Tadel ist: Krishna selbst.

> «Wie sie zu mir Zuflucht nehmen,
> So gebe ich ihnen Anteil an mir.» (4.11)

Wer sich dem Gott hingibt (*bhakti*), der wird durch die Liebe zu ihm quasi geboostet. «Die liebende Zuwendung ist der liebste Yogi» (52), wer ihn liebt, dem kommt Krishna auf dem Weg der Erlösung sozusagen ein Stückchen entgegen. Und sogar Frauen und Shudras kommt er entgegen: «Frauen, Vaishyas, selbst Shūdras [Anm.: die zwei niedersten Kasten] – sie erlangen das höchste Ziel.» (9.32)

Arjuna ist langsam überzeugt und will jetzt alles wissen. Und so offenbart sich Krishna in all seiner göttlichen Pracht:

«Mit vielen Mündern und Augen,
Mit zahllosen wunderbaren Anblicken,
Mit reichlich göttlichem Schmuck,
Mit vielen erhobenen himmlischen Waffen ...
Sollte am Himmel der Glanz von tausend Sonnen
Gleichzeitig aufgehen,
So würde diese Strahlung
Der Helligkeit dieses Großen Selbst gleichen.» (11.10–12)

Der Glanz von 1000 Sonnen ist nicht vergleichbar mit Krishnas Helligkeit. Diese Stelle kann man ruhig mal etwas wirken lassen, denn sie beschreibt etwas, was nicht beschreibbar ist: Krishna ist alles. Er ist persönlich, schrecklich, allmächtig, gegensätzlich und alles vereinend. Dieser 11. Vers der *Gita* hat auch J. Robert Oppenheimer beeindruckt. In Christopher Nolans Film *Oppenheimer* sagt der Nuklearphysiker, als er die erste Detonation einer Atombombe erlebt: «Now I am become death, the destroyer of worlds.» (Die deutsche Übersetzung des Verses 11.32 von Michael von Brück lautet: «Ich bin die herangereifte Zeit, die Ursache der Weltvernichtung.») Der echte Oppenheimer hatte in den 30er-Jahren Sanskrit gelernt und in einer NBC-Doku von 1965 (*The Decision to Drop the Bomb*) davon gesprochen: «Wir wussten, dass die Welt nicht mehr die gleiche sein würde. Ein paar lachten, ein paar weinten. Die meisten waren ganz still. Ich habe mich an einen Satz aus dem hinduistischen *Bhagavad Gita* erinnert [...]».[33]

Zurück zu Krishna, der verspricht: «Richte alles auf mich, liebe mich, denn du bist mir lieb. Und keiner auf Erden soll mir lieber sein als er.» Das ist sie also, die ultimative Richtschnur des Handelns: nicht durch Opfer, nicht durch Askese, nur durch ungeteilte Hingabe. Arjuna ist nun restlos überzeugt: «Ich werde handeln, wie du gesagt hast.» (18.73)

Antworten und noch mehr Fragen

Die *Gita* gibt also ein paar Antworten auf die Frage, was Yoga ist. Es werden zum ersten Mal verschiedene Formen oder Wege des Yoga dargelegt (Karma, Jnana, Bhakti, Raja), aber Yoga ist hier immer noch kein System von Übungen, auch keine sorgfältig geordnete Weltanschauung. Es ist erst mal einfach ein Weg, wie sich Fühlen, Denken und Handeln verfeinern und verbinden lassen. Eine Möglichkeit, wie sich das Bewusstsein erweitern und zugleich konzentrieren lässt. Dabei sind Ziel und Weg, Mittel und Zweck eins: «Vollziehe dein Handeln in der Grundhaltung des Yoga [...] Gleichmut bewahren – das ist Yoga.»

Die *Gita* gibt also ein paar philosophische Antworten, ein paar Ideen. Aber sie ist auch politisch. Denn die *Gita* kann auch verstanden werden als Versuch, widerstrebende Strömungen der damaligen Gesellschaft wieder zusammenzuführen: Indem das Handeln nach dem Dharma, also der Ordnung, als Teil des Wegs zur Erlösung vorgestellt wird, wird auch die soziale Hierarchie gefestigt. Johannes Bronkhorst schreibt: «Ideen, die ursprünglich in Gruppen, die einen Ausweg aus der Gesellschaft gesucht haben, entstanden sind, werden so zu Pfeilern einer Gesellschaft, wie sie die Brahmanen wollten.»[34] Denn wer sich aus der Gesellschaft zurückzieht – zum Beispiel durch Askese –, der gefährdet die soziale Ordnung. Wenn nun aber die Ideen der Asketen einfach aufgenommen und wieder in die Ordnung eingespeist werden, ist das ein cleverer Kniff, diese «Unordnung» wieder zu integrieren.

Krishnas Aufruf zum Kampf und die moralischen Fragen, die dabei aufgeworfen werden, haben aber auch viel später noch politisch gewirkt. Ist es denn wirklich legitim, Menschen zu töten, wenn es um die «Ordnung» geht? So haben einige indische Interpreten, wie Fabian Völker darlegt, die *Gita* als «religiöse Gewaltlegitimierung» gelesen. Kommunisten wie Shriniwas Ganesh

Sardesai lasen die *Gita* als ideologische Waffe einer herrschenden Klasse. Der Philosoph, Dichter und erste asiatische Literaturnobelpreisträger Rabindranath Tagore sah in der *Gita* eine Perspektive aufscheinen, die er mit der Sicht aus einem Kampfjet verglich. «Ein Soldat, der als Kampfpilot die Erde auf diese distanzierte Weise sehe, könne arglos hunderte von Bomben werfen und zahllose Menschenleben auslöschen, weil er kein unmittelbares Gefühl für die Ungeheuerlichkeit des Verbrechens mehr habe.»[35] Mahatma Gandhi hingegen sah in dem Text einen Kampf im Menschen selbst ausgefochten. Wie Gandhis persönlicher Assistent, Mahadev Desai, schrieb: «Es ist nicht die Beschreibung eines Krieges zwischen Cousins, sondern zwischen den zwei Anteilen in uns – das Gute und das Böse [...] Das Schlachtfeld ist unser eigener Körper.»[36]

Gandhis Mörder, Nathuram Vinayak Godse, zitierte während seiner Rede vor Gericht ausgiebig (und auswendig) aus der *Gita*. Texte können sich nicht wehren. Auch Heinrich Himmler und andere NS-Ideologen waren Fans der *Gita*. Sie sahen Hitler als Krishna, als eine der «ganz großen Lichtgestalten». Der hindunationalistische Vordenker Madhav Sadashiv Golwalkar erachtete diese Sichtweise wohl als angemessen, so lobte er noch in den 30er-Jahren die mörderische «Reinigung», welche die Nazis in Deutschland vollzogen, und sah in den 60er-Jahren einen möglichen Krieg zwischen den Atommächten Pakistan und China als willkommene Befreiung der Nation. Die *Gita* rufe dazu auf, das eigene Leben in den Kampf für die Entfaltung der «reinen Flamme des nationalen Selbst dieses heiligen Landes» zu stellen.[37] Für den amtierenden indischen Premierminister Modi ist Golwalkar übrigens eine der «Perlen im nationalen Rosenkranz».[38]

Die *Gita* gibt Antworten, aber sie wirft auch einiges an Fragen auf: Wenn gehandelt wird, wie es eine Ordnung vorgibt, wie kann sich die Welt jemals ändern? Worin besteht eigentlich unsere Verantwortung? Gegenüber der Ordnung, unserer Gemeinschaft, einer Gottheit? Und wie lässt sich überhaupt das Ziel vom Handeln trennen? Wie kann man in der Welt handeln und sich zugleich innerlich von ihr lösen? Ist wirklich alles Handeln «gut», das keine Absicht verfolgt? Kann nicht auch absichtsloses Handeln negative Folgen haben? Was ist mit der frommen Helene bei Wilhelm Busch: «Das Gute – dieser Satz steht fest – ist stets das Böse, was man lässt»? Wie legitim sind Deutungen eines antiken Textes, die wir mit westlich-humanistischen Idealen bewerkstelligen? Wie tauglich sind antike Texte überhaupt für unser Leben heute? Und schließlich: Das Ich, das uns in der europäischen Kulturgeschichte so liebgewonnene Ich, möchten wir das wirklich drangeben? Möchten wir in der Weltseele aufgehen? Spiritualität und ihre praktischen Grenzen werden uns im Verlauf der Geschichte des Yoga immer wieder begegnen. Immer wieder und immer mehr.

3.
Patanjali

Da, wo alles drinsteht

In Maa Hansaji Yogendras Büro ist es angenehm kühl. Irgendwo arbeitet eine unsichtbare Klimaanlage, an den Fenstern schwere Stoffe, die Wände sind beige, viel kunstvoll geschnitztes Holz an den Möbeln. Maa sitzt in einem roten Sari auf ihrem Sessel, ich drücke zum wiederholten Male mein Kreuz durch, denn Maa lächelt zwar sehr zugewandt, aber sie ist eine Autorität – als Leiterin des Yoga-Institutes in Mumbai, eines der ältesten Yoga-Institute der Welt, als ehemalige Yoga-Größe im indischen Fernsehen, als Präsidentin der Indischen Yoga Association. Ich erzähle ihr von diesem Buch und sage ihr, dass es mir wichtig wäre, zu zeigen, dass Yoga mehr als nur Asana sei. Sie nickt. Ja, es sei schon schade, die jungen Leute heute würden sich nicht für die Theorie interessieren. Dabei sei das doch gar nicht so schwer. Bei Patanjali stünde doch alles drin.

Patanjali – jede und jeder, die oder der sich ein bisschen mit Yoga beschäftigt hat, wird den Namen schon mal gehört haben. Nicht nur in Santacruz/Mumbai, bei Hansaji Yogendra, sondern weltweit. Der Name «Patanjali» findet sich auf den Webseiten von Yogastudios in den USA und Australien, Polen und Italien. In Kiel, Leipzig und Würzburg. Patanjalis «achtgliedriger Pfad» wird dabei oft als die Basis von Praxis und Unterricht verkündet. Viele Yoga-Praktizierende schwören, sie würden ganz getreu nach Patanjali üben und leben. Bei Wikipedia taucht «Patanjali» unter dem Eintrag «Yoga» immerhin schon im dritten Absatz auf. Patanjali ist so was wie der Konrad Adenauer des klassischen Yoga. Jemand, an dem man nicht vorbeikommt. Derjenige, der verschiedene Einflüsse zusammengefasst und etwas Neues, Systematisches geschaffen hat. Etwas, das stabil weiterläuft, egal, wer vorne auf der Matte steht.

Patanjalis *Yoga Sutra* gilt als der erste Text, in dem Yoga systematisiert wurde. Er gilt als *der* Text des klassischen Yoga. Das Grundgesetz des Yoga, wenn man so will. Ein Text, von dem sich alle heutige Praxis ableiten lässt. Und nicht nur die Praxis, sondern auch, was es zu yogischer Lebensführung, zum Lifestyle, zu wissen gibt. Ist das *Yoga Sutra* also wirklich alles, was man wissen muss?

Religionswissenschaftler David Gordon White sagt: «Es ist so relevant für das Yoga, wie es heute unterrichtet wird, wie das Verstehen eines Verbrennungsmotors für das Fahren eines Autos.»[39]

Ein Text und sein Ruf

Wow. Ein Text, den mehr als die halbe Yogawelt für essenziell hält, soll also gar nicht relevant sein? Das ist nicht das erste Schlagloch auf unserer Reise durch die Yoga-Geschichte. Und White ist nicht der Einzige, der auf dieses Schlagloch hinweist. In der indologischen Forschung ist es mittlerweile Konsens, dass das *Yoga Sutra* mitnichten so eine lange und stabile Wirkgeschichte hat, wie oft angenommen wird. Es wurde sogar über Jahrhunderte hinweg gar nicht beachtet. Von einer ungebrochenen Traditionslinie kann also nicht die Rede sein. Wie es dann wieder auftauchte und zum (nachträglichen) Mastertext wurde, werden wir im zweiten Teil dieses Buches sehen. Lassen Sie uns jetzt erst mal den Text selbst anschauen: das *Yoga Sutra* von Patanjali.

Bevor wir reingehen in den Text, müssen wir aber erst noch eine Runde problematisieren. Sie kennen das schon, haben Texte mehr als 1000 Jahre auf dem Buckel, sind sie bibliografische Problemkinder. Das geht im Fall des *Yoga Sutra* schon mit dem Autor los. Wir wissen nichts über diesen Patanjali. Alles, was wir haben beziehungsweise was wir von ihm vermuten können, entstammt dem Text selbst. So wie der Text geschrieben ist, lässt sich davon ausgehen, dass er ein gelehrter Brahmane war. Außerdem hatte er es sich offensichtlich zur Aufgabe gemacht, im spirituellen Labor seiner Zeit mal ein wenig für Ordnung zu sorgen. Denn darum geht es im *Yoga Sutra* in aller Kürze: einen Weg aufzuzeigen, in dem die Befreiung von Leiden beschrieben wird. Schritt für Schritt.

Was wir anhand des Textes noch bestimmen können, ist, welche anderen Texte der Autor gekannt haben muss, und so lässt sich die Entstehungszeit auf ungefähr zwischen 325 und 425 nach Christus eingrenzen. Ein *sutra* (deutsch: Faden) ist genau ein Vers und in der indischen Literatur so etwas wie ein eigenes Genre. Ein Sutra bezeichnet einen Merksatz, eine Art Erinnerungsstütze zu einem Thema. Indologe Georg Feuerstein beschreibt die Funktion von Sutras mit Knoten in Taschentüchern. Knoten, die uns daran erinnern, was dahintersteckt, aber an und für sich nicht verständlich sind. In der Literatur der Zeit finden wir Sutras zu vielen verschiedenen Themen wie Politik, Recht und Grammatik. Aber auch Sex, wie im *Kama Sutra*. Sutras sind sehr minimalistisch, was zwar elegant klingen kann, aber nicht so ohne Weiteres zu verstehen ist.

Im *Yoga Sutra* zum Beispiel finden sich in den 195 dort zusammengefassten einzelnen Sutras nur vier Verben. Sutras von der Sorte «dann da das» muss man also erst mal einordnen. Aber Sutras sind nun einmal Taschentuch-Knoten-Texte. Sie sind gar nicht dazu gedacht, sofort verstanden zu werden, sondern sie müssen ausgelegt werden – von einem Guru, einem Lehrer oder von schriftlichen Kommentaren, die dazu verfasst werden. Für das *Yoga Sutra* gibt es einen Kommentar von einem Autor namens Vyasa (deutsch: Bearbeiter oder Arrangeur). Auch über Vyasa wissen wir nichts Biografisches. Womöglich gab es ihn gar nicht. Vielleicht steckt eine ganze Gruppe an Bearbeitern dahinter. Oder, davon ist der deutsche Indologe Philipp Maas überzeugt, Patanjali und Vyasa sind ein und dieselbe Person. Patanjali habe seinen Knoten-Text also selbst ausführlich kommentiert und wir hätten somit eigentlich nur *einen* Text vorliegen: das *Patanjalayogasastra* (*sastra* bezeichnet die Kombination von Sutra und Kommentar oder Lehrwerken).

Der französische Indologe Michel Angot hingegen glaubt, es handele sich sehr wohl um zwei verschiedene Autoren. Die ersten drei Kapitel stammten von Patanjali, nur das letzte Kapitel von Vyasa – denn der Kommentar, von dem Maas glaubt, er stamme von Patanjali selbst, sei nicht der erste und somit früheste Kommentar des Textes, sondern einfach der früheste, der uns vorliegt. Alles klar? David Gordon White klärt auf: «Der Text kann oder kann auch nicht *Yoga Sutra* genannt worden sein; der Autor des Werkes kann oder kann nicht Patanjali genannt worden sein; und das Werk kann oder kann nicht Ausgangspunkt eines ursprünglichen oder eines separaten Kommentars von einer Person, die sehr wahrscheinlich nicht Vyasa hieß, gewesen sein.»

Ich will Sie wirklich nicht ärgern. Ich möchte mit diesen akademischen Mutmaßungen auch nicht vom Thema ablenken, sondern nur deutlich machen, wie Geschichte hier konstruiert wird. Es ist wie mit dem Mohenjo-Daro-Siegel aus dem ersten Kapitel. Wenn ein Fund wie ein Siegel, oder eben der Autor eines Textes, so beschrieben wird, als bestünde gar kein Zweifel an der Echtheit, dann wird alles, was daraus folgt, mit einer gewissen Authentizität ausgekleidet. Mit einer Autorität, einem «Genau so war das». Auch im Zusammenhang mit dem Buddha lässt sich das gut zeigen. Denn wann immer gesagt wird «Buddha sagte ...», müsste es streng genommen heißen: «Diese Sutta im Pali-Kanon beschreibt, dass der Buddha dieses gesagt habe.»[40] Es ist natürlich eine umgangssprachlich praktische Verkürzung, klar. Aber es ist *auch* eine Formulierung, die Autorität für sich beansprucht. Und wann immer das getan wird, gilt es zumindest mal hinzugucken, auf welcher Grundlage diese Autorität behauptet wird. Gerade wenn es um einen Text geht, der als der Mastertext des Yoga angepriesen wird. Mein Vorschlag an dieser Stelle: Wir sprechen in Folge trotzdem von Patanjali als Autor und von dem *Patanjalayogasastra* als *Yoga Sutra*, aber anerkennend, dass wir dabei innere Anführungszeichen mitdenken müssen. Dass es schlicht nicht so eindeutig ist wie gehofft.

Das Yoga im *Yoga Sutra*

Und nun ein bisschen Kontext. Die Zeit, in der das *Yoga Sutra* zusammengestellt wurde, wird auch als Zeit «zwischen den Imperien» bezeichnet, da sie zwischen dem Niedergang des ersten großen indischen Imperiums, dem der Mauryas, und dem Aufstieg der Guptas liegt. Es war also eine Zeit des Wandels und der politischen Unsicherheit, in der sich das vorherrschende Denken vom Buddhismus hin zum Brahmanismus verschob. Und so kann auch das *Yoga Sutra* eingeordnet werden. Als ein Text, der zu einer Zeit des Wandels verfasst wurde, dem man verschiedene Einflüsse – aus dem Jainismus, aus dem Buddhismus – anmerkt, und der versucht, sie zu verbinden.

Wir haben Yoga bislang als alles Mögliche kennengelernt: als Tapas, Askese, Konzentration, als den Versuch, Atman/Brahman zu erfahren, als Bewusstseinserweiterung. Patanjali bietet nun per Sutra-Style eine sehr schlanke Definition: «Yoga ist der Stillstand/die Unterdrückung der Aktivitäten des Geistes» (1.2). Und: «Sein Ziel ist die Kultivierung von samadhi oder das Abschwächen der Leiden» (2.2).

Eine wirklich sehr schlanke Definition, aber die ist ja nur der Taschentuch-Knoten. Dahinter steckt – davon hatten wir's bereits im letzten Kapitel – ein ontologischer Dualismus, der nicht ganz einfach zu verstehen ist. Ontologischer Dualismus! Ich will Sie immer noch nicht ärgern, doch das musste ich mal unterbringen. Aber was ist damit nun genau gemeint? Wir haben es hier mit Samkhya zu tun. Sie erinnern sich, die philosophische Denkschule, die davon ausgeht, dass alles, was ist, von zwei Entitäten ausgemacht wird. Materie und Bewusstsein. Prakriti und Purusha. Die Materie, hier noch mal der Unterschied zum gängigen europäischen Verständnis, beinhaltet aber *auch* Bewusstsein. Denn Prakriti ist auch Denken und Fühlen, ist Welt und Aktivität. Purusha hingegen war schon immer da, ist pures, reines Bewusstsein – es hat keinen Inhalt, keinen Gedanken, kein Gefühl.

Nun wissen wir, dass es das erklärte Ziel dieser Philosophie ist, das Leiden an und in der Welt zu beenden. Und zwar durch Erkenntnis dieses Dualismus, also durch Erkenntnis des wahren Seins. Das ist nun nicht ganz einfach, weil Prakriti ja qua Definition Teil der Welt ist und da auch nicht so ohne Weiteres rauskommt. Prakriti müsste es also gelingen, sich so radikal zu entweltlichen, dass es nur noch als Essenz übrig bleibt. Sodass das Einzige, was übrig bleibt, das eigene Bewusstsein ist. Und damit eben die Fähigkeit, zwischen der Welt und dem unwandelbaren, schon immer dagewesenen Bewusstsein (Purusha) zu unterscheiden – die Dualität zu erkennen. Puh. Wie soll das gehen? Patanjali gibt eine Antwort. Durch Yoga. Durch Meditation.

Denn je mehr die «Aktivitäten des Geistes» (siehe oben) zum Stillstand kommen, desto mehr kann sich unser Prakriti von dem Geschehen in der Welt lösen, sich entweltlichen. Wenn der Geist dabei subtiler wird, immer weiter von der Welt abrückt und irgendwann zur absoluten Konzentration, also Samadhi, durchdringt, dann kann sich Prakriti losreißen und sich sehen, als das, was es ist. Es erkennt also den Unterschied zwischen Bewusstsein und Welt (aka ontologischer Dualismus). Mit dieser Art der Selbsterkenntnis ist die Erlösung vom Leiden, die Befreiung, erreicht: «Dann ruht der Sehende in seiner wahren Natur» (1.3).

Der Begriff Befreiung ist uns nun schon oft begegnet. Wir haben ihn zunächst kennengelernt als Zustand, in dem das Karma aufgebraucht ist. Im *Yoga Sutra* wird das höchste Ziel des Yoga mit noch einem anderen Begriff verbunden: *kaivalya* (Isolation). Damit ist die Trennung zwischen Prakriti und Purusha gemeint. Aber hier wird es wieder gehirnknotig: Denn wie kann eine Erkenntnis stattfinden, die gar nicht als Erkenntnis stattfinden kann? Purusha hat schließlich nichts mit der Welt zu tun. Das pure Bewusstsein kann ja weder fühlen noch denken, keine Unterscheidungen treffen. Es ist mal wieder ein Zustand, den man nicht wirklich beschreiben, sondern nur erfahren kann. Auch hier hilft hoffentlich erneut ein Bild. Es kommt von Georg Feuerstein, der schreibt: «Der mühselige Pfad des Yoga führt somit über sich hinaus. Die yogische Psychotechnik bildet bloß eine Leiter, auf die der spirituell Praktizierende klettert, um sie im letzten Moment wegzustoßen.»[41] Gehen wir das mal durch: Der Yogi beziehungsweise das Selbst klettert auf dem Weg hinaus aus der Prakriti-Welt Schritt für Schritt eine Leiter hoch, und ganz kurz vor der Erkenntnis hört die Leiter auf – das letzte Quäntchen Erkenntnis kann also quasi erst im Sprung, da, wo keine Stufe, kein Handeln, keine Welt mehr ist, begriffen werden.

Oder, wie es im *Yoga Sutra* heißt:

> «Yoga soll durch Yoga gekannt werden.
> Yoga kommt von Yoga.
> Jemand, der mit Yoga aufmerksam ist, wird lange Freude an Yoga haben.» (3.6)

Drei Wege, acht Glieder

Patanjali schlägt nun zwei Methoden vor, um diese Leiter zu erklimmen. Um überhaupt auf die Leiter zu kommen, müssen allerdings erst ein paar Hindernisse beiseitegeräumt werden: die Kleshas. Klesha heißt so viel wie «Befleckung» oder «Eintrübung». Die Kleshas sind es, die dafür sorgen, dass wir nicht zur Erkenntnis durchkommen, also gar nicht erst die Leiter hoch. Sie halten uns, um im Bild zu bleiben, am Boden fest: «Die Eintrübungen sind Ignoranz, Egoismus, Leidenschaft, Widerwille und das Festhalten am Leben.» (2.3)

Die Kleshas sind also nicht nur falsche Wahrnehmungen, sondern auch Handlungen, die uns an der Welt haften lassen. Wie wir sie loswerden? Jedenfalls nicht allein, indem wir drüber nachdenken. Nehmen wir die Klesha «Leidenschaft». Ich habe eine Leidenschaft für den 1. FC Köln. Ich weiß aber, dass mir diese Leidenschaft oft nicht guttut. Aber reicht dieses Wissen aus, damit ich nicht wieder ins Stadion gehe? Eben. Ich muss schon aktiv etwas dafür tun, um mich dieser Enttäuschung beziehungsweise Leidenschaft nicht immer wieder auszusetzen. Und da kommt Patanjali ins Spiel. Denn die Methode, die er vorschlägt, soll dafür sorgen, dass uns Leidenschaften, also die Kleshas, nicht mehr länger im Griff haben: Kriya Yoga (deutsch: Yoga der Tat). Und hier kommt der Plot-Twist, ähnlich wie bei Krishna in der *Gita*: «Tat» ist Karma-technisch okay, solange sie absichtslos erfolgt. Denn nicht die Tat selbst, sondern die Freude daran lädt erneut mit Karma auf. Handeln ist also gut, aber ohne Vergnügen (im Rhein-Energie-Stadion kein Problem). Im Kriya Yoga trainiert man das auf dreierlei Art: durch asketische Disziplin, beispielsweise durch das Aushalten von Hunger, Durst, Hitze und Kälte, wiederholtes Rezitieren (zum Beispiel das Mantra Om) und durch göttliche Hingabe.

Die zweite Methode, die im *Yoga Sutra* vorgestellt wird, nennt sich Ashtanga. Der Begriff ist Ihnen sicherlich schon mal untergekommen, vermutlich als Ashtanga Yoga. Wenn ein Studio Ashtanga anbietet, dann ist damit eine festgelegte Abfolge an Asanas gemeint, die man in der Regel ohne Anleitung selbst durchführt. Das ist hiermit nicht gemeint. Ashtanga bedeutet hier so viel wie «acht Glieder», und zwar:

1. die inneren Beschränkungen (*yamas*)
2. die äußeren Beschränkungen (*niyamas*)
3. die Körperhaltung (*asana*)
4. Atemkontrolle (*pranayama*)
5. das Zurückziehen der Sinne (*pratyahara*)
6. Fixierung (*dharana*)
7. Meditation (*dhyana*)
8. pure Einkehr (*samadhi*)

Die «Beschränkungen» auf dem Weg zur Erlösung sind keine Erfindung von Patanjali, sie sind viel älter und finden sich schon sowohl im *Mahabharata* als auch im frühesten Jaina-Text, dem *Acaranga Sutra*. Die *yamas* sind: *ahimsa* (Gewaltlosigkeit), *satya* (Wahrheit), *asteya* (nicht stehlen), *brahmacarya* (Keuschheit), *aparighara* («Nicht-Anhaftung», «Besitzlosigkeit»). Sie sollen dabei helfen, die Welt auszublenden und so auf der Leiter höher zu kommen.

Auch von den Yamas haben Sie vielleicht schon gehört. Heute werden diese Beschränkungen oft als Leitplanken für einen Yoga-Lifestyle interpretiert – die acht Gebote des echten, wahren Yogi, wenn man so will. Das ist natürlich nicht ganz ohne Umschweife möglich, denn was genau verstehen wir unter den Yamas und wie können wir sie auf unser heutiges Leben anwenden? Ich habe sowohl in Deutschland bei Yogalehrgängen als auch an Yoga-Instituten in Indien mit anderen Teilnehmenden darüber diskutiert: Ist mit «Keuschheit» wirklich Keuschheit gemeint oder könnte man es nicht auch Enthaltsamkeit nennen (und dadurch ein bisschen abschwächen)? Wie deutet man «Gewaltlosigkeit» aus? Soll das heißen, dass einem bei der Yogapraxis nie was wehtun darf? Bezieht sie sich auf körperliche oder auch psychische Gewalt?

Das sind alles gute Fragen. Aber um sie zu beantworten, muss man bedenken, dass diese Yamas, die «Beschränkungen», einem Text entstammen, der eine ganz andere Zielgruppe – nämlich gelehrte Brahmanen – im Sinn hatte, dass sie überhaupt einer anderen Zeit entstammen. Nehmen wir das Beispiel Ahimsa, Gewaltlosigkeit. Es ist zumeist die Yama, die sich alle merken können. Ich stand mal in einer Yogastunde neben einem Lehrer, der nach einer Fliege schlug und dann entschuldigend zu mir guckte: «Ich weiß, ich weiß, Ahimsa.» Als Yogi gilt es, Ahimsa zu beachten. Der Yogalehrer K. Pattabhi Jois sagte: «Ahimsa bedeutet, niemanden zu verletzen, auch keine Tiere, in keiner Form, zu keiner Zeit oder aus keinem Grund, weder in Worten, Gedanken noch Taten.»[42] Mal ganz abgesehen davon, was Jois selber alles so getan und wen er dabei verletzt hat (siehe dazu Kapitel 11), muss hier vor allem festgehalten werden: Das steht da nicht. Es ist eine Interpretation. Denn genauso wenig, wie Immanuel Kant im 18. Jahrhundert Frauen mitmeinte, als er Aufklärung als Ausgang des Menschen aus der selbst verschuldeten Unmündigkeit beschrieb, und genauso wenig, wie die Aussage «Alle Menschen sind gleich geschaffen» in der amerikanischen Unabhängigkeitserklärung von 1776 Sklav:innen miteinschloss, genauso wenig können wir behaupten, dass «Gewaltlosigkeit» im *Yoga Sutra* auf jeden Fall Gewaltlosigkeit gegen Tiere, Kinder, Frauen, niedrig Geborene bedeutet. Es steht da nicht. Daher ist es auch müßig, darüber zu diskutieren, ob Ahimsa zugleich bedeute, man solle vegan leben, oder ob man einfach nur keine Tiere töten solle. Es steht da nicht. Wer hingegen nach einer Autorität sucht, um die eigene Lebensweise zu rechtfertigen, der wird in puncto Vegetarismus an vielen anderen Stellen fündig – dazu muss man sich nicht hinter dem *Yoga Sutra* verstecken.

Und noch etwas: Es ist nicht nur eine Interpretation – die ist ja grundsätzlich nötig, wenn wir alte Texte verstehen wollen –, es ist vielmehr eine «kulturblinde» Interpretation. Denn wie wir bereits gesehen haben, war zu kämpfen oder nicht zu kämpfen, zu töten oder nicht zu töten sowie Gewalt gegenüber dem eigenen Körper und in vedischen Zeiten auch das Tieropfer durchaus Teil des kulturellen Kontextes. Die Spannung zwischen Anspruch und dem, was in den Texten steht, wird in Indien heute noch diskutiert. Diese Diskussionen gehören auch zur Kulturgeschichte des Yoga. Was auch zur Yogageschichte gehört: wie aus Texten vermeintlich unerschütterliche Autoritäten werden und warum solche Autoritäten für viele so wichtig sind. Welche Widersprüche dabei entstehen und wie sie dann ausgeblendet werden, wenn sie nicht ins Bild passen. Brahmacarya (Keuschheit) ist ein weiteres Beispiel dafür. Ich finde es immer ein bisschen amüsant, darüber nachzudenken, wie viele Leute in der Yogaszene sich mit der Einhaltung von Ahimsa brüsten, aber haben Sie schon mal einen Instagram-Post gesehen, in dem jemand stolz schreibt, er habe nun schon seit vier Jahren nicht ejakuliert? Warum sollte Ahimsa streng ausgelegt werden, Brahmacarya aber nicht? Klar, Keuschheit klingt unsexy. Als wir in einem Yogalehrgang mal über die Yamas sprachen, meinte die Leiterin beschwichtigend, dass wir das nicht so drastisch interpretieren müssten. Zwanzig Berlinerinnen atmeten auf. Es ginge eher darum, mit Sex nicht leichtfertig umzugehen. Zwanzig Berlinerinnen mussten lachen. Denn gut anderthalbtausend Jahre nach Patanjali ist allein Monogamie ja schon für viele eine Herausforderung. No judgement! Aber: Mit Patanjali hat das nichts zu tun.[43]

Denn zur Erlösung geht es in diesem Fall nur, wenn man sich vom Leben zurückzieht. Auch Lust hält eine:n schließlich am Leben – nicht im Sinne von «erhalten», sondern von «festhalten». Um im Bild zu bleiben: Mit Lust kommt man nicht auf die Leiter. So wird an einer Stelle im Text der Yogi mit einem Augapfel verglichen. Berühre man Haut, so sei das für einen Nicht-Yogi eine angenehme Empfindung, für einen Yogi aber fühle es sich an, als würde sein Augapfel ruppig angefasst. Denn der erfolgreiche Yogi ist so weit vorangeschritten auf der Leiter, dass er zu empfindsam für Weltliches geworden ist. Es wird ihm zu viel. Als Ausgleich erfährt er, dass die spirituelle Lust immer höher sein wird. Denn egal, wie man es dreht und wendet, im *Yoga Sutra* geht es um Beschränkung, um Zügelung. Da sind keine Schlupflöcher eingebaut, das ist schon streng gemeint. Der ideale Yogi, wie Patanjali ihn entwirft, ist ein Asket. Jemand, der sich von der Gesellschaft zurückzieht. Patanjali ist da ziemlich radikal. Er spricht zwar auch Householders (religiöse Laien) an, aber die Zielgruppe des *Yoga Sutra* sind keine Normalos. Denn für die Normalos der vedischen Zeit gilt, was auch heute noch gilt: Solcherlei Leitlinien sind nicht einzuhalten, wenn man ein Leben in Verantwortung für eine Familie oder eine Gruppe hat. Menschen pflanzen sich fort (sind nicht keusch), brauchen Geld und Besitz (begehren). Aber es geht beim Yoga eben auch immer und immer wieder darum, die Wahrnehmung zu verändern. Und so sind die Yamas und Niyamas nicht in erster Linie als ethische Prinzipien zu verstehen, sondern als epistemologische. Also als Wege der Erkenntnis und somit als Stufen auf der Befreiungsleiter.

Die Wahrnehmung verändern. Sich von der Welt zurückziehen. Sie lesen ein Buch über Yoga, Sie kennen das also sicher auch: Die Möglichkeit, die die moderne Yogapraxis einem bietet, sich zurückzuziehen, ist ein großes Geschenk. Nur die Matte und ich. Abschalten, loslassen. Es ist, glaube ich, fast nicht übertrieben zu sagen, dass es in der heutigen Zeit geradezu überlebensnotwendig ist, sich auch mal von der Welt zu entkoppeln. Das ist auch gut für die Welt. Wer sich zurückzieht und zugleich weniger konsumiert, der tut dem Planeten etwas Gutes, das wissen wir alle. Aber Patanjalis Stufenleiter ist ein Weg, der erst mal nur in eine Richtung geht: weg von der Welt, weg vor allem vom Körper. Und da wird der Bezug zu unserer heutigen Welt schwierig, denn wer kann es sich leisten, den Körper abzustreifen? Wer hat das überhaupt selbst in der Hand? Unsere Körper sprechen für uns, situieren uns in der Welt, auch ganz ohne unser Zutun. Durch unsere Hautfarbe, unser Gewicht, unser Geschlecht. Müsste man nicht also auch (oder vor allem) diskutieren, wie ethisch unsere Spiritualität ist? Nur mal als Idee.

Setzen!

Lassen Sie uns aber nun zum dritten Glied des Pfades kommen – endlich! Denn jetzt wird's sehr konkret. Es geht um Asana. Das *Yoga Sutra* ist der erste Text, in dem mehrere Asanas, also Yogaposen, erwähnt werden. Aber – hier muss ich leider schon wieder etwas den Wind aus den Segeln nehmen – so richtig geht es immer noch nicht um Asanas. Zumindest nicht so, wie man denken könnte. Denn in all den Sutras finden sich keine ausführlichen anatomischen Beschreibungen von Asanas, also kein herabschauender Hund, kein Krieger I, sondern nur der Hinweis, dass man – um Atemkontrolle auszuführen – einen «sicheren und bequemen Sitz» einnehmen solle. Das ist wirklich alles, was im Text steht. In einem Kommentar zum Sutra werden zwar noch zwölf weitere Asanas genannt, aber auch dabei handelt es sich nur um sitzende Posen. Zum Beispiel die Lotuspose, sie wird in einem Kommentar wie folgt beschrieben:

«Man sollte den linken Fuß an sich heranziehen und ihn auf den rechten Oberschenkel legen. Genauso sollte man den rechten Fuß auf den linken Oberschenkel legen. Becken, Brust und Hals sollten stabil gehalten werden, der Blick auf die Nasenspitze gerichtet, wie bei jemandem, der tot ist oder schläft, den Mund geschlossen, die obere und untere Zahnreihe nicht aufeinander und Kinn und Brust eine Faustbreit entfernt, die Zungenspitze an den Vorderzähnen und die Hände zu einer Schale geformt über den Fersen. Wenn man so sitzt, ohne den Körper wiederholt zu verändern, dann ist das die Lotuspose.»

Pātañjalayogaśastravivaraṇa (2.46)

Was hier also unter der Rubrik «Asana» beschrieben wird, hat nichts mit Stretching zu tun. Nichts mit Balance oder Rückwärtsbeugen. Es wird einfach nur gesessen. Nicht gedehnt und nicht geflowed. Es geht aber ja auch überhaupt nicht um Beweglichkeit, sondern vielmehr um Stillstand, wie in der eingangs zitierten Sutra 1.2 festgehalten ist. Das, was es zu kontrollieren, zu trainieren gilt, ist nun mal der Geist und nicht der Körper. Im *Yoga Sutra* wird somit nicht das beschrieben, was wir heute als Yoga trainieren. Auch nicht als Ashtanga Yoga. Es ist eher ein Handbuch für Meditation. Oder, wie der Yogaforscher Daniel Simpson die Message so schön zusammenfasst: «Setz dich hin und halt die Klappe.»[44]

Was machen wir nun mit dem *Yoga Sutra*, wie ordnen wir es ein? Wir haben gesehen, dass es auch vor Patanjali schon einiges an Yoga gab. Es war ja viel los im spirituellen Labor. Es gab Ideen zu Atman/Brahman, Prakriti und Purusha, Tapas, Askese, Atemkontrolle und wilde Saddhus in den Wäldern. Was es allerdings nicht gab, soweit wir wissen, war eine Grundlage, auf der es sich systematisch experimentieren lässt. Erst Patanjali war derjenige, der sozusagen ein paar Regeln an die Laborwand gehängt hat. Nichtsdestotrotz müssen diese Regeln mit Vorsicht genossen werden. «Patanjali sagt» ist nicht nur deswegen schwierig, weil wir gar nicht wissen, wer das war. Es ist auch schwierig, weil dabei oft der Kontext weggelassen wird und wir heutige Konzepte und Ideen rückwirkend bestätigt sehen wollen.

Religionswissenschaftler David Gordon White geht mit seinem eingangs zitierten Vergleich der Relevanz des *Yoga Sutra* fürs Yoga mit dem Verstehen eines Verbrennungsmotors fürs Autofahren noch einige Schritte weiter. Wenn wir uns anschauen, was im *Yoga Sutra* steht, können wir ihm ganz oberflächlich recht geben. Denn das Yoga, wie es heute in der Regel unterrichtet wird, kommt im *Yoga Sutra* nicht vor. Es gibt darin keine dynamischen Asanas, keinen Schulterstand, keine Blöcke und Gurte und auch keinen Gruppenunterricht. Und die Meinung hat White auch nicht exklusiv, sie ist unter Sanskrit-Forschenden seit Jahren Konsens. So schreibt auch Indologe Mark Singleton: «Angesichts der Tatsache, dass es keine Beweise für die Entstehung einer klassischen Tradition aus dem *Yoga Sutra* gibt, ist es schon erstaunlich, dass zeitgenössische Praktizierende so beständig davon ausgehen, es gäbe eine solche Tradition und ihre eigene Praxis ginge daraus hervor.»[45]

Dies zeigt uns mal wieder, dass es kein reines Yoga gibt: «Es gab noch nie ein ‹pures› Yoga, höchstens im ganz subjektiven Erleben eines geübten Praktizierenden.»[46] Die Suche nach dem Ursprung «des» Yoga ist mit Patanjali also nicht beendet. Und wir sehen immer deutlicher, dass das, was wir suchen, ganz anders aussah, als wir dachten.

4.
Hatha Yoga

Kopfstand

Es ist 1992. Jim, ein 22-jähriger Brite mit Dreadlocks, ist auf dem Kumbh Mela Festival in Ujjain, im Norden von Indien. Er ist hier als Teil des Ordens der Ramanandi Sampradaya, und als er seinen Guru, Mahant Balyogi Sri Ram Balak Das, über das Gelände des Festivals begleitet, erfährt er etwas, das ihn noch Jahre später beschäftigen wird. Sein Guru erzählt ihm, er könne etwas, das Jim erst mal für unmöglich hält. Er beherrsche eine alte yogische Technik namens *vajrolimudra*. Jim kann erst nicht glauben, dass dies überhaupt funktionieren soll. Aber sein Guru kann es ihm glaubhaft versichern. Jim fragt trotzdem weiter nach. Er geht später sogar zu einem Urologen und lässt es sich erklären. Und so kann er mittlerweile bestätigen: Ja, Vajrolimudra funktioniert. Man kann mit dem Penis eine Flüssigkeit aufsaugen.

Ohne Hilfsmittel geht es allerdings nicht. Man braucht dazu ein Röhrchen. Metall geht, ist aber die ersten Male schmerzhaft. Das Röhrchen muss geschwungen sein, damit es, wenn es durch die Harnröhre bis zur Blase eingeführt wird, auch am Schließmuskel vorbeikommt. Aber ist es erst mal an Ort und Stelle, müssen nur noch der Damm angespannt, die Unterleibsmuskeln kontrahiert werden, und dann – durch den reduzierten Druck im Bauchraum – wird Flüssigkeit durch das Röhrchen bis zur Blase hochgesaugt.

Jim ist übrigens kein leidenswilliger Asket, zumindest nicht nur. James – Jim – Mallinson ist Indologe. Möglicherweise sogar der bekannteste Indologe der Gegenwart. Seit Herbst 2023 ist er

Inhaber des Boden-Lehrstuhls für Sanskrit an der University of Oxford, davor arbeitete er an der SOAS University in London und leitete eine Forschungsgruppe zu Hatha Yoga. Er ist außerdem der einzige Westler, der zum «Mahant» der Tera-Bhai-Tyagi-Unterordnung einer Hindu-Sekte geweiht wurde. Sein Interesse an Vajroli ist also nicht nur rein praktischer Natur. Er forscht zu Vajroli. Und er hat Beschreibungen der Technik in über 25 Texten gefunden, beginnend im 12. Jahrhundert.

Die Kraft von jedwedem Samen hat schon immer eine Faszination auf indische Denker ausgeübt: Ein kleines Korn, gerade so sichtbar, beinhaltet Leben, das sich Jahre später zu etwas Riesigem oder Kostbarem entfalten kann. Zu einem Banyanbaum, zu Tulsi, zu einem Zimt- oder einem Pipalbaum. Der menschliche Samen (*bindu*) gilt als heilig, denn er steht für die Energie des Lebens selbst: «Nach yogischer Physiologie tropft die Lebensenergie, die in den subtilen Bereichen des Gehirns entsteht, nach unten, wo sie dann vom Feuer der Verdauung verbrannt wird oder den Körper als Sperma verlässt.»[47] Ganz konkret: Sperma, das den Körper verlässt, ist somit verschwendete Energie. Es beschleunigt außerdem das Altern, letztendlich den Tod. Und so kann auch Vajroli verstanden werden. Als Möglichkeit, verlorene Energie wiederzuholen. Vajroli ist Yoga. Im *Dattātreyayogaśāstra* (13. Jahrhundert) wird die Technik beschrieben. Was auch noch in dem Text beschrieben wird, ist Hatha Yoga. Und Hatha Yoga ist der Beginn der körperbetonten Yogapraxis.

Körperyoga

Hatha bedeutet so viel wie «Kraft», und wenn wir heute «Hatha Yoga» hören, dann ist meist einfach ein körperbetontes Yoga gemeint. Ein bisschen lässt sich das auch aus den Texten herleiten, die Mallinson und Kolleg:innen untersuchen. Denn in diesen Sanskrit-Texten, die vom 11. bis 15. Jahrhundert entstanden sind, wird Hatha als eine Yogamethode eingeführt, die, anders als wir es noch vom stillsitzenden, meditierenden Patanjali kennen, den Körper in den Mittelpunkt stellt. Die Techniken des Hatha werden zentral für die körperliche Yogapraxis. Und sie sind es bis heute.

Philosophie tritt im Hatha-Labor in den Hintergrund, jetzt dreht sich alles um Praxis, um Übungen und Techniken. Das ist auch ein Grund, warum Hatha Yoga in den folgenden Jahrhunderten so anschlussfähig für verschiedene religiöse Gruppen wird. Nach wie vor richten sich diese Texte zwar an eine recht spitze Zielgruppe, nämlich männliche Asketen, aber sie wird erweitert, auch Householders, auch Frauen, sind in manchen Texten mitgemeint: «Ob Brahmane, Asket, Buddhist, Jaina, ein Kāpālika, ein Materialist; der Weise, der mit Glauben ausgestattet ist und beständig Hatha Yoga praktiziert, wird von Erfolg gekrönt sein.»[48]

Bis in die 90er-Jahre hinein, also als Mallinson auf dem Kumbh Mela von Vajroli hörte, beschäftigten sich kaum Forscher:innen mit diesen Texten. Das hat sich seitdem geändert. Die Texte werden entdeckt, übersetzt und abgeglichen. Was wir über Hatha Yoga wissen, ist entsprechend exponentiell angestiegen. Und damit haben sich auch ein paar vermeintlich unumstößliche Wahrheiten als nicht länger haltbar herausgestellt. Zum Beispiel die Annahme, dass Körperyoga 5000 Jahre alt sei. Ebenso wenig, wie es «Beweise» für eine frühe körperliche Yogapraxis gibt, existieren Hinweise darauf, dass die speziellen Hatha-Methoden, wie Balancen und komplexe Atemübungen, älter als 1000 Jahre sind. Eine originär hinduistische Praxis ist Hatha Yoga ebenfalls nicht. So stellt James Mallinson klar: «Das Amrtasiddhi, der erste Text, in dem die Hatha-Methoden festgelegt wurden, wurde von Buddhisten geschrieben.»[49]

In diesen Hatha-Texten finden sich zwei Vorstellungen vom Yoga. Die erste kennen wir schon: Hier geht es um Tapas, asketische Praktiken, Atemkontrolle. Und eben auch, nennen wir es mal Samen-Kontrolle. Wer diese Lebensenergien kontrollieren kann, so die Annahme, kann auch den Geist kontrollieren und wird außerdem länger und gesünder leben. Dazu entwickelten die Laboranten der Zeit eine Reihe von Techniken, die im Körper den Abfluss dieser so wichtigen Energie verhindern sollten. Vajroli haben wir schon kennengelernt. Dabei ging es allerdings weniger darum, sorglos ejakulieren zu können, um dann dank Vajroli die Energie einfach wieder aufzusaugen – so nach dem Motto «Wasch mir den Pelz, aber mach mich nicht nass» –, sondern eher darum, die Ejakulation an sich zu vermeiden. Der Androloge Richard Darmon geht davon aus, dass wiederholtes Einführen des Röhrchens in die Harnröhre hilft, den Ejakulations-Impuls an sich kontrollieren zu können. Aber nicht alle Techniken der Samen-Kontrolle waren so invasiv. Es gibt auch pragmatischere Methoden, um den Samen bei sich zu behalten: auf den Kopf stellen, zum Beispiel. *Viparita Karani* (heute bekannt als Schulterstand) oder *Shirshasana* (Kopfstand) sollte dafür sorgen, dass die «Lebensenergie» im Körper blieb. «Wer von Yoga weiß, kann seinen Samen erhalten und über den Tod siegen», heißt es in der *Hatha Pradipika* (3.88). Der perfekte Yogi ist einer, dessen Sperma nach oben fließt.[50]

Neben diesen asketischen Methoden taucht nun noch etwas anderes im Labor auf: Tantra Yoga. Nun denken wohl die meisten Menschen an irgendwas mit Sex, wenn sie *Tantra* hören. Aber Tantra ist keine jahrtausendealte Massagepraxis, sondern eine Strömung innerhalb der indischen Religionen, die vom 5. bis 13. Jahrhundert entscheidend Einfluss genommen hat, sowohl auf den mittelalterlichen Hinduismus als auch den Buddhismus und Jainismus. Es gibt viele Versionen von Tantra. Aber grundsätzlich liegt dem Tantra die Annahme zugrunde, das Universum sei nichts anderes als die Manifestation göttlicher Energie – tantrische Rituale versuchen daher, diese Energie zu bündeln.[51] Erlösung kann so auch etwas ganz Körperliches sein, etwas, das im Hier und Jetzt erfahrbar wird. Spirituelle und sinnliche Erfahrungen werden eins. So ist Erlösung nicht nur durch das Wegstoßen einer Leiter in metaphysischen Gefilden zu haben, sondern auch durch Einschluss von Innen und Außen. Es ist die Idee, dass Mikrokosmos (Körper) und Makrokosmos (Universum) aufs Engste miteinander verwoben sind. Daher auch die Fülle an Ritualen, die im Tantra entwickelt wurden. Und deswegen wird der Körper so wichtig. Er soll in diesen Vorstellungen nicht mehr überwunden werden, sondern es gilt, das Göttliche mit dem Körper zu vereinen. Und so gibt uns Tantra die Vorstellung eines mystischen Körpers.

Wenn wir vorgehen wie Anatom:innen, können wir versuchen, den tantrischen Körper erst mal auseinanderzunehmen: Er besteht aus einem Netz an Energiebahnen (*nadis*), durch die Energien oder Lebenskräfte, wie Bindu (Samen) oder *prana* (Atem, Kraft), laufen. Eine andere Lebenskraft ist die der Schlangengöttin Kundalini. In der tantrischen Vorstellung liegt sie zusammengerollt am unteren Ende der Wirbelsäule und steigt, mithilfe von yogischen Techniken, unterstützt von Rädern (*chakra*) und Siegeln (*mudra*), entlang der Wirbelsäule auf, bis sie schließlich mit zur spirituellen Erlösung führt: «So wie man eine Tür mit einem Schlüssel öffnet, so öffnet man die Türen der Befreiung mit Kundalini.» (*Hatha Pradipika*, 3.105)

In diesem letzten Schritt der Praxis vereint sich die weibliche Energie (Kundalini) aus dem unteren Teil des Körpers mit der männlichen Energie (Shiva) aus der Schädeldecke. Bei David Gordon White heißt es dazu: «In hinduistischer Praxis steigt die Kundalini nach oben, um sich mit dem Shiva im Schädel zu vereinen. Der Nektar, der durch diese Vereinigung entsteht, wird idealerweise vom Praktizierenden dort gehalten, um Siddha, ein ‹selbst gemachter Gott› zu werden.»[52] In diesen Vorstellungen befindet sich innerhalb unseres grobstofflichen Körpers ein feinstofflicher, subtiler Körper – ein Abbild des Makrokosmos, des Universums. Innerhalb dieses Körpers ist das Fließen von Energie entscheidend: wie und wo sie langläuft und wie das manipuliert werden kann. So gibt es in manchen Vorstellungen bis zu 74 000 Nadis (Energiebahnen) im Körper, sie sind «fein wie ein Haar eintausendmal geteilt [und] beinhalten die feinste Flüssigkeit aus orange, weiß, schwarz, gelb und rot» (*Brhadaranyaka Upanishad*, 4.3.20). Diese Beschreibung liefert schon einen entscheidenden Hinweis: Der tantrische Körper ist fantastisch. Er ist haarklein, doch beinhaltet er ganz viel, ist kunterbunt und wunderlich. Die Beschreibungen, auch die der Nadis, sind über die Bandbreite der Texte unterschiedlich, zum Teil auch widersprüchlich. Aber darüber können wir hinwegsehen, denn der tantrische Körper ist eben kein empirischer, kein «echter» Körper. Er ist eine Vorstellung. Eine Vorstellung, eine Visualisierung, die dazu dienen soll, diesen Körper im Rahmen von Meditationen zum Leben zu erwecken. Als tantrische Anatom:innen können wir also nicht das Skalpell ansetzen und erwarten, dass uns bunte Farben aus den Energiebahnen entgegenlaufen. Als tantrische Anatom:innen müssen wir geistig sezieren. Denn tantrische Körper sind Kopfgeburten (mit einem Abbild in der Wirklichkeit).

Chakra Debunked

Historisch tauchen Vorstellungen des subtilen Körpers schon früh auf, das Konzept der Chakren – zentral für den tantrischen Körper – stammt aus mittelalterlichen Texten, wie White darlegt: «Die ersten Beschreibungen von ‹Chakras› als ‹Kreise› oder ‹Räder› von subtiler Energie, die im yogischen Körper verortet sind, finden sich im *Caryagiti* und *Hevajra* Tantra, zwei buddhistischen Tantra-Texten aus dem – ungefähr – 8. Jahrhundert, in denen vier Chakras im menschlichen Körper verortet werden, am Nabel, dem Herzen, dem Hals und dem Kopf.»[53] Chakren sind in dieser Vorstellung so etwas wie Konzentrationspunkte entlang der Wirbelsäule. Sie existieren, wenn man sie sich vorstellt. Es gibt verschiedene Chakra-Modelle, manchmal ist von zwölf, von vier, manchmal von fünf die Rede. Im Modell, wie es heutzutage in den meisten Yoga-Teacher-Ausbildungen vorgestellt wird, tauchen sieben Chakren auf.

Oft werden Chakren in Verbindung mit Farben dargestellt, ihnen werden bestimmte Yogaposen zugeordnet oder auch Edelsteine – so gibt es mittlerweile überall im Handel Sets mit Chakra-Steinen zu erwerben, denen heilende Eigenschaften zugeschrieben werden. In Sanskrit-Quellen werden jedoch weder diese Farben erwähnt noch ist von Edelsteinen die Rede. Und auch die Verbindung zwischen Chakren und psychologischen Funktionen oder Blockaden ist dort nicht zu finden. Diese Verbindungen sind neu. Auch Chakra-Merch ist neu. Irgendwer hat es erfunden, und irgendwelche Leute verdienen damit Geld. Das sollen sie, für uns ist nur wichtig, festzuhalten, dass in den entsprechenden Texten nichts davon steht und dass dieses Edelstein-Pendel-Chakra-Merch eine New-Age-Erfindung ist und nicht aus dem antiken Indien stammt. Aber solcherlei Authentifizierungs-Techniken – etwas als alt zu deklarieren – haben wir ja bereits kennengelernt. Oft genügt schon der Hinweis, ein Wort stamme «aus dem Sanskrit» und bedeute «XY», um bei westlichen Sinn-Suchenden die Anmutung einer uralten Praxis zu erwecken. Natürlich können Menschen Dinge erfinden. Die Vorstellung der Chakren ist auch nicht vom Himmel gefallen. Aber es ist eben etwas anderes, wenn ich Dinge verkaufe, von denen ich behaupte, sie seien «uralt», obwohl sie es nachweislich nicht sind.

Doch der Markt dafür ist da. Und so verraten uns auch die Chakren eine ganze Menge über die Zeit, in der wir leben. In jedem zweiten Bio-Supermarkt in deutschen Großstädten hängen neben den Anzeigen für Ausflüge ins nahe Öko-Dorf und Yogaunterricht auch bunte Flyer mit Namen wie «Zauberhände» oder «Seelenstreichler», die versprechen, unsere Chakren zu reinigen. «New Age Autoren haben den Unterschied zwischen mentalen Kreationen und physischen Fakten verwischt, indem sie Chakren so darstellen, als würden sie existieren, anstatt visualisiert zu werden», schreibt Daniel Simpson in diesem Zusammenhang. Aber je mehr dieser Unterschied verwischt wird, desto anschlussfähiger sind Chakren für das New Age Business: Lifestyle, Reinigung, Energieaufladung und natürlich Emotionsblockaden. Vielleicht ist eine Emotionsblockade auch einfach eine Emotionsblockade und kein gequetschtes Chakra. Aber vielleicht hilft es ja auch. Wer weiß. Simpson schreibt weiter: «Eine übertrieben materialistische Sichtweise kann davon ablenken, wie sie funktionieren. Ganz unabhängig davon, ob Chakren in einer sezierten Leiche existieren, entstehen sie durch Visualisierung. Und das heißt, dass sie starke Auswirkungen haben. Aber das ist nun mal nicht ganz die gleiche Logik wie die von Workshops, die einem beibringen wollen, wie man sie ‹reinigt›.»[54]

«Werkzeuge für ein strahlendes Leben»

Haben Sie schon mal Kundalini Yoga gemacht? Dann haben Sie sehr wahrscheinlich dabei viel und tief geatmet, gechantet, zum Teil minutenlang dieselbe Übung ausgeführt, und vielleicht hatte ihr:e Lehrer:in einen weißen Turban auf. Vielleicht haben Sie also gedacht, dass das alles sehr nach uralter, authentischer Praxis aussieht (Mantren! Turban!), und sich ein wenig geehrt gefühlt, dabei sein zu dürfen. Dann lassen Sie mich Ihnen mal von Katie Griggs erzählen.

Katie Griggs wurde im Sommer 1979 auf einer Farm in Colorado geboren. Als Heranwachsende träumte sie von allem Möglichen, davon, Schauspielerin zu werden oder Sängerin. «Sie hat immer versucht, sich zu finden», sagt ihre Mutter heute. Griggs machte Party, brach eine Ausbildung ab, schaffte dann doch noch einen Uni-Abschluss. Und dann fand sie schließlich etwas: Yoga, genauer Kundalini Yoga. Und sie wurde damit sehr erfolgreich. «Die Struktur und die Übungen gaben ihr einen Sinn, einen Kanal für ihre große kreative Energie. Sie hörte auf zu trinken. Sie baute eine Gemeinschaft auf. Und dann eine Gefolgschaft. Sie hatte endlich ihre Bühne gefunden», schreibt Hayley Phelan, die Griggs für *Vanity Fair* porträtiert hat.[55] Aber was war das für eine Bühne? Und was ist dieses Kundalini Yoga? In einem Artikel einer großen deutschen Tageszeitung steht, Katie Griggs habe «die jahrtausendealten Kundalini-Techniken modernisiert».[56] Wir wissen mittlerweile, dass das so nicht stimmen kann. Kundalini Yoga ist kein jahrtausendealtes Yoga. Wie es überhaupt keine systematische jahrtausendealte Yogapraxis gibt. Aber wir wissen eben auch: «jahrtausendealt» ist ein Label, das ohne viel Umschweife verwendet wird. Das ist so lang her, wer kann da schon was Genaueres zu sagen? Was sich aber ziemlich genau sagen lässt, ist: Das, was sich hier «Kundalini Yoga» nennt, ist noch nicht mal 100 Jahre alt. Und es wurde eben auch nicht von Asketen oder Priestern erfunden, sondern von einem ehemaligen indischen Zollbeamten namens Harbhajan Singh Puri.

Ende der 60er-Jahre war Singh nach Nordamerika emigriert und fing dort umgehend an, Yoga zu unterrichten, «Kundalini Yoga», wie er es nannte.[57] Sich selbst nannte er fortan Yogi Bhajan. «Er nahm Elemente aus dem Sikh, Hinduismus und Buddhismus, kleidete sie in New-Age-Ästhetik und in einen futuristischen

Jargon. Und, ganz Amerikanisch, konnte er aus dieser Fiktion ein Multi-Millionen-Dollar Business erschaffen», schreibt Hayley Phelan in ihrem Artikel. Das Business bekam den Namen «Healthy, Happy, Holy Organization», damit wurden seine Lehren weiterverbreitet und deren «Authentizität» gleich mitverbürgt: Für eine «Spende» von 50 US-Dollar kriegt man dort auch heute noch einen «spirituellen Namen», wer mehr als 60 US-Dollar erübrigen kann, bekommt sogar eine «Spiritual Name Destiny Card» dazu. Die Healthy, Happy, Holy Organization bietet Kurse, Workshops und Trainings an. Außerdem erfand Yogi Bhajan den «Yogi Tea», den es auch hierzulande in jedem gut sortierten Drogeriemarkt gibt. Nun ist Geld verdienen an sich nicht verwerflich. Ein bisschen geschummelte Authentizität vielleicht auch nicht, solange es Menschen guttut. Aber lassen Sie mich noch weiter von Yogi Bhajan erzählen.

Denn dieses Kundalini Yoga zeichnet sich noch durch ein weiteres entscheidendes Element aus, und zwar durch die als Gewissheit getarnte Behauptung, jeder Mensch sei für sein Schicksal selbst verantwortlich. Denken Sie, da ist was dran? Ich denke, ein bisschen schon. Was ich hingegen für Quatsch halte, ist folgende Aussage: «Dein Reichtum steht in direkter Verbindung mit der Energie, die dein Energiefeld halten kann.» Und als Teil des «Unermessliche Gnade all access»-Programms für 6000 US-Dollar halte ich das sogar für sehr teuren Quatsch. Vielleicht ließe sich auch hier noch einwenden, dass Menschen natürlich auch für Quatsch ihr Geld ausgeben dürfen. Quatsch ist ja auch manchmal nur eine Frage der Perspektive. Na, absolut. Aber die Annahme, das Schicksal eines Menschen habe vor allem etwas mit von ihm selbst gesteuerten Energien zu tun, ist latent gefährlich. Denn eine solche Ideologie kann missbraucht werden. Das wird deutlich, wenn man erfährt, was Yogi Bhajan in einer Rede im Jahr 1978 von sich gab: «Vergewaltigung ist immer eine Einladung. Wer vergewaltigt wird, hat immer unterbewusst die Umgebung und die Möglichkeit dazu bereitgestellt.»[58]

Einen solchen Satz muss man erst mal verarbeiten. Als ich meiner Freundin Sarah von Yogi Bhajan erzähle, sagt sie: «Kein Wunder.» Das ganze Vokabular rund um weibliche und männliche Energien und aufsteigende Schlangen sei ja nur zu gut geeignet, um damit Missbrauch zu verschleiern. Man könne sich doch gut vorstellen, wie Menschen solche Ideen für sexuelle Übergriffe missbrauchten. Missbrauch schreckt vor nichts zurück. Natürlich auch nicht davor, sich an einer ganzen Religionsgemeinschaft, einer religiösen Tradition und ihren Vorstellungen zu vergreifen, diese aus dem Zusammenhang zu reißen und sie zu missbrauchen.

Im Jahr 2004 starb Yogi Bhajan. Noch vor seinem Tod waren Vorwürfe des sexuellen Missbrauchs aufgetaucht. Erst elf Jahre später führte eine unabhängige Organisation eine Untersuchung durch, für die Hunderte Zeug:innen und Opfer interviewt wurden. In dem abschließenden Bericht wird festgehalten, dass die Vorwürfe mit großer Wahrscheinlichkeit wahr seien.[59]

Katie Griggs sagte dazu, Wahrheit liege im Auge des Betrachters. Im Jahr, als der Bericht veröffentlicht wurde, gründete sie das RA MA Institute, mit dem sie ihre Version des Kundalini in die Welt bringen wollte. Sich selbst nannte sie fortan Guru Jagat. Und auch das RA MA Institute ist sehr erfolgreich. Zehntausende Online-Abos, Studios in Los Angeles, New York und auf Mallorca. Es gibt RA MA TV, eine «Aquarian Women's Leadership Society», und während ich diese Zeilen schreibe, bekommt man im Shop 50 Prozent auf alle Kaschmir-Produkte. Im Shop gibt es außerdem Jade-Roller, ein «High Vibration»-Schaffell und Ketten ab 200 Euro. Es ist nicht ganz schwer, sich über solche Dinge lustig zu machen, aber – und auch das gehört zu dieser Geschichte – Katie berührte viele Menschen positiv. Auch berühmte Menschen. Alicia Keys sagte, jeder Teil von ihr sei erwacht, nachdem sie durch

Katie mit Kundalini Yoga in Berührung kam. Magazine wie *Harper's Bazaar* und *Vogue* berichteten über sie. Katie Griggs/Guru Jagat mit ihren weiten Kleidern stellte schon optisch ein Kontrastprogramm zu den schlanken, sehr durchtrainierten Yoga-Stars dar. In Artikeln wird sie als sympathisch beschrieben, als jemand, der auf Augenhöhe gerade mit ihren weiblichen Followern stand. Auf Social Media finden sich viele Kommentare, die ihr danken: «Ich musste ein paarmal weinen. Ich habe mich zum ersten Mal wirklich wertgeschätzt gefühlt.» Das RA MA Institute war und ist sicher für viele Menschen gut und wichtig. Doch auch dieser Feststellung muss ein großes ABER folgen.

Denn auch gegen Guru Jagat tauchten Vorwürfe auf, sie soll Angestellte beschimpft und unter Druck gesetzt haben. Sie selbst tat all die Vorwürfe ab, erklärte, sie trage nun mal das Herz auf der Zunge, und lud Gäste wie Kerry Cassidy in ihren Podcast ein. Cassidy glaubt, dass *The Matrix* ein Dokumentarfilm ist, Covid von 5G aktiviert wurde, und sie hält Vorträge über Chakren, bei denen sie sagt, sie wisse genau, welche östlichen Gurus «Vampire» seien. Und ich glaube, sie meint das nicht metaphorisch. Außerdem zu Gast in ihrem Podcast: Antisemiten, Holocaust-Leugner, QAnon-Anhänger. Ich kann mir vorstellen, was solche Menschen mit meinem Energiefeld machen würden. Guru Jagat starb im August 2021 an einer Lungenembolie nach einer Knöchel-OP in Los Angeles. Das RA MA Institute ist nach wie vor erfolgreich. HBO hat eine Dokuserie über Katie Griggs in Auftrag gegeben.

Das kleine Licht

Auch das muss man erst mal verdauen. Und dann lassen Sie uns noch mal zurückgehen zum Hatha Yoga, ins Labor und zu den Texten. Der bekannteste Text des Hatha Yoga ist die *Hatha Pradi-*

pika (Das kleine Licht) aus dem 15. Jahrhundert. Er ist dabei nicht am bekanntesten, weil er der beste oder der leicht verständlichste Text ist, sondern schlicht, weil er überlebt hat, also erhalten geblieben ist. James Mallinson hat gezeigt, dass die *Hatha Pradipika* aus mindestens zwanzig verschiedenen (zum Teil widersprüchlichen) Texten zusammengestellt ist.

Aber nach so viel Theorie in den früheren Yoga-Texten gibt es hier erst mal Erleichterung: Die *Hatha Pradipika* bietet vor allem Praxis. Es wird also richtig schön konkret. Vier Yoga-Techniken werden darin aufgezählt: «Posen, Atemkontrolle, dann einige Siegel und Konzentration auf [interne] Töne: das ist die Praxis von hatha.» (1.56)

Endlich also Körperyoga. Endlich etwas, das wir kennen beziehungsweise wiedererkennen. Aber obgleich in der *Hatha Pradipika* nun ein paar mehr Asanas auftauchen, ist auch hier die Anzahl im Vergleich zum heutigen Kanon noch recht überschaubar. Insgesamt werden fünfzehn Asanas namentlich erwähnt, acht davon sind stehende Posen, nur vier von den fünfzehn werden beschrieben. Dabei heißt es in einem anderen Hatha-Text, *Dattātreyayogaśāstra*, dem Text, den wir im Zusammenhang mit Vajroli kennengelernt haben, dass es 8 400 000 Asanas gebe. In wieder einem anderen Text ist die Rede davon, dass es so viele gebe wie Lebewesen auf der Welt und Shiva 84 davon ausgewählt habe. In der *Hatha Pradipika* ist ebenfalls von 84 Asanas die Rede, und diese Anzahl scheint sich auch in der Folge etabliert zu haben – aber warum sie hier nicht aufgezählt und beschrieben werden, wissen wir nicht.

Doch wozu ist die Asana-Praxis überhaupt gut? Wir haben Asana als gute Position für Meditation und Atemkontrolle kennengelernt («sicheren und bequemen Sitz») und als asketische Möglichkeit, mit Tapas etwas Karma zu verbrennen. Auch im Hatha Yoga gilt es, Samadhi, Erleuchtung, zu erreichen. Für Samadhi gibt es verschiedene Synonyme. In der *Hatha Pradipika* wird es *Raja Yoga* (König des Yoga oder königliches Yoga) genannt. Wir haben es schon kennengelernt: Es ist ein Zustand, in dem sich im Bewusstsein nichts mehr regt, das Ende der Leiter. «Lasse alle Gedanken los, dann denke an nichts mehr», heißt es in Kapitel 4, Vers 57.

Das klingt natürlich nur für diejenigen einfach, die es noch nie probiert haben. Aber Samadhi ist nicht das einzige Ziel von Yoga, wie wir sehen werden. Denn in Hatha-Texten geht es jetzt auch um den körperlichen Nutzen. Um Gesundheit, um langes Leben. Im Ashram des Kaivalyadhama-Instituts, des – wie es sich nennt – ältesten wissenschaftlichen Yoga-Instituts der Welt, wo ganze Abschnitte aus der *Hatha Pradipika* an den Wänden hängen, wurden wir während der Yoga-Stunde manchmal von der Lehrerin abgefragt: Sie hatte uns beispielsweise gerade in eine Art Knoten hineinmanövriert und rief dann: «What are the benefits?» Mit «good for digestion» lag man eigentlich immer richtig. Andere «benefits» sollen «körperliche Schlankheit [und] sehr klare Augen» (2.78) sein.

Wir haben gesehen, dass Posen wichtiger werden, aber der Atem bleibt es auch. Denn Atem ist, auch das kennen wir schon, ein Vehikel zu Samadhi: «Wenn der Atem unruhig ist, ist auch der Geist unruhig.» (2.2)

So werden in der *Hatha Pradipika* acht verschiedene Atemtechniken (*kumbhaka*) gelehrt, von denen man einige aus der heutigen Praxis sicher kennt, wie beispielsweise *ujjayi*, die «Meeresrauschen»-Atmung (auch Darth-Vader-Atmung genannt, da die Stimmritzen so zusammengezogen werden, dass ein rauschendes Geräusch bei der Ein- und Ausatmung entsteht). Die *bandhas* (Verschlüsse), die beschrieben werden, kennen wir ebenfalls aus Vinyasa-Klassen: *mula*, *uddiyana* und *jalandhara bandha*. Dabei werden durch Muskelspannung Bereiche in Becken, Bauch und Kehle «verschlossen», um die Lebensenergie zu halten.

Reinigungstechniken

Es ist 7 Uhr 30 und unsere erste Yogastunde des Tages ist vorbei. Nathalie beugt sich von ihrer Matte aus zu mir rüber: «Ich konnte nicht alles erbrechen.» Oha. Guten Morgen.

Vier Tage vorher hatten wir beide unseren Kurs hier am Kaivalyadhama-Institut in Maharaschtra, Westindien, begonnen. Nach dem Abendessen am ersten Tag hatte es in der Bibliothek eine Einführung zu den *shatkriyas* gegeben. Denn *kriyas* stehen in der folgenden Woche jeden Tag um 6 Uhr, noch vor der ersten Yogastunde, auf dem Programm. Und vorab sollten wir lernen, wie wir die erste Runde Kriyas richtig ausführen.

Shatkriyas sind Reinigungstechniken. Ein Körper, der im Kontakt mit dem Göttlichen sein und in dem Lebensenergie ungehindert fließen soll, muss gereinigt werden. Die Autoren der *Hatha Pradipika* listen sechs verschiedene Techniken (*satkarma*) dazu auf.[60]

Zwei Versionen einer Technik namens *neti* stehen am kommenden Morgen auf dem Programm. Die erste Version ist einfach, es ist im Prinzip nichts anderes als eine Nasendusche. Man führt mit einem kleinen Kännchen eine Salzlösung in ein Nasenloch ein und lässt die Flüssigkeit aus dem anderen herauslaufen. Kein Problem. Nur die zweite Version macht mir Sorgen. Ein Assistent unseres Yogalehrers steht zu Demonstrationszwecken vor uns. Er hält einen circa 40 Zentimeter langen und ein paar Millimeter dünnen Plastikschlauch in der Hand. Er umschließt ihn mit Zeige- und Mittelfinger und schiebt ihn dann langsam, aber bestimmt, in sein rechtes Nasenloch. Mit Zeige- und Mittelfinger der anderen Hand greift er in seinen offenen Mund, bis er das Ende des Schlauchs zu fassen bekommt, und zieht es heraus. Dann lässt er die Enden des Schlauchs recht robust hin und her gleiten und «massiert» so den inneren Teil seiner Nase. Ich will nicht hingucken, kann aber auch nicht weggucken. Mir wird flau. Und doch bin ich wild entschlossen, es am nächsten Morgen auszuprobieren. Doch als mein Wecker am nächsten Tag um 5 Uhr 30 klingelt, da kann ich nicht. Ich kann einfach nicht. Mein Körper ist aus Beton. Ich bleibe liegen. Als ich Nathalie, deren Zimmer neben meinem liegt, davon erzähle, zuckt sie mit den Schultern: «Dann bist du noch nicht so weit. Vielleicht in zehn Jahren. Du hast noch Zeit.» Ich bin beruhigt und schiebe die Technik innerlich auf Wiedervorlage. Beim Mittagessen erzählt mir Ester, dass sie Neti drei Jahre lang jeden Morgen gemacht hätte. Ich staune. Dann habe sich ihre Nasenscheidewand entzündet, und sie habe damit aufgehört. Ich erzähle das Nathalie, die den Kopf schüttelt und meint, das wäre auch nichts für sie, aber *dhauti* würde sie auf jeden Fall ausprobieren.

Vier Tage später hat sie es getan, aber es hat leider nicht so gut geklappt. Dhauti soll den Magen reinigen, und es gibt verschiedene Versionen. Auf dem Weg zurück von der morgendlichen Yogastunde frage ich Nathalie, welche Art des Dhauti sie gemacht habe. Nathalie bleibt stehen, stellt sich breitbeinig hin und pantomiert, wie sie mit leicht vorgebeugtem Oberkörper einen halben Liter lauwarmes Salzwasser trinkt. «Und dann habe ich mir den Finger in den Mund gesteckt. Aber ich konnte nicht alles erbrechen!» Ich frage sie, ob sie trotzdem mit zum Frühstück kommt. Macht sie, sie schaufelt sich ein bisschen Upma aufs Tablett und nimmt Tee mit Milch.

Ein paar Stunden später treffe ich sie vor der Ayurveda-Praxis wieder. «Geht es dir besser?», frage ich. «Nicht so wirklich. Ich hätte keine Milch in den Tee tun sollen.»

In späteren Texten tauchen noch weitere Reinigungstechniken auf. So gibt es in einem Text aus dem 19. Jahrhundert (*jogpradipaka*) eine Technik namens *julasisnasodhana* («die Reinigung des Anus und des Penis»), bei der Wasser durch den Anus eingesaugt und durch den Penis wieder abgegeben werden soll. Anders als Vajroli ist das allerdings anatomisch unmöglich. Doch es zeigt, meint Mallinson, dass es – ähnlich wie bei den immer schwieriger werdenden Asanas – eine Art Profilierungswettbewerb unter Yogis gegeben habe. Wer hat die krasseste Technik auf Lager?! Alles für den Flex. Solche Techniken sind allerdings nichts für moderne Gemüter. So hat es zum Beispiel das Vajroli, wie es in der *Hatha Pradipika* erwähnt wird, nicht in einige moderne Übersetzungen geschafft. Srisa Chandra Vasu, der die *Hatha Pradipika* 1915 ins Englische übersetzte, erklärte die Auslassung wie folgt: «Es ist eine obszöne Praktik, die nur von niedrig-klassigen Tantrikern ausgeführt wird.»[61]

Zensur aus moralischen Gründen ist ein globales Phänomen. Am französischen Hof wurden ab dem 17. Jahrhundert Buchausgaben, die für die Ausbildung des Kronprinzen (Dauphin) bestimmt waren, mit «ad usum Delphini» (für den Gebrauch des Dauphin) gekennzeichnet. Damit der Gute nur ja nichts von Homoerotik bei Ovid erfährt. Aber es gibt noch weitere Parallelen zur Moderne. So werden in Hatha-Texten auch die Rahmenbedingungen der Yoga-Praxis beschrieben. Das, was wir heute Lifestyle nennen würden:

«Als nächstes berichte ich euch von ein paar Hindernissen auf dem Weg zum Yoga, die vermieden werden sollten: Salz, Senf, Essen, das sauer, heiß, trocken oder scharf ist; sich zu überessen sollte vermieden werden, genauso wie Sex mit Frauen.»

Dattātreyayogaśāstra, 69c–70

Hunderte Jahre später wollen Menschen immer noch wissen, was sie als Yoga-Praktizierende essen sollen. Auf YouTube kann man sich in einem Video von zwei Yoga-Influencer:innen erklären lassen, «Was wir an einem Tag essen». Das Video dauert 17 Minuten, obwohl die beiden nur in einem Zeitfenster von vier Stunden essen. Die Kommentare sind ausgeschaltet, man kann daher nicht sehen, wie viele Leute das Video angeschaut haben, aber der Kanal der beiden hat mehr als 3,5 Millionen Abonnent:innen. Die beiden sind sehr beliebt, haben gebräunte Haut und schöne Haare.

Und das ist überhaupt nicht abfällig gemeint, es fällt nur stark auf, wenn man diese Yoga-Praktizierenden mit den Männern aus Mallinsons Orden vergleicht, mit ihren langen Dreadlocks und der auf die Haut geriebenen Asche. So ähnlich sahen nämlich auch die Yogis zur Zeit der *Hatha Pradipika* aus. Die ersten Bildnisse von Asketen finden sich in Gemälden aus der Mitte des 16. Jahrhunderts. Sie zeigen den «klassischen» Asketen, Yogis mit langen Haaren und Bärten, mit Asche beschmiert und entweder nackt oder mit ockerfarbenen Stoffstücken bekleidet.[62] «Sie waren ‹wüst aussehende› […] Bilderstürmer, die die Gesellschaft ablehnten, so auch die Vorstellung von Kasten, die ihre Haare und Nägel lang wachsen ließen […] und ab und an Ganja rauchten», fasst der Soziologe Kenneth Liberman es in Worte.[63]

Um sich noch besser vorzustellen, wie diese ursprünglichen Yogis ausgesehen haben, können wir auch Berichte europäischer Reisender anschauen. Zum Beispiel den von Pietro della Valle. Der Italiener hatte so starken Liebeskummer, dass er, lebensmüde geworden, von einem Bekannten auf Reisen geschickt wurde. Della Valle zog also los. Von Rom ins Heilige Land, nach Konstantinopel, Baghdad, Nineveh, von Persien bis nach Indien. Zwei Jahre lang, von 1623 bis 1625, reiste er durch den Subkontinent. Von einem Tempel in Ahmedabad (Gujarat) schrieb er: «Im Tempel stehen durchgehend nackte Gioghis [sic!], nur ihre privaten Teile sind (allerdings nicht sehr gut) abgedeckt. Sie tragen ihre langen Haare verfilzt, und haben Tupfen einer Paste aus Sandelholz, Safran und anderer Farben, die zu ihren abergläubischen Zeremonien passen, auf der Stirn.»[64]

Superkräfte

Und jetzt sind wir am Ende des ersten Teils der Geschichte ohne Anfang. Wobei, so ganz das Ende ist es noch nicht. Das wäre zwar sehr praktisch, schließlich haben wir nun schon einiges an Yoga eingesammelt über die Jahrhunderte: Philosophie, Erlösung, geistige Leitern, Karma, Tapas, Pranayama und Asana. Mittel, Ziel und langes Leben. Könnten wir eigentlich eintüten, den Sack zuziehen und schauen, wie es in der Moderne wieder ausgepackt wurde. Aber damit würden wir geflissentlich ein Wort ignorieren, das ich schon ein paarmal angesprochen habe, wenn auch nur kurz. Vielleicht haben Sie also drüber weggelesen: *siddhi*.

Siddhis sind yogische Superkräfte. Dass Yogis solche Superkräfte erlangen können, finden wir schon früh in Texten und auch im dritten Kapitel des *Yoga Sutra* – es macht immerhin ein Viertel des Textes aus. Dennoch wird es selten bis nie in Geschichten des Yoga erwähnt. Dabei ließe sich im Sinne des «Patanjali sagt» auch feststellen, dass Yogis fliegen können und unsichtbar werden, denn «es gibt keine Einschränkungen in Bezug auf die natürlichen Fähigkeiten des Körpers», wie es dort heißt (*Yoga Sutra*, 3.45). Und auch in den Hatha-Texten werden Asanas nicht nur zur besseren Meditation oder für gesundheitliche Zwecke beschrieben, sondern auch um die Kundalini zu erwecken und Superkräfte zu erlangen.[65] David Gordon White – wir kennen ihn schon als jemanden, der die gängige Geschichte gerne gegenbürstet – hat in seinem Buch *Sinister Yogis* (2009) auf diese Auslassung hingewiesen. Er stellt der gängigen Darstellung von Yogis als introvertierte, meditierende Asketen jene von extrovertierten, furchteinflößenden Alleskönnern entgegen, wie sie in Indien auch in vielen Fabeln und Erzählungen vorkommt. White möchte damit auch die semantische Bedeutung des «anjochen» wieder betonen, denn diese Superkräfte-Yogis jochen jede Menge: sich selbst an die Sonne, an andere Menschen, an Tiere und das Wetter. Im *Vayaviyasamhita*, einem Text aus dem 13. Jahrhundert, werden 64 Superkräfte des Yoga beschrieben. Hier ein paar davon:

«Im Wasser leben, in der Erde verschwinden, Meerwasser trinken, ohne krank zu werden, Wasser überall zu finden [...], Feuer aus dem Körper entstehen lassen, keine Angst vor diesem Feuer haben [...], so schnell wie Gedanken sein, sich sofort in andere hineinbegeben können, ohne Mühe Berge bewegen, ganz schwer werden, ganz leicht werden [...], sich ohne Schatten fortbewegen, [...] über alle herrschen, eine neue Welt kreieren, nicht so zu sein wie alle.» (2.29.84c-108)

Yogis waren meditierende Asketen, aber Yogis waren eben auch die mit den abgefahrenen Praktiken, die, die zur Sonne wollten oder dem Tod von der Schippe springen. Diese Yogis sind alles, was man sich wünschen kann. Sie können fliegen, schnell sein, und all das unbemerkt. Anderen den eigenen Willen überstülpen, Schätze finden und absolut unwiderstehlich werden:

«Der Yogi sieht aus wie der Gott der Liebe; dadurch kann ein großes Problem für den Yogi entstehen, wenn er nicht vorsichtig ist. Von seiner Schönheit überwältigt, werden Frauen mit ihm Sex haben wollen. Wenn er Sex hat, geht sein Samen verloren. Wenn sein Samen verloren geht, wird er kürzer leben und schwächer. Daher sollte er seine Praxis ausüben und keinen Sex mit Frauen haben.»

Dattātreyayogaśāstra (83–87)

Dass Yogis mit sexuellen Energien auf ganz besondere Weise umgehen können, haben wir auch schon gesehen. Die Fähigkeit, diese Energie (das Sperma) bei sich behalten zu können, wird auch vom «göttlichen Síva, dem erotischen Asketen mit dem Dauerständer», verkörpert, wie White erwähnt.[66] Ob wir heute diese Superkräfte als tatsächliche Fähigkeiten lesen, als metaphorische oder als «gefühlte» Wahrheiten, ist ein bisschen egal. Denn diese

Darstellungen wirken ja so oder so. Märchen von blutrünstigen und superkräftigen Yogis werden nach wie vor in Indien erzählt. Und sie hatten auch einen entscheidenden Einfluss darauf, wie sich das moderne Yoga entwickelt hat. Wie, das schauen wir uns im nächsten Teil an. Dazu verlassen wir das spirituelle Labor. Jetzt brauchen wir andere Bilder, anderes Verstehen, denn es tauchen neue Akteur:innen auf, neue Umstände. Zunächst: die Briten.

TEIL 2

Von Kalkutta nach Jena

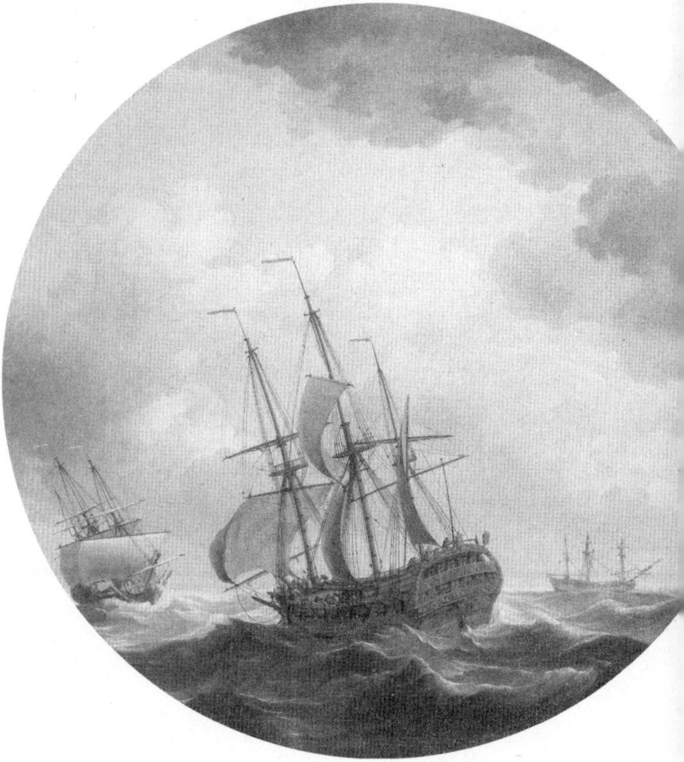

5.
Auf Reisen

Kashinatha Bhattacharya

Wir spulen die Zeit vor. Vom 16. Jahrhundert, von den Hatha-Yoga-Texten und den fliegenden Yogis, in eine Zeit, in der die Geschichte uns näherkommt und greifbarer wird. Wir haben nun verlässliche Jahreszahlen, Autoren, Namen, Gesichter und Fakten. Wir haben konkrete Menschen und ihre Biografien. Zum Beispiel die von Charles Wilkins.

Der Engländer war 21 Jahre alt, als er knapp 10 000 Kilometer von seiner Heimatstadt Frome in Somerset entfernt eine Stelle als Schreiber für die East India Company in Kalkutta antrat. Auf einem Gemälde, das den circa 80-jährigen Wilkins zeigt, hat er noch volle Haare und buschige Brauen. Sechzig Jahre vorher, im Jahr 1770, jedenfalls kam der sprachbegeisterte Engländer zur für ihn richtigen Zeit am richtigen Ort an. Mithilfe der Handelsgesellschaft East India Company hatten die Briten seit Beginn des 18. Jahrhunderts die wirtschaftliche Ausbeutung Indiens vorangetrieben, die Franzosen und die Portugiesen aus dem Sattel gehoben und sich nach und nach immer mehr Macht gesichert. Das ging so weit, dass die Kompanie zu Beginn der 1770er-Jahre eine eigene Verwaltung etablierte. Warren Hastings wurde zum Generalgouverneur von Ostindien ernannt und organisierte fortan das, was Mitte des 19. Jahrhunderts dann offiziell zu «Britisch-Indien» wurde: die Kolonisierung des Subkontinents.

Dazu galt es in den 70er-Jahren des 18. Jahrhunderts zunächst, sich mit der Rechtsprechung vor Ort vertraut zu machen. Die Briten konnten allerdings kein Sanskrit, und es gab natürlich auch keine englischen Wörterbücher oder Grammatiken. Und nicht alle indischen Sanskrit-Experten waren bereit, den Briten bei der Übersetzung auszuhelfen. Einige von Wilkins Kollegen geben beim Sanskrit-Lernen daher auf. Charles Wilkins nicht. Er bekommt eine Auszeit von seiner Anstellung und arbeitet mit einem Sanskrit-Experten namens Kashinatha Bhattacharya zusammen, der ihm hilft, die Sprache zu lernen. Wilkins hat in der Zwischenzeit Kalkutta verlassen und befindet sich nun im heiligen Benares (heute Varanasi, im Nordosten des Landes). Dort fällt das Thermometer im Sommer nicht unter 30 Grad, aber Wilkins lässt sich von nichts abhalten, auch nicht von der Hitze, denn er hat sich an einem Text festgebissen, den er unbedingt ins Englische übersetzen will. Er müht sich ab, er verwirft, er schreibt. Und als er fertig ist, schickt er seinem Chef – Warren Hastings – die Übersetzung. Kashinatha Bhattacharya, ohne den er das alles gar nicht geschafft hätte, erwähnt er dabei nicht. Als sein Chef den Text in Händen hält, ist er hin und weg: «Jedes angesammelte Wissen und ganz besonders das, welches durch Austausch mit den Menschen, über die wir durch das Recht der Eroberung Herrschaft ausüben, gewonnen wird, ist für den Staat nützlich», stellt er fest.[1] Hastings sorgt dafür, dass der Text also «für den Staat nützlich» wird, und schickt ihn auf Reisen, 10 000 Kilometer weit, auf eine Insel in Europa, nach London. Dort wird der Text gedruckt, vervielfältigt und verkauft als *The Bhagavat-Geeta, or Dialoges of Kreeshna and Arjoon; in Eighteen Lectures, with Notes*.

Die *Bhagavad Gita* ist also im Westen angekommen. Und Yoga, quasi als blinder Passagier, ist mit dabei. Es ist das Jahr 1785, und die Übersetzung wird zur Sensation. Seit Plutarchs *Parallele Lebensbeschreibungen*, in denen die Menschen in Europa Erzählungen über die indischen Asketen («Gymnosophisten») hatten lesen können, seit Vasco da Gama 1497 um das Kap der Guten Hoffnung gesegelt war und so den Portugiesen einen Seeweg nach Indien eröffnet hatte, war man in Europa ganz heiß auf Reiseberichte aus Asien. Berichte, die von fremden, ganz unglaublichen Dingen erzählten – «fremd» aber natürlich aus einer ganz bestimmten Perspektive. Aus einer Perspektive, die sich selbst nicht als solche empfindet, sondern als objektiven Blick auf die Welt. Doch es ist natürlich eine Brille, durch die auf dieses fremde «Indien» geschaut wird. Eine Brille, die manches ganz überdeutlich zeigt, anderes wiederum ausblendet. Nicht nur auf Reisen wird mit Brille geguckt, auch Texte werden mit solchen Brillen gelesen. Wir müssen uns daher fragen: Wie sah die Brille aus, durch welche die *Gita* nun gesehen wurde?

In Großbritannien waren Übersetzungen aus dem Sanskrit ein politischer Akt. Hastings hatte es sehr deutlich gemacht: Die Übersetzungen dienten einem Projekt. Zunächst sollten sie den Briten die indische Gesellschaft verständlicher machen: «Jedes Beispiel, das ihren echten Charakter zum Studium vermittelt, wird uns eine großzügigere Einstellung in Bezug auf ihre natürlichen Rechte geben und dafür sorgen, dass wir sie mit unseren eigenen Maßstäben messen.»[2] Doch diese «großzügige» Einstellung gegenüber der indischen Bevölkerung wich bald der Überzeugung, man habe es in Indien mit einer niederen Zivilisationsstufe zu tun. Historiker wie James Mill sahen die Menschen in Indien durch ihre Religion unterdrückt, und so war nicht mehr die Rede von «natürlichen Rechten», sondern von Anpassung an das britische Vorbild. Wer glaubt, es mit unzivilisierten Menschen zu tun zu haben, der kann nun mal leichter legitimieren, dass diese Menschen beherrscht und ausgebeutet werden. Dabei ging man ganz systematisch vor. Mills *History of British India* wurde zum Standardwerk für britische Kolonialbeamte. Darin lässt Mill an der Brille, durch die er die *Gita* und andere Sanskrit-Texte sieht, keinen Zweifel: «Alles ist Chaos, Willkür, Leidenschaft,

Kampf, böse Omen, Wunder, Gewalt und Verdorbenheit.»[3] Wie der Religionswissenschaftler und *Gita*-Experte Richard H. Davis schreibt: «Mill suchte sich gezielt Passagen aus dem Text, die seine abwertende Einschätzung des Hinduismus unterstützten. [...] Seine Methode der selektiven Dekontextualisierung hat den Horizont aufgespannt für die Erwartungen weiterer Leser in der Kolonialzeit an die Gita und andere klassische Werke.»[4] Chaos, Willkür, Verdorbenheit – demgegenüber konnten sich die Briten überlegen fühlen und ihre Herrschaft so rechtfertigen. Da waren sie natürlich nicht die Einzigen: In ganz Europa fühlten sich die Länder überlegen! Jedoch waren es zum damaligen Zeitpunkt nur die Briten, die Kolonialinteressen in Indien hatten. An anderer Stelle in Europa wurde die *Gita* daher mit anderer Brille gelesen. Doch auch hier wurde sie zur Sensation.

Der unruhige Jüngling

«Der Jüngling lag unruhig auf seinem Lager, und gedachte des Fremden und seiner Erzählungen. Nicht die Schätze sind es, die ein so unaussprechliches Verlangen in mir geweckt haben, sagte er zu sich selbst; fern ab liegt mir alle Habsucht: aber die blaue Blume sehn' ich mich zu erblicken.»

Das ist natürlich ein nachträgliches Hineinlesen – aber es passt so schön: Der junge deutsche Heinrich, der hier auf seinem Lager liegt, ist gar nicht an materiellen Schätzen interessiert, sondern an dem, wofür die «blaue Blume» steht: Sehnsucht noch und nöcher. Die «blaue Blume» aus Novalis Romanfragment *Heinrich von Ofterdingen* gilt als *das* Symbol der deutschen Romantik. Keine Sorge, Sie müssen jetzt nicht in Ihren Erinnerungen an den Deutschunterricht kramen, ich setze einfach mal ein paar grobe Pinselstriche zur Erinnerung hierhin. Also, Romantik: Empfindsamkeit,

Gefühl, Leidenschaft und gequälte Seelen. Novalis, E.T.A. Hoffmann, Brentano, Arnim, Chamisso, Eichendorff – viele Männer und einige Frauen, die – wie gesagt, sehr grobe Pinselstriche –, enttäuscht von Aufklärungsphilosophie und Französischer Revolution, einen neuen Weg einschlagen wollten. Weg vom klassischen Ideal, von der europäischen Antike, hin zu Märchen, Sagen und Mythen.

Die Aufklärung hatte die dionysischen, mystischen, emotionalen Aspekte der eigenen Kultur zugunsten der nüchternen Vernunft aus dem Portfolio gestrichen, alles sollte nachvollziehbar, klar und präzise sein, allem voran die Wissenschaft. Und die Wissenschaft machte sich also heran an die Vermessung der Welt. Tiere, Insekten, Mineralien, alles wurde vermessen. Das schlug den Romantikern und Romantikerinnen auf den Magen, denn wo vermessen wird, da geht das Nichtmessbare unter. So war zum Beispiel eben zitierter Novalis, der «Blaue Blume»-Dichter, von Isaac Newtons Forschungen zur Brechung des Lichts so empört, dass er beklagte, Newton «habe die ganze Poesie des Regenbogens zerstört».[5] Tja, wenn man weiß, wie etwas funktioniert, kann schon mal der Zauber flöten gehen.

Die Romantik formulierte also ein Kontrastprogramm: mehr Poesie, weniger Entzauberung! Die romantische Sehnsucht richtete sich auf das Wahre und Ursprüngliche. Und zwar nicht nur in Kunst und Literatur, sondern auch in der Wissenschaft. So wurde auch das, was man unter «Geschichte» versteht, wissenschaftlich neu bewertet. Hatte die Aufklärung noch im historischen Fortschreiten der Menschheit eine Bewegung hin auf ein ideales Ziel gesehen, machten die Romantiker:innen jetzt auf dem Absatz kehrt und liefen zurück. Zurück zu den Anfängen, zur Quelle, zum Ursprung! Und was tauchte da plötzlich auf? Genau. Hier nehmen wir die Kurve zum Yoga. Heute würde man sagen, die Romantiker:innen waren *ready* für die *Gita*. Der Text kam von

London aus nach Berlin, nach Jena und Heidelberg. Und die hiesigen Philologen und Philosophen, auf der Suche nach Geschichte und den wahren, echten Ursprüngen von allem, meinten diese Ursprünge nun gefunden zu haben und stürzten sich darauf.

Johann Gottfried Herder übersetzt einige Passagen aus Wilkins englischer Übersetzung ins Deutsche, August Wilhelm Schlegel überträgt sie ins Lateinische. Friedrich Schlegel lernt als erster Deutscher Sanskrit und ist auch der erste Europäer, der dies tut, ohne nach Indien zu reisen.[6] Hierzulande ist man hin und weg. Der Publizist Joseph von Görres beschreibt es so: «Nach dem Morgenlande, an die Ufer des Ganges und des Indus hin, da fühlt unser Gemüt von einem geheimen Zuge sich hingezogen, dahin deuten die dunklen Ahndungen, die in seinen Tiefen liegen, und dahin gelangen wir, wenn wir dem stillen Strome, der in Sagen und Gesängen durch die Zeit fließt, bis zur Quelle folgen.»[7] Sagen, Gesänge, «dunkle Ahndungen» – in dieser bildreichen Beschreibung wird deutlich, dass hier keineswegs «nur» eine geschichtsphilosophische Neubewertung stattfindet, sondern sich an dieser Stelle noch viel mehr äußert, nämlich eine Sehnsucht nach einer heilen, einer ursprünglichen Welt. Einem Ort, wo Regenbögen nicht von Vermessungen kaputt gemacht werden, wo mehr Gefühl ist, mehr Gemüt. Und Indien ist es, das hier als dieser Sehnsuchtsort auftaucht. Indien als Wiege der Menschheit wird zur Chiffre einer Welt, die sich auch gegen die Moderne richtet. Gegen eine mechanische Welt ohne Wunder. Gegen Ratio und Fortschrittsglaube und Säkularisierung und Utilitarismus.

Friedrich Schlegel jedenfalls macht die Moderne ebenfalls Bauchschmerzen, und er beklagt: «[…] diese absolute Unbekanntschaft mit der eigenen Bestimmung, die unendliche Schreibseligkeit und Geschwätzigkeit, und dabei die törichte Einbildung von sich selbst, und das absolute Nichtgefühl für alles Große, was schon wirklich auf Erden war; alles das zusammen muß den denkenden Mann mit einer Verachtung gegen sein Zeitalter erfüllen.»[8] Ja, diese Emphase kann man ruhig mal ein wenig auf sich wirken lassen, um besser nachzuvollziehen, wie verheißungsvoll ein Text wie die *Gita* den Romantikern erschien. Das, was hier als indische Spiritualität und Religion gelesen wurde, diente als Mittel gegen die Verachtung, die man für die eigene Zeit empfand – was Italien für Kunstliebhaber:innen war, wurde Indien für Religionsdurstige. Die Verzückung deutscher Wissenschaftler und Literat:innen, die eine zweite Renaissance, nun aber eine orientalische statt einer klassischen, italienischen heraufbeschworen, lässt sich in vielen Äußerungen über die *Gita* und andere Texte nachlesen. Der Indologe Wilhelm Halbfass schreibt: «Allein der Gedanke an Indien nahm schon mythische Ausmaße an; die Hinwendung an das Land wurde zu einer Suche nach den wahren Tiefen unseres Daseins, eine Suche nach dem ursprünglichen Zustand der Menschheit, nach dem verlorenen Paradies aller Religionen und Philosophien.»[9]

In Sonett-Form hört sich diese Sehnsucht dann so an:

> «Verlaß Berlin, mit seinem dicken Sande
> Und dünnen Tee und überwitzgen Leuten,
> Die Gott und Welt, und was sie selbst bedeuten,
> Begriffen längst mit Hegelschem Verstande.
> Komm mit nach Indien, dem Sonnenlande,
> Wo Ambrablüten ihren Duft verbreiten,
> Die Pilgerscharen nach dem Ganges schreiten,
> Andächtig und im weißen Festgewande.»
>
> **Heinrich Heine, «Friederike»**

Die *Gita*, der Text, den wir in einem ganz anderen Zusammenhang kennengelernt haben, wird sozusagen zum «Schuhanzieher» der Zeitkritik. Und verändert auch die wissenschaftliche Landschaft nachhaltig. Schlegel wird 1818 an der Universität Bonn – die in der Folge «das Benares am Rhein» genannt wird – zum ersten Inhaber eines deutschen Sanskrit-Lehrstuhls. Noch heute gibt es hierzulande so viele Indologie-Lehrstühle wie in keinem Land außerhalb Indiens. Anfang der 1920er-Jahre waren es mehr als in den USA und in Rest-Europa zusammen.[10] Die *Gita* hatte keinen kleinen Stein, sondern eine ganze Felswand ins Rollen gebracht.

Auch das kann Yoga. Und das ist auch der Grund, warum die *Gita*-Rezeption von so großem Interesse für unsere Geschichte ist. Denn in den Beschreibungen der Schlegels, von Humboldt und Co. finden wir zwar keinen herabschauenden Hund oder Krieger II, denn das kam ja viel später, aber wir finden etwas anderes, nicht minder Wichtiges: Vorstellungen, dass es in Indien ursprüngliche Spiritualität und ewige echte Wahrheit gebe. Es sind Vorstellungen und Stereotype, die noch heute unser Bild von Yoga prägen. Yoga als uralte Weisheit, als Tradition ohne Bruch. Als Gral der Spiritualität, der die westlich-rationale Verirrung befreien kann. Spiritualität dort, Materialismus hier. Diese Vorstellungen haben den Boden bereitet für das moderne, globale Yoga. Dass diese Gegenüberstellung im Kontext des Kolonialismus auch eine klare Hierarchie bekam, dürfte ersichtlich sein. Aber sie hatte nicht ausschließlich etwas mit Ausbeutung zu tun, sondern diente auch der Kritik an bestehenden Verhältnissen.[11]

Das doppelte Missverständnis

Neben diesen allgemeinen Vorstellungen, die von der *Gita* und anderen Texten ausgelöst wurden, war in diesen Texten aber wie gesagt auch Yoga als blinder Passagier mit dabei. «Blinder Passagier», weil die Zeitgenossen damals ja nicht viel mehr als die Texte selbst hatten – so gut wie keinen historischen Kontext, so gut wie kein Wissen über Opferrituale, Priester, Tapas und Co. Was sie hatten, waren Wörter. Lassen Sie uns also schauen, wie mit dem Wort «Yoga» umgegangen wurde. Wir wissen ja, wie schwer es zu verstehen und somit auch zu übersetzen ist. Auch Charles Wilkins hatte damit seine Mühe: «Es gibt kein Wort im Sanskrit, das so viele Interpretationen enthält wie dieses.»[12] Wilhelm August Schlegel stimmte ein paar Jahrzehnte später zu: «Das Wort Yoga ist ein wahrer Proteus: seine intellektuellen Wandlungen bringen uns dazu, viel Witz und Kraft anzuwenden, um es festzuhalten, so dass es sich uns in all seinen Geheimnissen präsentiert.»[13] Wie gehabt, ging es hier nicht darum, das Wort einfach etymologisch, also von der Wortherkunft her zu verstehen, sondern semantisch: Wenn es «anjochen» bedeutet, was, warum und wie soll dann «gejocht» werden? Von Humboldt jedenfalls sah Yoga als «Vertiefung» und «Insichgekehrtheit». G.W.F. Hegel, der – man kann es nicht anders sagen – etwas gegen Humboldt hatte, war diese Übersetzung allerdings zu positiv. Der Philosoph definierte Yoga wie folgt: «Joga ist vielmehr eine Verteilung ohne allen Inhalt, ein Aufgeben jeder Aufmerksamkeit auf äußere Gegenstände, der Geschäftigkeit der Sinne ebensosehr als das Schweigen der inneren Empfindung, der Regung eines Wunsches oder der Hoffnung oder Furcht, die Stille aller Neigungen und Leidenschaften wie Abwesenheit aller Bilder, Vorstellungen und aller bestimmten Gedanken.»[14] Das klingt wortgewaltig beeindruckend, liegt aber leider daneben, wie wir ja wissen.

Karl Baier erklärt es in seinem Buch *Yoga auf dem Weg nach Westen*: «Er [Hegel] denkt das Schweigen der Geschäftigkeit der Sinne und inneren Regungen als Abstraktionsvorgang nach Art der Begriffsbildung.»[15] Nun, versuchen wir mal, durch diesen Sprachvorhang zu schauen. Hegel sieht das Ziel der Meditation als etwas tatsächlich Leeres. Wir erinnern uns an die Stufenleiter und wo sie hinführen soll und wissen, dass jenseits der Stufenleiter eben keine Leere wartet, sondern etwas anderes – auch wenn es sich nicht erklären, nicht *verstehen,* nur *erfahren* lässt. Der «Abstraktionsvorgang nach Art der Begriffsbildung» ist somit nichts anderes als die Unfähigkeit, sich etwas anderes als eine abstrakte Leere vorzustellen. Hegel, da lege ich mich mal fest, hätte mit der Idee der Stufenleiter gar nichts anfangen können. Denn für ihn ist alles, wohin die Leiter führt, eben nur «nach Art der Begriffsbildung» denkbar – also nicht als offene kosmische Erfahrung, die jenseits der weggestoßenen Leiter liegt, sondern eher als eine Art leere Schublade. Wer nun in Yoga eine leere Schublade sieht, dem fehlt die Vorstellung, dass eine solche «Leere» etwas Produktives sein kann. «Die Entleerung des Subjekts von sich und seinen Objekten, wie sie im Yoga geschieht, kann deshalb für Hegel nur in geistlos-stumpfem Wegsein, in blanker Bewusstlosigkeit enden», bedauert Baier.[16] Wir wissen, dass die Leiter natürlich nicht in die stumpfe Bewusstlosigkeit führen soll, ganz im Gegenteil. Aber so sieht Hegel – anders als die Romantiker:innen – im indischen Denken eine Art Niedergang, «früher» und «im Osten» war für ihn mitnichten alles besser. Daher führt die «blanke Bewusstlosigkeit», wie sie für Hegel im Yoga geschieht, letzten Endes auch wieder zu einer Legitimation der Ausbeutung: «Indien ist zwar ein wichtiges Moment unseres eigenen Seins; und die Erschließung des indischen Denkens gehört in unsere eigene Selbstbestimmung hinein; aber sie bleibt doch Rückblick auf eine Stufe des Selbstbewusstseins, zu der wir nicht zurückkehren können und auf der unsere gegenwärtigen Probleme nicht zu lösen sind», so fasst Halbfass das Hegelsche Bild zusammen.[17] Und auch diese Einschätzung, die in Indien eine niedrigere Stufe der Menschheitsentwicklung verortet, sollte das Indien-Bild in der Folge noch prägen. Beim Indologen Vishwa P. Adluri ist zu lesen: «Indiens fehlendes Geschichtsbewusstsein, folgerten sie, sei eine direkte Konsequenz der spirituellen Exzesse.»[18]

Und so biegt auch ein Teil der Yoga-Rezeption ab, und zwar nach rechts. Kolonialismus bedeutet ja nicht nur, mit Schiffen Schätze abzutransportieren, sondern auch, dieses Vorgehen kulturell zu legitimieren, zu vermitteln. Siehe Hastings, siehe Mill, siehe Hegel. Der «Orient» sei weniger ein Ort als vielmehr ein Konstrukt, mit dem man sich von «dem Anderen» habe als überlegen abgrenzen wollen, schrieb der Literaturtheoretiker Edward Said in seinem wirkmächtigen Buch *Orientalism* (1978). Ob man nun mit all seinen Analysen mitgeht oder nicht, es ist schwer zu leugnen, dass sich westliche Einstellungen gegenüber dem Osten zu einer Art Wissen verdichteten, auf dessen Grundlage «das Andere» in den Blick genommen wurde. Im Falle von Indien als mystisch, weniger rational, spirituell exzessiv, aber auch als ursprünglicher, wahrer und poetischer. Denn wer «Indien» als niedere Stufe des Weltgeistes oder überhaupt als niedere Stufe sieht, der oder die kann daraus wohlfeil alles Mögliche ableiten: die eigene Überlegenheit, die Notwendigkeit von «Erziehung», die Ausbeutung. Der US-amerikanische Indologe Sheldon Pollock hat Saids These zum Anlass genommen, sich die deutschen Orientalisten einmal genauer anzuschauen. Dabei stellte er fest, dass die fehlenden konkreten Kolonialinteressen – anders als bei den Briten – bei den Deutschen dazu führten, weniger «das Andere» in den Blick zu nehmen als vielmehr «das Eigene», also die eigene Identität im Abgleich mit dem Osten. «Im Fall der deutschen Indologie können wir es als nach innen gerichtet sehen – in Richtung der Kolonisierung und Herrschaft über Europa selbst», schlussfolgerte er.[19]

Und das ist für uns das Spannende, denn hier wird Yoga beziehungsweise das Wissen über Indien für eine ganz eigene Agenda genutzt. Es wird verdreht, es wird bizarr, es wird völkisch.

Diese Verbindung überrascht eigentlich nicht, das Völkische hatte sich im 19. Jahrhundert schon in Stellung gebracht. So waren die Wissenschaftler damals auf der Suche nach den Ursprüngen: Woher kommt der Mensch, die Erde, die Religion, der Geist der Geschichte, woher kommt die Sprache. Auf all diesen Gebieten war zum Teil Weltbilderschütterndes zutage getreten, weit erschütternder als ein kaputter Regenbogen. So hatte Franz Bopp im Bereich der Sprachwissenschaft in *Über das Conjugationssystem der Sanskritsprache in Vergleichung mit jenem der griechischen, lateinischen, persischen und germanischen Sprache* (1816) den Beweis der linguistischen Verwandtschaft dieser Sprachen erbracht, in anderen Worten: Es gibt eine indoeuropäische Sprachfamilie, zu der neben Latein und Griechisch auch die romanischen, germanischen und slawischen Sprachen sowie Persisch und Sanskrit gehören. Deutsch ist mit Sanskrit verwandt! Die Erkenntnis war, ganz simpel ausgedrückt, richtig krass. Aber auch sie hatte natürlich das Potenzial, in völkischen Händen missbraucht zu werden. Wir haben gesehen, wie fasziniert die Zeitgenossen von «Ursprüngen» waren. Der Idee eines Urvolks, Urkontinents, einer Ursprache. Und so wurden diese sprachwissenschaftlichen Erkenntnisse schnell umgedeutet, und zwar rassisch. Dabei kam die Theorie auf, es gäbe eine hellhäutige Rasse aus dem Norden Europas, die von den «Ariern» abstamme. Von dieser Theorie abgeleitet entstanden Beschwörungen von der Überlegenheit dieser «Herrenrasse» – ein Schema, das auch auf die Religionsgeschichte passte. Karl Baier schreibt dazu: «Es lag nahe […] alternativ zu diesen ‹semitischen› Religionen das Gegenbild einer arischen Religion aufzustellen, wobei man auf indische Quellen zurückgriff und sich mit ihrer Hilfe nach Geschmack ein entsprechendes Ideal von Religion zusammenzimmerte.»[20]

«Zusammenzimmern» ist hier ein passendes Wort, denn anders kann man die wahnwitzigen Versuche einer völkischen «Wissenschaft» auch nicht verstehen. Der Philosoph Arthur Schopenhauer hatte schon antisemitische Bemerkungen in seine Einschätzung der Upanishaden eingewebt – nun ging es ideologisch in die nächste Runde. Und die war so absurd wie abscheulich, denn man machte sich – und das ist die Verbindung zum Yoga – Symbole und Texte aus der indischen Religionsgeschichte zu eigen, um damit die eigene Ideologie auszustaffieren. Wilhelm Schwaner, ehemaliger Volksschullehrer und Publizist, hatte in der von ihm herausgegebenen Zeitschrift *Der Volkserzieher* zum ersten Mal das rechtsdrehende Hakenkreuz – die Swastika ist ein sehr wichtiges Symbol im Hinduismus – auf den Titel gehoben und in der *Germanenbibel* von 1907 behauptet, die Veden seien das «alte Testament» der Germanen.[21] 31 Jahre später wünschte ihm Adolf Hitler alles Gute zum 75. Geburtstag, als Geschenk gab's 200 Reichsmark.

Vor diesem Hintergrund lässt sich der ganze Diskurs rund um «Arier», auch um Yoga, verstehen. Diese Begriffe wurden mobilisiert, um damit eine Überlegenheit herzustellen. So schrieb Ernst Issberner-Haldane in seinem 1928 erschienenen Buch *Yogha-Schulung für westliche Verhältnisse*, Yoga solle nicht für «Bastardmenschen», also dunkle, «niedere» Rassen, sondern für die arische «Lichtrasse» sein.[22] Er verkündete das «gotische, germanische, ario-christliche Yogha», das sich von den indischen Lehren vor allem durch seine größere Tiefe unterscheide. Wenn es nicht so grausam wäre, müsste man ja allein bei der Bezeichnung «gotisches Yoga» laut lachen.

Der deutsche Indologe Jakob Wilhelm Hauer war *der* Yogafachmann zu dieser Zeit. Nazi war er auch. Und so konnte auch er Anschubhilfe leisten, um Yoga als etwas Arisches darzustellen, indem er behauptete, es sei «eine sehr wirksame Selbsthilfe der arischen Seele in ihrem Kampfe um Selbstbehauptung».[23] Wir hatten es im Zusammenhang mit Interpretationen der *Gita* bereits gesehen, sie wurde (und wird) nationalistisch gelesen und diente Hauer als ein Zeugnis für den «arischen» Charakter, noch nicht verdorben von der «Erschlaffung» durch die tropische Sonne.[24] Hauers Formulierungen sind ein Paradebeispiel für die rassistische Gegenüberstellung von Ost und West: arischer Geist versus tropische Erschlaffung. Hier nordische Kühle, dort südliche Hitze. Dort Mystik, hier Ratio.

Selbst wenn wir das rundheraus ablehnen, es uns überholt und abstoßend erscheint, haben aus diesen Gegenüberstellungen Sedimente überlebt. Auch heute noch finden sich sowohl Ideen der Rückständigkeit wie auch der größeren Spiritualität in der Auseinandersetzung mit südasiatischer Religion. «Beide Motive haben einen langen historischen Stammbaum und beruhen auf den Hoffnungen und Ängsten der europäischen Fantasie und ihrer andauernden Faszination für den Osten», schreibt Religionswissenschaftler Richard King.[25] Auch Klischees von ewiger Weisheit und Ursprünglichkeit sind Teil von Diskursen, die das, was wir für Wissen über Indien halten, gestalten und so auch das prägen, was wir als Yoga praktizieren. Was wir warum für authentisch, wahrhaftig, kurz: für gut und schlecht halten. Aber diese Diskurse sind keine Einbahnstraße. Der indische Literaturtheoretiker Homi K. Bhabha hat gezeigt, wie ambivalent solche Diskurse und Stereotypen sind und wie sie auch für Widerstand gegen die Kolonialmächte genutzt werden können. Wie das aussah, Ende des 19. Jahrhunderts, werden wir noch sehen. Jetzt stellen wir unser Objektiv aber erst noch mal scharf und spulen die Zeit etwas vor.

Das verstörte Deutschland

«Es ist spät geworden an jenem 31. Dezember in Köln, draußen leichter Regen. Rudolf Steiner, der Messias der Anthroposophie, hat sich in Rage geredet, er spricht am vierten Abend hintereinander in Köln, die Zuhörer hängen an seinen Lippen, gerade greift er zum Jasmintee, nimmt einen Schluck, da läuten die Glocken zwölf Mal, man hört die Menschen draußen auf den Straßen schreien und jubeln, aber Rudolf Steiner spricht einfach weiter und verkündet, dass eigentlich nur durch Yoga das verstörte Deutschland wieder zur Ruhe finden kann: ‹Im Yoga macht sich die Seele frei, worin sie eingehüllt ist, überwindet das, worin sie eingehüllt ist.› Spricht's, geht und hüllt sich in Schweigen.»[26]

So steht es in *1913 – Was ich unbedingt noch erzählen wollte* von Florian Illies, und so geht das Jahr 1913, kurz vor der großen Urkatastrophe, los – tatsächlich findet niemand zur Ruhe, vor allem nicht in Deutschland. Aber Yoga ist da, und zwar schon länger. Nachdem der Erste Weltkrieg vorbei ist und die Menschen in Deutschland zwischen inneren und äußeren Trümmern, in viel Armut und Arbeitslosigkeit versuchen, irgendwie noch an eine Zukunft zu denken, wird diese Zukunft changierend zappenduster und trotzig verheißungsvoll. Das gilt auch fürs Yoga. In den 20ern und 30ern gibt es Vorträge und Veröffentlichungen, Kurse und Workshops. Die Yogapraxis, die dabei vorgestellt wird, ist allerdings nicht so, wie wir sie kennen, sondern wird präsentiert als rein «geistige» Praxis – als Form der Autosuggestion und Selbsthypnose.

In *Die weiße Fahne – Zeitblätter für Verinnerlichung und Vergeistigung* erscheinen regelmäßig Artikel über Yoga, und hier taucht auch etwas auf, das wir heute noch gut kennen. Der Baum Verlag, der die Zeitschrift herausgibt, unterhält auch ein Versandhaus, das neben Räucherstäbchen, dem «radioaktiven Hautöl Kundalini» und «Arya Lava Seifen» auch den «Kraftdenk-Apparat Konzentrator» vertreibt, in der Geschenkausgabe mit vergoldeten Antennen und Metalletui für 10 Mark.[27] Im Anhang der Zeitschrift steht Werbung für Heftchen der Neugeistbewegung: *Selbsthilfe durch Selbsterkenntnis*, Bücher der «inneren Arbeit»: *Wie konzentriere ich mich? Eine praktische Anleitung* (90 Pfg), und es finden sich Versprechen wie: «vollbewußtes, krafterfülltes und erfolgreiches Leben», «Hab Sonne im Herzen», «In Dir ist die

Kraft!». Wie gesagt, so etwas kennen wir heute noch: Lebenshilfe angerührt mit mittel bis sehr großem Esoterik-Quatsch. Wie Yoga da reingeraten ist, schauen wir uns noch in Ruhe an. Jetzt gilt es erst mal festzuhalten, dass Yoga langsam in den Alltag der Menschen wandert. Der Sportwissenschaftler Bernd Wedemeyer-Kolwe hat nachgezählt: Zwischen 1900 und 1940 erscheinen mehr als ein Dutzend Heftchen mit Yogaanleitungen. Und da sind die Artikel in Zeitschriften und Büchern nicht mitgezählt. Von Max Wilkes 1919 erschienenem Buch *Hatha Yoga* gibt es innerhalb eines Jahres vier Auflagen, und das Yogabuch *Starke Nerven* des Ratgeberautors Harry Bondegger verkauft sich – nach Angaben des Verlags – innerhalb von nur einem halben Jahr fast 40 000-mal.[28] Aber wer macht in dieser Zeit Yoga? Grob lässt sich sagen, dass hier die Mittelschicht als Zielgruppe in den Blick genommen wird – thematisch geht es um Kritik am modernen Leben, zu viel Individualismus, zu viel Großstadt, zu viel entfesselter Kapitalismus. In dieses Rohr trötet auch ein Autor, der 1922 ein Buch mit einem revolutionär anmutenden Titel veröffentlicht: *Jeder Deutsche ein Yoga-Praktiker*.

Willy Adelmann-Huttula lebt in Nürnberg, beherrscht ein Dutzend Sprachen und greift in seinen Büchern über Yoga eine ähnlich düstere Zeitstimmung auf, wie wir sie schon an anderer Stelle gesehen haben: «Die Menschheit, durch die gewaltigen Weltereignisse bis in ihren inneren Wesenskern erschüttert, sucht nach neuen Idealen, während die alten tonfüßigen Götzen immer mehr der Vernachlässigung und dem Vergessen anheim fallen.»[29] Auf der Suche nach neuen Idealen, so schreibt er, falle die Menschheit allerdings auf die falschen Heilsversprechen herein: «Bücher über Hypnotismus, Suggestion, Faszination, Spiritismus, persönlichen Magnetismus und andere Ismen schießen wie Pilze an einem regnerischen Tage aus dem Boden, während von Amerika aus ‹esoterische Bruderschaften› und ‹Erfolgsklubs› in geschlossener Front gegen das gutmütige deutsche Publikum aufmarschieren, das, durch den Reiz des Neuen gestrickt, gar leicht an den Köder geht.»[30] Adelmann-Huttula hat eine andere Lösung parat, und zwar Raja Yoga. Er stellt dieses Yoga als den reinsten Zweig aller Yoga-Lehren vor und nennt ihn die «königliche Kunst der Konzentration». Die Kunst des Raja Yoga käme am vollkommensten der besonderen Wesensart der Deutschen entgegen. Allerdings sei damit nicht leichtfertig umzugehen, jahrelange Schulung sei vonnöten, und Hatha Yoga, also körperbetontes Yoga, sei auf jeden Fall abzulehnen, dafür sei die europäische Konstitution einfach nicht gemacht, Schwindsucht und Verfolgungswahn seien die Folge.[31]

Aber wozu dann Yoga? Der Keim des Göttlichen, der in jedem Menschen schlummere, solle durch die Praxis erweckt werden. Außerdem sorge die geistige Praxis dafür, sich einen «Willenspanzer» anzulegen: «In den kommenden Kämpfen wie überhaupt im Leben wird der siegen, der die stärksten Nerven hat und unter den schwierigsten Verhältnissen seine Ruhe und Kaltblütigkeit zu behaupten weiß [...]: Alles Schwächliche wird der eiserne Besen Karmas hinwegfegen.»[32] Ja, die Wortwahl passt in die Zeit, und Adelmann-Huttulas Yoga-Schrift ist entsprechend alles andere als harmlos. Denn genau genommen handelt es sich bei *Jeder Deutsche ein Yoga-Praktiker* um eine Kampfschrift, in der Raja Yoga als Mittel zur völkisch-nationalen Stärkung dienen soll. «Gestärkt durch dessen Konzentrationsschulung soll es Deutschland gelingen, ‹in den kommenden Kämpfen› zu siegen und sich gegen andere Nationen zu behaupten», erläutert der Religionswissenschaftler Karl Baier.[33] Deutschland war in der Tat verstört.

Aber es gab auch praktischen Yoga-Unterricht mit etwas unschuldigerem ideologischen Überbau. So fanden in der Esoterischen Gesellschaft Berlin im Mai 1928 vier Abende mit «praktischen Yoga-Übungen» statt. Dabei ging es um «Konzentration,

Atem-Technik und durchgeistigte Körperkultur, Nervenruhe, Selbstbeherrschung, Sprachtechnik, Menschenkenntnis, Meditation und Mantram». Die vier Abende kosteten drei Mark, Treffpunkt war die Dorotheenstädtische Straße 12 in Mitte. Zuständig für diese Veranstaltung war Peryt Shou. Der damals 55-Jährige war am 22. April 1873 als Albert Christian Georg Schultz in Kröslin bei Wolgast (Pommern) geboren worden. Shou hatte an sich selbst außergewöhnliche Fähigkeiten festgestellt, die er gerne mit der Menschheit teilen wollte. Mithilfe von Yoga, Mantra und Runengymnastik wollte er sie in Kontakt mit Höherem bringen. Anfang der 1920er-Jahre hatte er bereits zwei Yogabücher geschrieben, und im Rahmen seiner Abende in Berlin-Mitte gab es Atemübungen, das «Tönen von Silben», aber vor allem Diskurse über Gott und das Welt-Ganze, über das «Mysterium der Dynamogenie» und den Herz-Hirn-Pol, wie Wedemeyer-Kolwe auflistet. Shou sollte einer der bedeutendsten deutschen Esoteriker werden und schrieb mehr als 40 Bücher. Er starb am 24. Oktober 1953.

Was Shou und andere an Yogapraxis anboten, war eher kurzfristig und auch lokal angelegt. Systematischere Yogapraxis gab es erst bei einem Mann, den wir heute als den ersten deutschen Yogalehrer bezeichnen können. Sein Name war Boris Sacharow. Sacharow war gerade noch so im 19. Jahrhundert geboren worden, am 12. Dezember 1899 in der ukrainischen Stadt Zhemerinka. Wie so vielen seiner Generation zerschoss ihm – wortwörtlich – das Weltgeschehen dann Pläne, Träume und Sicherheiten. Direkt nach dem Ausbruch der russischen Revolution wurden seine Eltern ermordet, sein Studium musste er drangeben. Eine Flucht in die USA ließ sich nicht bewerkstelligen, aber ein bisschen weiter in den Westen kam er, zwar erst 1926, aber immerhin nach Berlin. Dort studierte Sacharow zunächst Elektrotechnik, bis ihm das Geld ausging und er Sprachen unterrichtete. Aber er lernte auch Sprachen, unter anderem Sanskrit. Er fing außerdem an, Yoga zu unterrichten. Zu seinen damaligen Schüler:innen gehörten unter anderem der Nervenarzt und Begründer des Autogenen Trainings Johannes Schultz sowie Luise Hennig, die Privatsekretärin des Komponisten Siegfried Wagner. Nach Bayreuth zurückgekehrt zeigte sie ihrem Chef übrigens Yoga, der daraufhin ebenfalls anfing zu praktizieren. Doch Ehefrau Winifred missbilligte es, weshalb er sein Yogatraining wieder einstellte.[34]

Zurück zu Sacharow. Im Jahr 1937 gründete er ein eigenes Yogazentrum, das erste in Deutschland! Zunächst in der Humboldtstraße, dann in der Treuchlinger Straße in Berlin-Schöneberg. Er hielt auch weiter Vorträge über Yoga und indische Kultur, und im Jahr 1939 gründete er schließlich die Yogaschule für Indische Körperertüchtigung, ebenfalls in seiner Schöneberger Wohnung. Nach eigenen Angaben hatte er rund 100 Schüler, er gab Kurse in Berlin, verschickte aber auch Lehrbriefe in andere deutsche Städte. Darin heißt es: «[...] die Turnübungen – wenn diese Bezeichnung zur indischen Lehre der Körperkultur überhaupt passt – bilden eigentlich nur die allererste Stufe, eine Art Fundament, für die weiteren Stufen des gewaltigen Baues des sogenannten Hatha Yoga [...]».[35] Am 22. November 1943 wurde Sacharow ausgebombt und verlor alles. Doch er konnte aus Berlin fliehen und arbeitete nach Kriegsende für die US-Streitkräfte als Übersetzer, unter anderem beim Kriegsverbrecherprozess in Nürnberg, sowie als Dozent an der Volkshochschule. 1959 kam er bei einem Autounfall ums Leben.

Kurz innehalten

Verlassen wir die Nachkriegszeit und Deutschland, treten noch mal einen Schritt zurück und schauen uns das Gesamtbild an. Werfen noch mal einen Blick auf die Romantiker:innen, die Philologen und all die Unruhigen ihrer Zeit. Wo stehen wir in der Kulturgeschichte des Yoga? Wo steht Yoga?

Yoga ist – durch Texte wie die *Gita* – in den Westen gekommen. Auf der einen Seite werden die Texte politisch ausgeweidet und für den Kolonialismus brauchbar gemacht. Auf der anderen Seite sehen wir, dass das Interesse an diesen Texten auch eng mit den in Europa herrschenden Verhältnissen zusammenhängt. Wie stark die deutschen Romantiker:innen dadurch ihre Kritik an der entzauberten Welt bestätigt sehen. Kashinatha Bhattacharya half Charles Wilkins dabei, die *Gita* zu übersetzen. Es ist schwer, sich vorzustellen, was er gedacht hätte, hätte er geahnt, welchen Weg der Text nehmen würde. Ein halbes Jahrhundert später jedenfalls hatten sich europäische Historiker, Philosophen, Politiker und Literat:innen aus dem Text genommen, was ihnen wichtig erschien. Und das sollte so bleiben. Denn Indien versprach umfassende Heilung von dieser Mailaise der Moderne: «Sie [die indische Religion] galt als Beispiel einer noch nicht degenerierten Religion, die der Verfinsterung der natürlichen Vernunft durch Aberglauben, Priesterbetrug und Ritualismus wenigstens zum Teil entgangen war.»[36] Mit anderen Worten: Menschen machen Yoga immer zu dem, was sie gerade brauchen. Und das geht auch so weiter. Und wie!

6.
Gläserrücken

Das lecke Schiff

Wo sind wir? Wir sind jetzt im 19. Jahrhundert. Die Briten proklamieren ihre Königin zur Kaiserin von Indien und schiffen Gewürze, Juwelen und Textilien in nicht mehr nachvollziehbarem Wert aus dem Subkontinent. Die Romantiker:innen sind tot, ihre Erb:innen schreiben Romane und versuchen, die Welt abzubilden, wie sie ist. Tja, wie ist die Welt zu dieser Zeit? Tiefgreifende soziale Veränderungen finden statt, die feudale Ordnung löst sich nach und nach auf, ein Bürgertum formiert sich. Kapitalistische Marktwirtschaft, Industrialisierung, Klassengesellschaft. Die USA werden zum Nationalstaat und verschieben ihre Grenzen in den «Wilden Westen». In Frankreich feiert man den Fortschrittsglauben mit dem Eiffelturm und wird zur zweitgrößten Kolonialmacht neben England. Dort beobachtet Friedrich Engels die Arbeitsbedingungen des Proletariats, während um ihn herum 10 000 Kilometer Eisenbahnschienen verlegt werden. Geologen bohren so tief, dass klar wird: Nicht nur ist die Erde viel älter als wir, sie ist auch viel älter, als wir bislang dachten und es in der Bibel steht. Und dann kommt auch noch Charles Darwin, dessen Theorien zur menschlichen Evolution so ziemlich alles über den Haufen werfen, was die christliche Orthodoxie hergibt. Und es hört einfach nicht auf. Das Weltbild wankt. Es kommen noch mehr Berichte und noch mehr Texte aus anderen Ländern und von anderen Religionen – ist es also vielleicht sogar möglich, dass keine einzig wahre Religion existiert? Dass es nicht den *einen* Gott gibt? Der britische

Biologe Thomas Henry Huxley jedenfalls hat eine Antwort parat: «Ich weiß es nicht.» Er war es, der im Jahr 1869 den Begriff «Agnostiker» prägte: «Das heißt einfach, dass jemand nicht sagen solle, er weiß oder glaubt etwas, wofür er keine wissenschaftliche Grundlage hat, es zu wissen oder zu glauben.» Das muss erst mal verdaut werden. Der Mensch kartografiert sich also immer weiter, er kartografiert die Welt, und dabei kommt ihm aber der Kompass abhanden: Wer sind wir überhaupt, wir Menschen? Wem kann man noch trauen? Uns selbst? Es tauchen mal wieder nagende Fragen auf. Willkommen in der Moderne.

Und in dieser Zeit nagender Fragen und erschütternder Gewissheiten erscheint nun Yoga wieder auf der Bildfläche, wird bekannter, auch über den akademischen Tellerrand hinaus. Wie es dazu kam? Nichts geschieht über Nacht. Im Diskurstopf köcheln schon seit Jahrhunderten Ideen über die Welt, über Gott und Religion vor sich hin. Die Macht der Kirche wird durch das Nachdenken der Leute gefährdet, aber auch durch Erfahrungswelten, mit denen die Kirche nichts anzufangen weiß: Mystisches und Obskures. Durch die Aufklärung verdrängtes Kulturgut taucht wieder auf. Das vergessen wir oft, wenn wir uns von der Erzählung der Aufklärung beeindrucken lassen, die Neoplatonismus, Illusionismus, Astrologie und Rosenkreuzertum quasi wie das Kind mit dem Bade ausschüttet. Aber große Erzählungen sind auch nur so stabil wie ihre schwächsten Glieder. Und als nun im 19. Jahrhundert deutlich wird, dass die große Erzählung vom allmächtigen christlichen Schöpfergott mehr Lücken hat, als eine große Erzählung verträgt, da wird's (wieder) wild.

Los geht es in Paris. Also, das stimmt natürlich nicht, aber wir brauchen einen Anfang, und deswegen nehmen wir Paris am 8. Februar 1810. An diesem Tag wird Alphonse Louis Constant als Schuhmachersohn geboren. Nach dem Besuch einer Armenschule geht er auf das Priesterseminar Saint Sulpice im 15. Arrondissement und wird dort 1835 zum Diakon geweiht. Doch zur katholischen Priesterweihe kommt es nicht mehr. Denn Constant verliebt sich in eine seiner Schülerinnen, die Schweizerin Adèle Allenbach. Durch sie wird ihm klar, dass Keuschheit nichts für ihn ist. Er verlässt also die Priesterlaufbahn und radikalisiert sich in Folge politisch. Flora Tristan, die Sozialistin und Frauenrechtlerin, nimmt ihn eine Zeit lang unter ihre Fittiche und unterstützt ihn bei seinem ersten Buch. Sie ist übrigens auch die Großmutter von Paul Gauguin, das tut zwar nichts zur Sache, ist aber doch trotzdem bemerkenswert. Constant jedenfalls ist so radikal, dass er wegen seines revolutionären Gedankenguts sogar ein paarmal im Gefängnis landet. Und aus Alphonse Louis Constant wird schließlich Éliphas Lévi. So nennt er sich, als er anfängt, über Okkultismus zu schreiben. Constant wird mit seinen Texten fortan so einflussreich, dass Colin Wilson ihn in seinem Buch *Das Okkulte* den «Spiritus rector der modernen Magie» nennt.[37]

Moment mal, das Okkulte? Für uns hat der Begriff heute eine negative Konnotation, aber damals war damit im Prinzip einfach Esoterik gemeint. Das Wissen vom «Eigentlichen», vom «Absoluten». Constant/Lévi wird sogar einer der Ersten sein, die den Begriff «Esoterik» prägen. In seinen Büchern geht es um Zauberei, um die Prinzipien der Magie, es geht um Astrallicht, antike Vorbilder, um «Geheimwissenschaften». Und es geht auch um Yoga.

Auf der Suche nach magischen Ursprüngen schaut Lévi nämlich nach Indien. Die Upanishaden liest er als «das seltsamste Denkmal der Zauberei im Altertum».[38] Er sieht also viel Magie in Indien, vor allem aber Untergang: «Man kann von Indien als der Mutter allen Götzendienstes sprechen.»[39] Aus den Upanishaden hat er wohl auch die Yoga-Praktiken, die er erwähnt, wie Atemkontrolle, Mantren-Rezitation oder das Fixieren des Blickes. Es wundert nicht, dass er darüber sehr abfällig urteilt, wie Religionswissenschaftler Karl Baier schreibt: «Die Yoga-Übungen versteht er als physische Mittel zur Vervollständigung der Verdummung der Inder, zu jenem rasenden Wahnsinn, den ihre Zauberer den ‹göttlichen Zustand› nennen.»[40] Hegel lässt grüßen.

Esoterik und Okkultismus fließen wie Wasser in das lecke Schiff der kirchlichen Orthodoxie, und es ist kein Wunder, dass auch Yoga mit einfließt, schließlich waren gerade erst etliche Textquellen des Yoga in Übersetzungen aufgetaucht: «Yoga [...] stellte eine alte, damals noch besonders exotisch-geheimnisvoll anmutende Wissenstradition und Praxis dar[stellte], in der zudem magische Elemente enthalten waren.»[41] Lévis Schriften waren nicht die Initialzündung, aber sie waren eine Art Brandbeschleuniger – versuchen wir es weniger martialisch: eine Inspiration für diejenigen, die auf die nagenden Fragen des 19. Jahrhunderts Antworten im Geheimnisvollen suchten. Wo alte Gewissheiten sowieso flöten gehen, da ist Tür und Tor geöffnet für alles, was sich sonst noch so denken lässt.

Alternativreligiöse Strömungen boomen, Europa fängt (wieder) an, mit Geistern zu sprechen. Schon in der Naturphilosophie des Mittelalters waren okkulte Ideen aufgetaucht, die davon ausgingen, dass es nicht-messbare Wirkungen in der Welt gäbe – Stichwort Magnetismus, Stichwort Astrologie, Alchemie und Mesmerismus. Ein Wissen des verborgenen Wissens. Okkultismus (von lateinisch *occultus* für «verborgen», «geheim») ist dabei ein Dachbegriff für tatsächlich alles Mögliche. Eine Weltsicht, in der Planeten den Kosmos regieren, Körper, Seelen und Geister verbunden sind und unsichtbare Mächte walten. Was ist nun aber die Agenda? Okkultist:innen bemühen sich, aus verschiedenen Religionen eine Art Uroffenbarung herauszuoperieren, und mischen dabei wild, was ihnen an Ideen und Texten in die Quere kommt. Konsumorientiertheit zeigt sich nun mal auch im Markt der Religionen. Und das Praktische an Religion und Spiritualität ist, dass die Nachvollziehbarkeit irgendwann notgedrungen endet. Und solange sich niemand beschwert, kann religiös-spirituell gemischt werden. Wir haben es schon gesehen: Synthese ist das Spielbein der menschlichen Kulturgeschichte.

Doktrinell ist das – Sie können es sich vorstellen – alles etwas lose gehäkelt, aber es entsteht eine spiritistische Kultur. Das war damals zwar kein Mainstream, aber auch keine Randerscheinung. Es wird mit Geistern gesprochen, aus Handflächen gelesen. Spiritist:innen wähnen überall Vorhänge, hinter denen noch mehr Geheimnisse warten. Die Menschen wollen mehr Magie. Wie kann man sie ihnen geben? Helena Petrovna Blavatsky weiß es.

Ein verwirrtes Publikum

Der Literaturwissenschaftler Richard Garbe schreibt in *Samkhya und Yoga* (1896): «In welchem Maße der moderne Spiritismus nicht nur in Indien die Yogaphilosophie für seine Zwecke auszunutzen sucht, ist bekannt, die Phantastereien der Md. Blavatsky und ihrer theosophistischen Zeitgenossen müssen jedoch selbstverständlich in diesem Abriß unberücksichtigt bleiben.»[42] Das gilt selbstverständlich nicht für unseren Abriss. Wer waren diese «theosophistischen» Zeitgenossen und, vor allem, wer war Md. Blavatsky?

Helena Petrovna Blavatsky wird am 31. Juli 1831 als Tochter einer aristokratischen Familie in der im Süden des russischen Reiches gelegenen Stadt Jekaterinoslaw geboren. Wie für höchste Töchter üblich, erfährt sie keine formale Bildung, aber sie wächst umgeben von Büchern auf. Ihre Großmutter, Helena Pawlowa Fadejewa, eine Naturforscherin, hatte mit Wilhelm von Humboldt korrespondiert, ihre Mutter, Helena Andrejewna von Hahn, war eine der ersten professionellen Schriftstellerinnen ihres Heimatlandes. Helena wird also früh damit vertraut, was Frauen tun können, wenn sie nicht um Erlaubnis fragen. Und so wird aus Helena eine eigensinnige junge Frau. Mit 17 heiratet sie einen fast 20 Jahre älteren Mann, nach ein paar Monaten trennt sie sich von ihm und beginnt, um die Welt zu reisen. Das muss man sich im Jahr 1849 als Frau erst mal trauen. Wohin sie reist, was sie dann dort tut und wie lange sie unterwegs ist, dazu gibt es allerdings verschiedene Aussagen. Zuverlässig ist keine davon. Sie soll in Tibet gewesen sein, als Kunstreiterin in einem Zirkus gearbeitet, sich mit indianischem Schamanismus und mit Voodoo beschäftigt haben. In Ägypten war sie wohl auch, ein Land, das schon seit der Renaissance als Inspirationsquelle für allerlei Okkultes galt. Schließlich landet sie, vielleicht unweigerlich, in New York City. Und in den USA, ich kann es nicht anders formulieren, geht spiritistisch gesehen zu dem Zeitpunkt die Lucy ab. Also tatsächlich die «Lucy» – denn es sind gerade Frauen, die sich als «Medium» für spiritistische Séancen anbieten. Wie haben wir uns das vorzustellen?

«Nach genossener Erwärmung ließ man sich um das Tischchen nieder, und in mattrosiger Beleuchtung, da die Wirtin, der Stimmung zuliebe, das Deckenlicht gelöscht und nur das verkleidete Nachttischlämpchen hatte brennen lassen, legte jedermann einen Finger seiner Rechten leicht an den Fuß des Glases. So wollte es die Methode. Man harrte des Augenblicks, wo das Glas ins Rücken geraten würde. [...] Das Glas rückte. Es lief mit Entschiedenheit und im Zickzack von Marke zu Marke, indem es zwischendurch immer ein Stück zur Tischmitte hin und zurückkehrte; es lief zum h, zum o, zum l, es schien danach zu ermatten, sich zu verwirren, nicht weiter zu wissen, aber es fand sich wieder, fand auch das g, das e und r. Hatte man's doch gedacht. Es war Holger persönlich, der spirit Holger. [...] Er war da, er flutete in den Lüften, umschwebte das Kränzchen. Was fing man nun mit ihm an? Eine gewisse Blödigkeit beherrschte den Kreis. Man beriet sich leise und gleichsam hinter der Hand, was man vom ihm zu wissen begehren sollte.»

Der Zauberberg von Thomas Mann, aus dem der zitierte Abschnitt stammt, erscheint gut fünfzig Jahre später, aber das spiritistische Setting, das hier beschrieben wird, ist ziemlich zeitlos. Als Medium konnte man Zugang zu Holger und Co. anbieten – und das war durchaus auch ein Geschäftsmodell. Die bekannteren Medien organisierten dabei richtiggehende Tourneen. Michaela Lindinger, Kuratorin im Wien Museum, hat sich mit dem Okkultismus nicht nur in Österreich beschäftigt und weiß, dass sich damals damit für ein paar Jahre durchaus Geld verdienen ließ. Gerade in den USA habe dieser Spiritismus-Boom auch – im weiteren Sinne – etwas mit der Frauenbewegung zu tun gehabt. Denn durch die Arbeit als Medium konnten junge Frauen eine Art Befreiungsschlag ausführen, solange sie jung waren und «präsentabel», konnten sie sich durch eigenes Tun ein Stück weit selbst verwirklichen. Und hatten eine Alternative zur Heirat.

Aber zurück zu Helena Blavatsky. Die junge Frau lebt in Manhattan, verdient ein bisschen Geld mit der Gestaltung von Reklamepostkarten und unterhält ansonsten ihre Nachbar:innen mit Geschichten aus ihrem Leben. Elizabeth Holt, eine dieser Nachbarinnen, berichtet später, Blavatskys Ruf als Spiritistin sei bekannt gewesen und sie solle emsig an der Übersetzung eines literarischen Werkes gearbeitet haben. Der von Charles Dickens nicht vollendete Roman *The Mystery of Edwin Drood* war im Auftrag des Dickenschen Geistes von dem Medium Thomas James vollendet worden, Blavatsky besorgte nun die Übersetzung vom Englischen ins Russische. Arthur Conan Doyle war begeistert von dem Werk. Aber das nur nebenbei. In den USA glaubten Mitte der 1850er-Jahre jedenfalls zwei Millionen Menschen (von etwa 25 Millionen Einwohnern damals) an Geisterseher:innen.[43]

Und so fängt auch Blavatsky an, auf der Suche nach Geistern und denen, denen sie sich anvertrauen, durch das Land zu reisen. Sie nimmt an Séancen teil und beschäftigt sich immer mehr mit spiritistischem Gedankengut und okkulten Phänomenen. Auf einer Séance begegnet sie schließlich dem Rechtsanwalt Henry Steel Olcott. Auch Olcott ist Spiritist, angetan von Geisterstimmen und Spektralmusik. Die beiden werden unzertrennlich. Zurück in Manhattan hören sie einen Vortrag von George Henry Felt über verloren gegangene Weisheiten der alten Ägypter, die als okkultes Wissen gedeutet werden. Im Anschluss diskutiert das geladene Publikum, Olcott kritzelt etwas auf einen Zettel und schiebt ihn Blavatsky zu: «Wäre es nicht eine gute Idee, dafür eine Gesellschaft zu gründen?» Blavatsky blickt zu ihm herüber und nickt. Gut zwei Monate später, am 17. November 1875, gründen die beiden in ihrer Wohnung am Irving Place 46 mit noch 15 anderen Personen ganz offiziell «The Theosophical Society».

Die Theosophische Gesellschaft schickt sich an, das zu erkunden und zu verbreiten, was die Welt in ihren Augen im Innersten zusammenhält – Okkultes und Spiritistisches. Der Religionswissenschaftler Helmut Zander nennt es die erste nicht-christliche Religionsgründung im Westen nach der Antike. Heute ist die Theosophie fast ausgestorben. Doch damals wurde sie, so Karl Baier, fast eine Weltreligion. Die Gesellschaft war schon Ende des 19. Jahrhunderts in den USA, in Europa, in Indien und Japan vertreten. Und kein Wunder, dass sie so erfolgreich wurde. Im Nachhinein sieht man das immer besonders gut. Das Timing war perfekt. Wenn wir es auf einen knappen Nenner bringen: Es gab damals eine große Sehnsucht nach einer Religion, die es mit der Wissenschaft aufnehmen konnte. Die die Lücken stopfte, die diese Wissenschaft ins Weltbild gerissen hatte und aus denen nun alles Unsagbare und Magische herauszulaufen drohte.

Für viele Menschen war Blavatsky mit genau dem richtigen Flickzeug zur Stelle. In ihrem Buch *Isis entschleiert* formuliert sie die Befindlichkeit der Menschen wie folgt: «Zwischen den beiden aneinandergeratenen Titanen Wissenschaft und Theologie steht ein verwirrtes Publikum, das rasch allen Glauben an des Menschen persönliche Unsterblichkeit, an eine Gottheit, welcher Art auch immer, verliert und schnell auf die Ebene rein tierischer Existenz absinkt.» Und damit wird sie zum Star. Allein die Liste der Künstler:innen, die sich mit theosophischen Lehren und Blavatskys Büchern befassen, liest sich wie der Kanon der Moderne: Wassily Kandinsky, James Joyce, William Butler Yeats, Gustav Mahler, Hilma af Klint, Piet Mondrian – sogar Albert Einstein soll ein Blavatsky-Werk in seiner Bibliothek gehabt haben. In J.K. Rowlings *Harry Potter und der Gefangene von Askaban* wird das Lehrbuch einer gewissen Cassandra Vablatsky (*Die Entnebelung der Zukunft*) im Fach Wahrsagen eingesetzt.

Auch in Deutschland gründet sich 1879 eine erste Loge der Theosophischen Gesellschaft – so ruft der Arzt Dr. Harald Wiesendanger in Hamburg die «Loge Isis» ins Leben –, 1884 folgt die Gründung einer weiteren Loge in Elberfeld. Blavatsky wird schnell bekannt und zum Star, aber – klar – sie ist auch ein Feindbild. Nicht nur, weil Wissenschaftler wie Richard Garbe sie für eine Fantastin halten. Sie ist nun mal auch eine Frau, eine sehr öffentliche Frau. Kaum vorstellbar, welche Art der Anfeindungen, ja, welchen Abscheu und Widerwillen das im 19. Jahrhundert provoziert haben muss. Denn sie ist nicht «nur» eine Frau, sie benimmt sich auch wirklich gar nicht so, wie man das damals – wie heute – so von Frauen erwartet: Sie raucht ohne Unterlass, sie flucht (aber immerhin mehrsprachig) und sie zwängt sich – ganz wortwörtlich – in kein Korsett. Stattdessen zimmert sie mit viel Wumms und wenig Rücksichtnahme ein Weltbild zusammen, das dem Establishment so gar nicht in den Kram passt. Als «tatarische Furie», wie sie von Kritikern genannt wird, modifiziert sie einfach das, was sie als Okkultismus vorfindet, modelliert ein kulturelles Pastiche aus romantischen Idealen und religiösen Versatzstücken zusammen und schaut dabei – wie auch schon andere Rebell:innen vor ihr – nach Indien. «Wir hatten Gründe anzunehmen, dass die umfassende Wahrheit nur im Bereich der asiatischen philosophischen Schulen zu finden ist, und wir waren überzeugt, dass die Wahrheit niemals entdeckt werden kann, solange nicht Menschen aller Rassen und Glaubensbekenntnisse sich gleich Brüdern gemeinsam auf die Suche begeben. Auf dieser Grundlage begannen wir, den Westen nach Osten zu weisen», schreibt sie später.[44]

Die Gesellschaft will auf der Suche nach der «umfassenden Wahrheit» die Religionen der Welt studieren, will eine universale Bruderschaft der Menschheit herbeiführen und sich zudem zum Studium der heiligen Texte Indiens verpflichten. Das tut Blavatsky auch mit Verve, sie und Olcott treten 1880 zum Buddhismus über. Sie sind damit die ersten Westler:innen, die sich so öffentlich dem Buddhismus zuwenden, und das war damals nicht so schick wie bei Richard Gere und Uma Thurman in den 1990ern, sondern ein Skandal: «Es wurde als noch abscheulichere spirituelle Option als der Hinduismus angesehen», der reinste Nihilismus! Blavatksy stört sich daran nicht. Sie hat ja eine Mission, und die zeigt sie auch durch ihre Publikationen. Drei Jahre vorher war ihr erstes Buch *Isis entschleiert* erschienen. Die meisten Rezensenten zerreißen das Werk, aber Blavatsky hat mit ihrer Abrechnung der durchrationalisierten Welt und dem «Gift des Materialismus» mal wieder gezielt und getroffen. Zehn Tage nach Erscheinen ist die erste Auflage vergriffen. Zu ihren Lebzeiten noch gibt es vierzehn Auflagen. Nach dem Schock durch Darwin bietet die Theosophie nun eine Ersatzreligion, welche die Kränkung, nicht mehr der Mittelpunkt der Schöpfung zu sein, etwas abmildert. In der Biografie von Ursula Keller und Natalja Sharandak ist dazu zu lesen: «Die Entwicklung des Menschen zu einem spirituellen Wesen auf Grundlage der von Blavatsky dargelegten Weltentwicklungstheorie und universalen Religionseinheit war das Heilsversprechen, das sie Menschen gab und das bis heute die Grundidee aller esoterischen Weltanschauungen ist.»[45]

Schließlich zieht es Blavatsky auch nach Indien. Sie bleibt ganze sechs Jahre dort und gründet eine theosophische Loge. Olcott und ihr gelingt es, die Theosophie dort so populär zu machen, dass Missionare und britische Kolonialbeamte anfangen zu murren. Denn indem die Theosoph:innen die «östliche Spiritualität» so hervorheben, unterstützen sie auch die Herausbildung einer Art antikolonialer Identität zu der Zeit. So hält der indische Religionsphilosoph und Staatspräsident Sarvepalli Radhakrishnan Jahrzehnte später fest: «Als wir unter dem Eindruck politischen Missgeschicks und wirtschaftlichen Niedergangs die Werte und die Lebensfähigkeit unserer Kultur in Frage zu stellen begannen [...], leistete die Theosophische Bewegung uns einen entscheidenden Dienst, indem sie gerade jene Werte und Ideen bewunderte und bekräftigte und zum eigenen Maßstab machte.»[46] Jene Werte und Ideen werden von Blavatsky nicht nur bewundert, sondern auch genutzt. «Erst im Gangeslande nahm ihre Lehre die stark von indischen Ideen geprägte Form an», schreibt der Indologe Helmuth von Glasenapp.[47] Sie liest alte indische Texte und bedient sich für ihre eigene Lehre daraus. Und was sie dort, in dieser «alten Hindu-Literatur», eben auch findet, ist – wenig überraschend – Yoga. In ihrem nächsten Buch, dem Opus Magnum *Die Geheimlehre* aus dem Jahr 1888, widmet sie sich daher auch ganz intensiv dieser Praxis.

Blavatskys Yoga

Wie sieht das theosophische Yoga aus? Auch bei Blavatsky finden wir wieder die Einteilung zwischen Raja und Hatha Yoga. Raja Yoga, beziehungsweise «Radschayoga», wie sie schreibt, ist für

Blavatsky eine herbeigeführte Trance, Hatha Yoga viel zu materiell für ihren Geschmack: «Während der RY einen vorzüglichen Weg zur Erlangung und Verwirklichung der höheren Sphären darstellt, bleibt der HY angeblich in den ‹Niederungen› der Materie verhaftet», schreibt Yogaforscher Christian Fuchs über Blavatskys Yoga-Bild.[48] Diese «Niederungen» sind in ihren Augen zudem gefahrvoll: «Ich möchte jedem Schüler strengstens davon abraten, irgendeine dieser Hatha Yoga Übungen zu versuchen, denn er wird sich entweder gänzlich ruinieren oder sich selbst soweit zurückwerfen, daß es nahezu unmöglich sein wird, den verlorenen Boden in dieser Inkarnation wiederzugewinnen.»[49]

Erkennen Sie das Yoga, wie wir es aus der *Hatha Pradipika* und anderen Hatha-Texten kennen, hier wieder? Ja, mir fällt's auch schwer. Aber die Theosoph:innen hatten nun mal keine Werktreue und auch keinen Kontext im Sinn. Es ging ihnen vielmehr um Versatzstücke, die brauchbar gemacht werden konnten. Damit ist nicht gesagt, dass die Theosoph:innen keinen Respekt gegenüber den indischen Quellentexten gehabt hätten – aber der Nutzwert für das eigene Weltbild war eben größer. Religionswissenschaftler Christoph Bochinger schrieb Anfang der 1990er-Jahre: «Schon im 19. Jahrhundert wird damit inhaltlich vorbereitet, was im gegenwärtigen ‹Esoterik-Boom› zu beobachten ist: eine religiöse Zitatkultur, die scheinbar beliebige religiöse Formen und Lehrelemente aufnimmt [...]»[50] Wie das vonstattengeht, schauen wir uns noch an. Jetzt bleiben wir erst mal bei den Theosoph:innen und der Frage, wie sie Yoga zugänglich machen. Denn das geschieht auch über Aneignung.

Yoga soll bei Konzentration und Meditation helfen, soll zuvorderst «vereinen». Dass dieses Ziel des theosophischen Yoga damit dem von Patanjali anvisierten Ziel des «‹Allein-Seins› (kaivalya) entgegen[steht]», ist wie gesagt nicht so wichtig.[51] Es wird munter zusammengestückelt. Blavatsky schreibt nicht nur über Yoga, sie führt auch weitere indische philosophische Konzepte ein. Sie ist wohl die Erste, die im Westen die Vorstellung der heraufsteigenden Kundalini beschreibt, und diejenige, die auch die Vorstellung von sieben Chakren populär macht. Damit wird auch Yoga immer bekannter. Denn was Blavatsky und die Theosophische Gesellschaft außerdem anstoßen, sind zahlreiche neue Übersetzungen und Herausgaben von Sanskrit-Texten. Im Jahr 1900 erscheint eine Übersetzung des *Yoga Sutra* – philologischen Ansprüchen genügen diese Übersetzungen nicht, aber sie werden einer breiten Leser:innenschaft zur Verfügung gestellt. Und so beugen sich nicht mehr nur Philologen und Literat:innen über *Yoga Sutra* und Co., sondern auch interessierte Laien. Wie einflussreich diese Übersetzungen waren, zeigt eine kurze Anekdote: Es ist 1889 in London, ein junger Anwalt aus Gujarat wird von zwei Theosophen gefragt, ob er ihnen beim Lesen und Verstehen der *Gita* helfen kann. Dem jungen Inder, der nicht religiös ist und im Westen ausgebildet wurde, ist es unangenehm, aber er muss gestehen, dass er die *Gita* gar nicht kennt. Er schlägt vor, sich dem Text gemeinsam zu nähern. Und so kommt es, dass Mahatma Gandhi zum ersten Mal die *Gita* liest.[52]

«Theosophische Konstruktionen waren weitreichend und der Output an Texten immens», schreibt Mark Singleton.[53] Wenn also Blavatksy behauptet, dass «weder Europa noch Amerika grad mal von Yoga gehört [haben], bevor die Theosophen damit anfingen», muss man ihr schon recht geben. «Die Gesellschaft hat sehr einflußreiche Interpretationen von Yoga geliefert, die viel dazu beigetragen haben, wie das westliche esoterische Verständnis seiner Theorie und Praxis verbreitet wurde», heißt es bei Mark Singleton weiter.[54]

Helena Blavatsky stirbt 1891 in London an der Grippe. Die von ihr gegründete Gesellschaft war oft in ein schiefes Licht geraten. Aber ihre Geheimlehre wird zum Steinbruch der europäischen

Esoterik, wie es der Journalist Frank Halbach ausgedrückt hat.[55] Von der Popularisierung des Yoga mal abgesehen, sieht man in Esoterik-Abteilungen heute noch die Werke ihrer Nachfahren im Geiste. Die Theosophie hatte mit der Verbreitung der Übersetzungen indischer Texte nicht nur Yoga für ein breites Publikum zugänglich gemacht, sondern auch viele Ideen und Ideenschnipsel zusammengestellt, die hundert Jahre später noch als Blaupause für Esoterik dienen.

Jedes Jahr am 8. Mai wird der «White Lotus Day» von den verbliebenen Theosophischen Gesellschaften zum Gedenken an Blavatskys Todestag begangen. Dazu werden Passagen aus der *Gita* vorgelesen.

Asketische Söldner

Während im Westen also die Esoterik boomt, schaffen Yogis in Indien ganz diesseitige/weltliche Fakten. Und zwar so eindrücklich, dass das Wort «Yogi» für die Engländer ein rotes Tuch wird. Sie haben regelrecht Angst davor. Denn seit dem 15. bis hinein ins 19. Jahrhundert hatten Yogis als organisierte Banden die Handelsrouten im Norden Indiens kontrolliert. Das mag man nicht glauben, wenn man ein Bild friedfertiger, gelassener Yogis vor Augen hat, aber so war das. Diese «asketischen Söldner», wie Mark Singleton sie nennt, waren zwar keine einheitliche Truppe, sie hatten ganz unterschiedliche religiöse Backgrounds, aber wir können sie uns einigermaßen beeindruckend vorstellen: «Diese bewaffneten Asketen waren so mächtig, dass die Briten es in den letzten Jahrzehnten des 18. Jahrhunderts mit einem Yogi-Aufstand zu tun bekamen, der als Sannyasi und Fakir Rebellion bekannt wurde.»[56] Die Sannyasins wehren sich gegen die Steuererhebungen der Briten und begehren immer wieder gewaltsam auf. In dem Roman

Anandamath (1882) von Bankim Chandra Chatterjee wird diese Rebellion beschrieben und das Lied «Vande Mataram» (Heil dem Mutterland) aus dem Buch schließlich zur inoffiziellen Nationalhymne Indiens.

Doch Ende des 18. Jahrhunderts ist es noch nicht so weit mit der Idealisierung. Die Briten setzen es unter Strafe, nackt herumzulaufen oder eine Waffe zu tragen, was gerade die Yogis der Naga-Asketen vor allem tun. Durch die Gesetze der Briten werden nun diesen Yogis ihre Einnahmequellen als Söldner entzogen, es bleiben ihnen nur Bettelei und Aufführungen yogischer Künste, um an Geld zu kommen. «Orthodoxe Hindus verachteten sie, und die britischen Einwohner von Indien beäugten skeptisch alle, die mit ‹diesen dreckigen yogi Kerlen› etwas zu tun hatten. Der (hatha) Yogin war der gemeinsam Geächtete des kolonialen Indiens», schreibt Singleton.[57]

Aber dieses furchteinflößende Bild der Yogis ist nicht nur in Indien und unter den Briten verbreitet, durch das neue Medium der Fotografie kommt es auch nach Europa. Vor allem die extremen Körperposen, die Yogis beherrschen, werden so abgebildet. Und nachdem Mitte des 19. Jahrhunderts Fotografien auch für eine breitere Bevölkerung bezahlbar werden, werden auch sogenannte «Native views» populär: Bilder, in denen «Einheimische» den westlichen Augen vorgeführt werden. Gerade mit Bildern von Yogis lässt sich Geld verdienen. Schon seit dem 18. Jahrhundert waren Zeichnungen von Asketen, die scheinbar ungerührt auf Nagelbrettern rumliegen, nach Europa gekommen. Sie hatten die Vorstellung des exotisch Anderen schon geprägt, und nun kamen also noch Fotografien hinzu. (Halb-)nackte Männer mit Eisenkränzen um den Hals, Gewichten an ihren Gemächten, Dreadlocks und mit Asche beschmierter Haut. Das war für die Moralvorstellungen im Westen eine echte Herausforderung. Aber in Schauer und Abscheu ist auch immer etwas Faszination gemischt.

Und so werden indische Yogis mit ihren Körperkünsten auch Teil von Performance-Shows.

Neu ist das nicht, in Europa gab es schon im 17. Jahrhundert Vorführungen von «Schlangenmenschen» an Höfen und auf Volksfesten – jetzt werden yogische Asanas vorgeführt. Wie von Yogi Bava Lachmann Dass, der 1897 nach London reist und dort 48 Asanas zeigt. Die Fotos, die dabei entstehen, sind wohl die ersten Dokumente von Yogaposen in Europa. Aber auch in Deutschland treten Yogis auf. In Hagenbecks Völkerschau macht 1927 ein Yogi Matho mit. Das Plakat, das die Völkerschau bewirbt, zeigt ihn in *Mulabhandasana* (Wurzelverschluss-Stellung, eine Art Schneidersitz, bei dem die Fußkanten aber unter den Beckenboden gezogen werden). Auch der Zirkus Knie tourt mit einem «Manege-Schaustück India», in dem ein «jogji» auftritt.

Doch halten wir noch mal inne und schauen, wo wir stehen. Die Romantiker:innen und Orientalisten hatten angefangen, über Yoga zu lesen, die Theosoph:innen hatten die Texte dann weit verbreitet und angefangen zu praktizieren. Sie hatten sich auch für Magie, für die Siddhis (Superkräfte), für Langlebigkeit und Spiritualität interessiert. Auch unter Psychologen wie C.G. Jung wird Yoga interessant und Meditation als Möglichkeit für Entspannung und Ruhe gesehen. Hier scheint auch das, was wir heute Wellness nennen, in Ansätzen hervor. Bei alledem waren viele Aspekte, wie wir sie in der indischen Yogageschichte kennengelernt haben, durchaus transportiert worden: die Betonung des Lehrer-Schüler-Verhältnisses, der Bezug zu Asien und diverse Meditations- und Atemtechniken. Vieles wurde aber auch durch den Bedürfniswolf der Zeit gedreht: die Abwertung des Hatha Yoga, die Vorstellung vom Karma und anderen philosophischen Konzepten. Doch jetzt können wir klarer sehen, was Yoga alles bedeuten kann – nämlich vieles. Und nun wird sozusagen die nächste Stufe gezündet. Nachdem die Texte in den Westen gekommen waren, reisen jetzt zunehmend auch Inder selbst in den Westen und haben ihr Yoga im Gepäck. Sie bringen ihr eigenes Yoga mit und ihre eigene Agenda. Vielleicht ist das der Moment, an dem es für Yoga in alle Richtungen gehen kann. Ein junger Inder aus Kalkutta gibt eine Richtung vor.

7. Die Swamis

Der Swami am Ufer

Antikisierende Säulen an einem mehrstöckigen Gebäude, im Hintergrund Kuppeln eines Tempels. Straßenlaternen, Pferdekutschen, Männer in Hosen und Beinwickeln. Ein kolonialer Schnappschuss. Zu sehen auf einer Postkarte mit einer Fotografie von Kalkutta, aufgenommen Ende des 19. Jahrhunderts. Die Stadt in Westbengalen war ein internationales Handelszentrum und koloniale Hochburg. Hier wächst ein junger Mann heran, der zum Suchenden wird – wie wir schon so viele kennengelernt haben. Was er finden wird – das kann man schon so sagen –, wird die Welt verändern. Yogaforscherin Elizabeth De Michelis nennt ihn mehr als 100 Jahre später «den Schöpfer des umfassenden modernen Yoga». Aber gemach, zunächst läuft sein Leben in anderen Bahnen.

Narendranath Datta wird 1863 geboren, seine Familie ist wohlhabend, er besucht gute Schulen, spricht Hindi und Englisch. Als Heranwachsender beginnt er, sich für Esoterik, für westliche Philosophie und Medizin zu interessieren. Er liest John Stuart Mill und Hegel und wird Mitglied im Brahmo Samaj, einer religiösen Bewegung, die den Hinduismus reformieren will und dabei westliche Gedanken und Werte integriert.[58] Viele bengalische Intellektuelle hängen ihr an.

Doch Datta ist mit seiner Suche noch lange nicht am Ziel. Aber, wie das so ist mit Helden, sie bekommen vom Universum eine Initialzündung geschenkt. Für Datta ist es ein Seminar des schottischen Theologen William Hastie, in dem dieser ein Gedicht von William Wordsworth («Der Ausflug») erwähnt. Um die religiöse Ekstase, die dort beschrieben wird, zu verstehen, so Hastie, sollten seine Zuhörer einen hinduistischen Mystiker besuchen: Ramakrishna, Priester am Tempel in Dakshineshwar. Dieser Tipp sollte Leben verändern, und zwar nicht nur das von Datta selbst.

Jener Ramakrishna lebt als Asket in der Nähe von Kalkutta, er beschäftigt sich mit Sufi, mit christlichen Lehren, mit Tantra und Vedanta. Datta ist tief beeindruckt. Er gibt sein Studium auf und zieht zu Ramakrishna, wird sein Jünger. Doch dieser stirbt schon kurz darauf, für Datta neben aller Trauer eine Art «Jetzt-erst-recht» – er legt Gelübde ab, wird Sannyasin (eine Art hinduistischer Mönch). Und er bekommt so auch einen neuen Namen: Swami Vivekananda (Swami ist ein hinduistischer Ehrentitel).

Fünf Jahre lang zieht Vivekananda fortan mit einer Gruppe von anderen Mönchen durch sein Heimatland. Was er dort vielerorts sieht, beschäftigt ihn, wühlt ihn auf. Denn Vivekananda ist nicht nur auf spiritueller Mission unterwegs, er will ganz konkret helfen. In den 1870er-Jahren waren in Indien während einer großen Hungersnot Millionen Menschen gestorben. Es herrscht viel Armut im Land, viel Unmut über die britische Kolonialherrschaft. Das Streben nach Unabhängigkeit radikalisiert etliche Menschen. Vivekananda hat auf seiner Wanderschaft viel davon mitbekommen. Aber kann man als wandernder Mönch politisch werden? Eine weitere Initialzündung gibt die Antwort. Es ist Ende Dezember 1892. Irgendwo auf der Welt feiern Menschen Weihnachten, am Kap Komorin, der südlichsten Spitze des Subkontinents, sitzt Vivekananda auf einem Felsen und schaut aufs Meer. Der Indologe Jyotishman Dam schildert die Begebenheit wie folgt:

«Jetzt, da er am Südende des großen Landes angelangt war, das er in Hunger und Durst, in Verzweiflung über das Elend und in den Unbilden der Natur durchschritten hatte, fiel sein Blick vom

Tempel der Göttlichen Jungfrau (Kanyakumari) auf einen einsamen Felsen im Meer. Er schwamm durch das mit Haien verseuchte Wasser. Auf dem rohen Stein sitzend sah er vor seinem geistigen Auge Indien und seine weiten Massen von Menschen, fühlte ihre schwierigen Lebensbedingungen und die erbarmungslose Peitsche der englischen Herrscher, der Gutsherren und der vielen selbstsüchtigen Priester. Das Joch des Kastensystems lastete schwer auf den Schultern der Armen. Sollte er sich nun in die Einsamkeit zurückziehen und die Welt als eine Illusion betrachten, wie es die Philosophie des Vedanta lehrte, der er anhing? Da erkannte er mit nie erfahrener Klarheit, dass sein Gott nicht jener des Asketen und weltfernen Yogin war, sein Gott waren die Menschen selber, ihre Nöte und Probleme, ihre geistige und materielle Armut. Ihre Verzweiflungen und ihre Freuden waren die seinen, er konnte dem Göttlichen dienen, wenn er ihnen diente.»[59]

Große Worte, die (auch) davon zeugen, wie Vivekananda heute noch verehrt wird. In Kanniyakumari (Kap Komorin) wurde auf dem besagten Felsen ein Denkmal errichtet. Aber 1892 war das natürlich alles noch nicht abzusehen. Wir drehen also erst noch eine Schleife, wie es auch Vivekananda selbst tut, er beschließt, zu verreisen, und zwar nach Amerika. Denn für seine Vision, sein soziales Projekt, seinen Wunsch, den Menschen tatkräftig zu helfen, braucht er Geld: «So arm unser Land an sozialen Werten ist, so arm ist dieses Land [Anm.: die USA] an Spiritualität. Ich gebe ihnen Spiritualität, sie geben mir Geld.»[60]

Vivekananda macht sich also 1893 auf den Weg nach Chicago. Dort findet in diesem Jahr die Weltausstellung statt: 46 Nationen zeigen, was sie an Ingenieurskunst und Technik zu bieten haben. Eine teure Angelegenheit, die den Amerikanern als Selbstbestätigung dienen soll – gut 400 Jahre nach der Ankunft von Christoph Kolumbus auf dem Kontinent soll amerikanische Überlegenheit zur Schau gestellt und ganz nebenbei auch den Franzosen eins mitgegeben werden, die vier Jahre zuvor etwas ganz Ähnliches abgezogen und sich zum Zeichen der eigenen Überlegenheit den Eiffelturm – die damals höchste Konstruktion der Welt – in die Hauptstadt gestellt hatten. Millionen Besucher:innen schauen sich in Chicago Dampflokomotive und Spülmaschine an, für 50 Cent lässt es sich mit dem ersten Riesenrad fahren.

Vivekananda ist zwar nicht für die Weltausstellung da, aber mit einer bemerkenswerten Ironie kommt der Inder just zum Jubiläum eines Landes, welches für Europa entdeckt wurde, weil jemand den Seeweg nach Indien suchte. Anders als Kolumbus gelangt Vivekananda allerdings über den Westen nach Amerika – er reist über den Pazifik nach Illinois. Dort will er auf dem «Parlament der Religionen» sprechen. Das ist eine Art kulturell-religiöses Rahmenprogramm der Weltausstellung, welches immerhin mehr als hunderttausend Teilnehmer:innen anzieht. Buddhisten, Hindus, Juden, Shinto-Priester und Zoroastrier, vor allem aber Christen verschiedener Denominationen tagen dort zusammen. Das «Parlament der Religionen» ist zwar keine ganz so pompöse Veranstaltung, wie der Name vermuten lässt, nichtsdestotrotz sollte es einen gewissen Anteil daran haben, wie sich das Image östlicher Religion in Folge verschiebt und positiver wird. Vivekananda sei Dank. Ihm selbst ist das allerdings noch nicht klar, er möchte zunächst vor allem Gelder für seine soziale Mission lockermachen – «Ich gebe ihnen Spiritualität, sie mir Geld» – und über Hinduismus und religiöse Harmonie sprechen. Doch das geht fast in die Hose.

Ende Juli 1893 kommt Vivekananda in Chicago an, und er erfährt, dass das Parlament auf den September verschoben wurde. Bis dahin reicht sein Geld allerdings nicht, und so reist er kurz entschlossen nach Boston weiter, da es sich dort günstiger unterkommen lässt. Er hat Glück, auf der Zugfahrt lernt er die Autorin Kate Sanborn kennen, die ihn für einige Wochen bei sich wohnen lässt und dafür sorgt, dass Vivekananda ein Empfehlungsschreiben eines befreundeten Harvard-Professors bekommt. Zurück in Chicago merkt Vivekananda, dass er die Adresse des Tagungsbüros nicht mehr hat. Wieder ist ihm das Glück hold, denn als er verloren auf der Straße sitzt, spricht ihn Mary Hale an, eine vermögende Frau, die ihm gemeinsam mit ihrem Ehemann Unterkunft gibt und dafür sorgt, dass er endlich akkreditiert wird. Da reist einer mit großer Mission von Indien in die USA und scheitert fast an einem fehlenden Straßennamen. Aber, wer weiß, diese Mission wäre sehr wahrscheinlich sowieso nicht aufzuhalten gewesen. Vivekananda jedenfalls kommt endlich an, redet und wird zur kleinen Sensation.

«Der gutaussehende Mönch mit der orangenen Robe», wie er in der Presse beschrieben wird, hätte es nicht besser treffen können. Der *Boston Evening Transcript* notiert: «Er ist ein Liebling beim Parlament, wenn er nur über die Bühne geht, wird schon applaudiert.» Aus dem geplanten einen Vortrag werden mehrere. Er redet insgesamt 13-mal – über Hinduismus, Vedanta, Buddhismus, über die Armut Indiens, gegen Aberglauben. Vivekananda will deutlich machen, dass Indien nicht selbstverschuldet unter Armut leidet und dass das Land keineswegs erst durch christliche Mission erleuchtet werden müsse. Der *New York Herald* ist ebenfalls beeindruckt und pflichtet bei: «Nachdem man ihm zugehört hat, fühlt man sich töricht, Missionare in dieses gelehrte Land zu schicken.» Vivekananda betont in seinen Reden immer wieder die Idee der religiösen Toleranz, und er tut dies äußerst geschickt, denn er spürt, was Menschen wollen: Gutes tun und recht behalten. Die Theosoph:innen hatten schon ganze Vorarbeit in puncto universelle Religion geleistet, Vivekananda zieht nun Ideen von universaler und zeitloser Wahrheit sowie religiösem Individualismus zusammen und leistet damit wiederum selbst Vorarbeit für eine ganze Reihe indischer Gurus und ihren

Erfolg außerhalb Indiens, die mit genau diesen Aspekten noch Jahrzehnte später Erfolg haben würden.[61] Stefanie Syman, die Autorin von *Subtle Body – The Story of Yoga in America*, beschreibt seinen Erfolg so: «Das wahre Geheimnis von Vivekanandas Erfolg war, dass er orientalistische Stereotype zugleich bestätigte und entlarvte, was seinem Publikum die Möglichkeit gab, ihn und Indien zu romantisieren, ohne zu viel ihrer liebgewonnenen Ideale aufzugeben.»[62]

Sein Publikum kann sein Bild von Indien durch seine Erscheinung bestätigt sehen: Er sieht aus wie ein Mönch, mit seiner orangefarbenen Kleidung und dem Turban, aber zugleich benimmt er sich nicht so, isst viel Eis, raucht, schnupft Tabak – was wohl auch zu seinem Charisma beiträgt. Im Handumdrehen wird er zum Darling der dortigen Esoterik-Szene. Er bekommt Einladungen für Vorträge, Menschen wollen ihn persönlich kennenlernen und reden hören. Vivekananda spricht vor Theosoph:innen, christlichen Wissenschaftlern und Spiritist:innen. Die Mission läuft, und Vivekananda bleibt viel länger als ursprünglich geplant.

Bis zu diesem Zeitpunkt, also den letzten Jahren des 19. Jahrhunderts, hatten wir (Hatha) Yoga nicht als Praxis kennengelernt, die für Westler:innen gedacht war. Die Theosoph:innen hatten vor den Gefahren des Hatha Yoga gewarnt, und der Schriftsteller Ralph Waldo Emerson, der Jahre zuvor an seinem Walden-See die *Bhagavad Gita* gelesen hatte und sich selbst «Yogi» nannte, war auch eher eine avantgardistische Ausnahmeerscheinung. Vivekananda bringt nun aber wieder Yoga ins Spiel, weil er auf seinen Vorträgen merkt, wie ausgehungert die Menschen nicht nur nach spirituellem Input sind, sondern auch nach Praxis, nach ganz konkreten Erfahrungen. «Nur ein loses System von Philosophie ergreift die Menschen nicht», schreibt er 1895 an einen Freund.[63] Und so taucht Yoga als praktische Ergänzung zu seinen theoretischen Ausführungen auf.

Wenn wir Vivekananda qua Zeitmaschine bei seinen Yoga-Sitzungen zusehen könnten, würden wir es allerdings vermutlich nicht als «Yoga» erkennen. Vivekananda spricht, vor ihm sitzen Menschen auf Stühlen und hören zu. Keine:r trägt Sportkleidung oder macht Asanas. Mit Hatha Yoga konnte Vivekananda, ähnlich wie die Theosoph:innen, nicht viel anfangen und lehnte es ab. Zugegeben, er war wohl auch schlicht und ergreifend nicht sonderlich gut darin. Er war außer Form und hatte seit seiner Unizeit keinen Sport mehr gemacht. Als er ein paar Jahre später versuchen sollte, einige Posen aus dem Hatha Yoga zu lernen, waren ihm die zu schwierig und er gab auf. So soll er auch einem kränklichen Studenten mal empfohlen haben, sich lieber an europäische Bewegungsformen zu halten: «Ein gutes Fußballspiel bringt einen näher zu Gott als die Bhagavad Gita.»[64] Dass er also einmal Yoga unterrichten würde, hätte er vermutlich selbst nicht gedacht, aber er erkannte eine Sehnsucht, ein Bedürfnis, und so wurde aus ihm, wie Indologe Dermot Killingley schreibt, «der erste Yogalehrer im Westen».

Schöpfer des modernen Yoga

Gute Ideen brauchen mehr als ein paar Schultern, um sich zu verbreiten. Und so waren es neben Kate Sanborn und Mary Hale, den beiden Frauen, die Vivekananda zum Parlament der Religionen gebracht hatten, auch wieder zwei Frauen, die ihm halfen, zum Yogalehrer zu werden. Sara Chapman Bull und Sarah Jane Farmer.

Beide Frauen lernten sich über gemeinsame Freund:innen kennen und besuchten das «Parlament der Religionen» in Chicago, wo sie auch Swami Vivekananda kennenlernten. Gemeinsam planen sie dann in Farmer's Hotel, dem Green Acre Hotel an den Ufern des Piscatauqa-Flusses im südlichen Maine, eine

Art spirituellen Retreat, die «Green Acre Conferences».[65] Das ist eine, wie das ja auch heute oft bei Retreats oder Yoga-Festivals so ist, ziemlich eklektische Veranstaltung, es gibt Vorträge zu «The Scientific and Economic Preparation of Food» sowie «Divine Healing». Aber sie stellt eine erste Infrastruktur für Vivekananda und seine Lehren zur Verfügung, denn der Swami hält dort über Wochen etliche Vorträge. Die beiden Frauen sind gut vernetzt, vor allem unter Ostküsten-Intellektuellen, Hunderte Leute nehmen teil.

Was für uns heute wie ein recht gediegen-bürgerlicher Rahmen für ein Yoga-Retreat klingt, war damals schockierend: «Landwirte versteckten sich hinter Mauern, um den Damen zuzusehen, die ihre Kleider skandalöserweise bis zu den Knien hochgezogen hatten, als sie barfuß über das feuchte Gras liefen.»[66] Und nicht nur barfüßige Frauen mit entblößten Knöcheln, auch ein Inder mit Turban, der mit einer Handvoll Leute im Schlepptau in den Wald geht, um ihnen dort Vorträge zu halten, erregt die Gemüter. Auf diesen Retreats verbreitet Vivekananda seine Art der Yoga-Lehre. Laut den Aufzeichnungen einer seiner Schülerinnen, Josephine Locke, spricht er über die Natur Gottes, das Beten und die Moral der Einheit. Über Meditation und Konzentration. Für ihn ist Yoga «die Verbindung zu meinem wahren Selbst».[67]

Aber es geht in diesen Sitzungen wie gesagt nicht nur um Theorie, sondern auch um Praxis. In diesem Fall: stillsitzen. «Sobald sie so saßen, unterwies er sie, an jeden Teil ihres Körpers als perfekt zu denken, beginnend mit ihren Zehen, dann Stück für Stück nach oben gehend, bis der Kopf erreicht war.»[68] Außerdem wird bewusst geatmet, lange ein und stoßweise aus. Um sich klarzumachen, wie neuartig das war, muss man sich vergegenwärtigen, dass alle teilnehmenden Frauen in Korsetts dasitzen, die ihnen schon eine ganz normale tiefe Atmung erschweren. Wenn dann noch zusätzlich die Aufgabe lautet, den eigenen Körper als perfekt zu denken, zu einer Zeit, wo in England selbst Klavierbeine verhüllt wurden, aus Angst, es könnten unanständige Gedanken entstehen, dann bekommen wir eine Ahnung, wie befreiend und aufregend diese Ideen gewirkt haben mögen.

Aber lassen Sie uns noch ein bisschen beim yogischen Inhalt bleiben. Die Religionswissenschaftlerin Elizabeth De Michelis hat sich intensiv mit den Einflüssen auf Vivekanandas Yoga beschäftigt und dargelegt, wie engmaschig die Verknüpfung zwischen der westlichen Esoterik – also den Theosoph:innen und Co. – und dem östlich-philosophischen Gedankengut war. De Michelis ist es auch, die Vivekananda als «den Schöpfer des umfassenden modernen Yoga» bezeichnet – zwei Schlagworte, die wichtig sind: «Er hat nicht einfach Yoga aus Indien in den Westen gebracht. Er hatte keine Ausbildung in einer Yoga-Richtung, und das meiste, was er über Yoga sagte, hat er entwickelt, als er schon im Westen war.»[69] Salopp gesagt: Das, was Vivekananda hier als Yoga präsentiert, ist keine reine, uralte Lehre, sondern eine Mélange. Und diese Mélange ist auch von esoterischem Denken beeinflusst. Das lässt sich besonders gut an Vivekanandas Buch zeigen: *Raja-Yoga – Der Pfad der Konzentration* erscheint 1896 zunächst auf Englisch. Die deutsche Übersetzung hat 162 Seiten, es ist also kein dicker Wälzer, aber einer mit genug Wumms, als dass ihn Indologe Mark Singleton als «einen der wichtigsten und grundlegendsten Texte in der Geschichte des modernen, transnationalen Yoga» bezeichnet.

Neben ein paar Vorträgen enthält *Raja-Yoga* eine Übersetzung des Ashtanga-Kapitels des *Yoga Sutra*, das Vivekananda ausführlich kommentiert. Schon im Vorwort betont er, das *Yoga Sutra* habe für ihn höchste Autorität. Nun haben wir ja schon erfahren, dass das aus Sicht von Yogaforschenden eine ziemliche – ich nenne es mal – Über-Verkaufe ist. Und nicht nur das. Denn Vivekananda lässt in seinen Ausführungen zum *Yoga Sutra* auch die bestehende Kommentarliteratur – wir erinnern uns, wie wichtig Kommentare bei Sutras sind – völlig außer acht. Somit bekommt seine eigene Interpretation entsprechend höheres Gewicht, und er kann das *Yoga Sutra* als ultimative Referenz präsentieren. Yogaforscherin Laura von Ostrowski schreibt: «Dabei markiert er in keiner Weise, dass er den Text neu interpretiert und Traditionen innovativ vermischt, sondern präsentiert seine Lehre als eine traditionelle.»[70] Zum innovativen Vermischen gehört laut von Ostrowski auch, dass er Aspekte des Hatha Yoga miteinfließen lässt, aber auch okkulte Einflüsse lassen sich aufzeigen – De Michelis hat es in ihrem *Modern Yoga* beschrieben.

Vivekananda war aber nun mal nicht als Philologe oder Philosoph unterwegs, sondern als Mann mit Mission. Sein Yoga sollte ein geistiges sein, und er stellte die individuelle Erfahrung ins Zentrum der Praxis. Was im eigenen Kopf abgeht, ist ihm das Substrat der Lehre. Hierbei wird Vivekananda wohl auch von einem Aspekt der modernen Psychologie, der sich damals gerade ausbildet, inspiriert. William James, einer der Gründerväter der wissenschaftlichen Psychologie, hatte sein Fach auf grundlegender Ebene mit einer simpel klingenden Formel verstanden: «in unseren Geist schauen und beschreiben, was wir dort vorfinden». Vivekananda, so De Michelis, wandte diese Formel auch auf Yoga an. Dort ginge es darum, «die innere Natur des Menschen» zu bestimmen, indem man «die Fakten, die sich innerlich finden lassen», beobachte. Das Innere taucht auf, das ureigenste Selbst, welches jeder Mensch finden kann: «Hier geht es nicht um übernatürliche Fähigkeiten, sondern nur darum, unsere wahre Kraft und Natur zu bestimmen, die wir vergessen haben, weil wir uns mit den niedrigeren Stufen des Bewusstseins identifizieren.»[71]

Die Vedanta Society in Hollywood

Was Vivekananda im Westen präsentiert, sind überlieferte Ideen, aber es sind auch neue Ideen, und sie treffen auf intellektuell aufgeschlossene Menschen. Vivekananda gründet erste Filialen der Vedanta Society, dem ausländischen Arm der Ramakrishna-Mission, mit deren Hilfe die Philosophie des Vedanta weitergegeben werden soll. Und so fängt Yoga an, sich langsam, aber sicher zu verbreiten. Zunächst sind es Wissenschaftler und Künstler:innen, die Feuer fangen und es weitertragen. Wie eben genannter William James, der sich in seinen Büchern ausführlich auf Vivekananda bezieht. Auch sein Bruder Henry (der Romanautor) soll ein bisschen Yoga gemacht haben – am liebsten *Savasana* (die Totenstellung), denn das tat seinem Rücken gut. Die Vedanta Society wächst und zieht irgendwann das Who is Who der Kulturschaffenden an: Leo Tolstoi, Sarah Bernhardt, Gertrude Stein, Igor Stravinsky, Laurence Olivier, Somerset Maugham und J. D. Salinger. Sie alle sind – in unterschiedlicher Ausprägung und Intensität – fasziniert von Meditation, von neuen spirituellen Erfahrungen, vom «Selbst» und von dem, was es im eigenen Inneren so zu entdecken gibt.

Klar, dass Vivekanandas Yoga und die Lehren der Vedanta Society über kurz oder lang auch in Hollywood landen. Dort gründet Swami Prabhavananda, ein Mönch des Ramakrishna-Ordens, der in den 1920ern in die USA gekommen war, 1930 eine Sektion der Vedanta Society. Die Filmbranche rennt ihm die Bude ein: Schauspieler:innen, Drehbuchschreiber:innen, Regisseure und andere Hollywood-Figuren pilgern zur 1946 Ivar Avenue – der heute noch bestehenden Adresse der Vedanta Society (wobei die Ivar Avenue mittlerweile in Vedanta Place umbenannt wurde). Sogar Greta Garbo will dort einziehen. Der Publizist Gerald Heard und der Schriftsteller Aldous Huxley (Autor von *Schöne neue Welt*), beide Vedanta-Fans, machen den Schriftsteller Christopher Isherwood mit der Society und Prabhavananda bekannt. Isherwood hatte die späten 20er in Berlin verbracht und in *Leb wohl, Berlin* verewigt. Nun, emigriert in die Staaten, lässt er sich von Prabhavananda in Meditation einweisen und notiert seine Erfahrungen: «Heute Abend, auf dem Schlafzimmerboden, im Dunkeln. Unbefriedigend. Blieb bei der ersten Stufe hängen und ich kam nicht drüber weg, dass ich den Eindruck hatte, dass alle anderen schliefen und daher auch nicht mehr Teil des ‹Bewusstseins› waren. Die Haltung ist schwierig. Mein Rücken tut weh. Aber ich fühle mich irgendwie erfrischt.»[72]

Was Isherwood hier beschreibt, kennen vermutlich alle, die schon mal meditiert haben. Aber Isherwood gibt nicht frustriert auf, sondern bleibt dran und arbeitet über die nächsten Jahrzehnte intensiv mit Prabhavananda zusammen. Er schreibt etliche Artikel für das Journal der Society und erarbeitet gemeinsam mit dem Swami eine Übersetzung der *Gita*. Und da wir ja jetzt eh schon nach vorne geeilt sind und nach Hollywood, bleiben wir kurz da: Denn neben Prabhavananda gab es noch einen anderen hinduistischen Mönch, der die Amerikaner:innen für Yoga begeisterte: Paramahansa Yogananda war Anfang der 1920er in die USA emigriert. Er war allerdings der Erste der bekannteren indischen Yoga-Gurus, der in den USA blieb, und zwar bis zu seinem Tod im Jahr 1952. Die *Los Angeles Times* nannte ihn «den ersten Superstar-Guru des 20. Jahrhunderts».

Ähnlich wie Vivekananda tourte auch Yogananda durch das Land, hielt Vorträge und ließ sich schließlich in L.A. nieder, wo er die «Self-Realization Fellowship» gründete. Filialen des Fellowship gibt es heute noch in jeder größeren US-amerikanischen Stadt, denn Yoganandas Erfolg war nachhaltig. Philip Goldberg, Autor von *American Veda*, erklärt diesen so: «Er konnte sehr geschickt den schmalen Grat zwischen Tradition und Adaption wandern, indem er sich in Sprache, Format und Art der Vermittlung an das moderne Amerika anpasste. Es hat zum Beispiel nicht lang gedauert, bis er Sonntagsmessen anbot – sogar mit Kanzeln und Orgelmusik an einigen Orten –, weil das nun mal der Tag ist, an dem Amerikaner spirituell gestimmt sind. Er hat auch einige seiner Lehren über Briefwerbung verbreitet, das war in den 20ern noch ganz neu.»[73] Auch Yogananda ist also ein spannendes Beispiel für Adaption – und er hatte einen guten Riecher für Marketing. Mit Vorträgen wie «How to recharge your business battery out of the cosmos» könnte er vermutlich heute noch die Bude vollkriegen, er wäre nur lange nicht mehr der Einzige. Yogananda schaltet außerdem Werbeanzeigen und -tafeln, spricht in Clubs und (liberalen) Kirchen, gibt Magazine und Merchandise heraus – mit seinem Gesicht bedruckt. Sein Gesicht ist auch auf seiner Autobiografie zu sehen: Die *Autobiografie eines Yogi* ist noch heute in jeder gut sortierten größeren Buchhandlung zu finden und war damals ein Riesenhit. «The Book that changed the lifes of millions» steht auf dem Einband, und es stimmt vermutlich sogar. Elvis Presley, Mariel Hemingway, Judy Collins und Russell Simmons waren und sind Fans. Und wenn Sie sich das Cover des Beatles-Albums *Sgt. Peppers Lonely Hearts Club Band* anschauen, zweite Reihe von oben, rechts: Da ist Yogananda abgebildet, zwischen H. G. Wells und James Joyce. Begraben liegt er auf dem berühmten Forest Lawn Glendale Cemetery, wie auch Clark Gable, Walt Disney und Sammy Davis Jr.

Aber damit sind wir jetzt schon ein ordentliches Stück weiter, eigentlich waren wir ja noch bei Vivekananda – dem ersten Yogalehrer im Westen, dem ersten, der die USA so einnahm. Uns fehlt noch zweierlei: wie es mit ihm weiterging und wie es zunächst mit Yoga weiterging. Wie es mit Vivekananda weiterging, lässt sich etwas abkürzen. Er reiste nach drei Jahren zurück nach Indien, im Januar 1897 betrat er wieder heimatlichen Boden. Dort wurde ihm ein großer Empfang zuteil, sein Erfolg beeindruckte die Menschen, und so ging es für ihn direkt auf Vortragstour, die auch in Indien das Interesse an Yoga ankurbelte. Außerdem gründete er die Ramakrishna Mission, die nicht nur die Lehren von Ramakrishna verbreitet, sondern auch Schulen, Krankenhäuser und Bibliotheken unterhält – bis heute.[74] Er selbst stirbt jung, mit 39 Jahren.

Und wie ging es mit Yoga weiter? Yogaforschende sind sich einig: Vivekananda und die Publikation von *Raja-Yoga* waren ein entscheidender Moment in der Entwicklung des modernen, transnationalen Yoga. Das Buch baute sozusagen die Rampe für weitere Publikationen, weitere Gurus. Es etablierte Yoga als spirituelle Praxis und legte die Basis für das, was wir heute unter Yoga verstehen. Nicht nur inhaltlich, sondern auch im Hinblick auf die Formate, in denen Yoga vermittelt wird: Vivekananda hat die ersten Retreats abgehalten und etwas, das wir heute «celebrity endorsement» nennen würden, für Yoga fruchtbar gemacht. Er hat das Potenzial von Yoga «für alle» erkannt – das Potenzial, das in uns allen schlummert. Das passte ganz hervorragend in eine Zeit, in der «das Selbst» langsam vom öffentlichen Diskurs entdeckt wurde.

Darauf kommen wir noch mal zurück. Jetzt drehen wir erst noch eine Runde. Denn es gibt natürlich noch andere Menschen, die hier mitmischen und dafür sorgen, dass Yoga wurde, was es ist. Lassen Sie uns wieder reisen. Zurück nach Lonavla, ins Yoga-Institut.

Das Yoga-Institut Kaivalyadhama

Lonavla ist eine kleine Stadt im indischen Bundesstaat Maharaschtra. Sie liegt zwischen Mumbai und Pune, auf dem Dekkan-Plateau. Hier lässt es sich weit gucken, über Felsen und grüne Flecken. Die Karli-Höhlen befinden sich hier, eine alte buddhistische Tempelanlage, in den Stein gehauen zwischen dem 2. Jhd v. und dem 2. Jhd. n. Chr. Die örtliche Spezialität ist Chikki, ein harter Karamell mit Nüssen, den es überall in Plastik eingeschweißt zu kaufen gibt. Ungefähr eine knappe halbe Stunde Fußweg vom Bahnhof entfernt, hinter weiß getünchten Mauern, liegt Kaivalyadhama.

Es ist ein Abend im Februar. Der Nachtjasmin hat angefangen zu duften. Draußen ist es dunkel und warm, hier drinnen, in der Bibliothek im ersten Stock des Gästehauses, brennen Neonlichter. Vortragszeit, wie jeden Tag nach dem Abendessen. Am ersten Abend war der Saal noch voll, jetzt, an Tag drei, sitzen wir hier nur noch zu siebt, aber das tut der Ehrfurcht keinen Abbruch. Der Programmverantwortliche guckt ein bisschen streng.

Kaivalyadhama ist ein Yoga-Institut und Forschungszentrum, aber auch ein Ashram für Menschen, die mal eine Zeit lang rausmüssen und sich massieren lassen wollen. Hier werden Yogalehrer:innen ausgebildet und Ayurveda-Kuren angeboten. In der Bibliothek stehen mehr als 30 000 Bücher über Yoga, Philosophie und die richtige Ernährung. Im Wochenrhythmus reisen Inder:innen und ein paar Westler:innen an, um Naturheilkunde-Programme mitzumachen, angeleitet zu atmen und Asana zu praktizieren. Beim Vortrag am ersten Abend hatte man uns gezeigt, wie die Nasendusche (Neti) funktioniert (siehe Kapitel 4), heute wird ein Film vorgeführt. Wir sollen etwas über die Geschichte von Kaivalyadhama lernen.

Ein Mitarbeiter knipst das Licht aus und drückt auf «play». Der Beamer wirft das Bild eines Mannes mit Korkenzieher-Locken, runder Brille und einem beeindruckenden Schnäuzer an die Wand. Er trägt weiße Kleidung und heißt Swami Kuvalayananda. Während Schwarz-Weiß-Bilder gezeigt werden, setzt eine Erzählstimme an. Swami Kuvalayananda ist der Gründer des Instituts, das in diesem Jahr seit 100 Jahren besteht. Bevor der Swami 1924 das Institut gegründet habe, sei Yoga in Indien eine obskure und mystische, eine geheimnisvolle Praxis gewesen, heißt es im Film. Der Swami habe das geändert. Auch dank einer Erkältung.

Jagannath Gune, so heißt der Swami bei seiner Geburt im Jahr 1883, hat keine reichen Eltern. Doch er ist schlau und strebsam. Er besucht die Highschool in Pune, begeistert sich für Sanskrit und alte Texte und kann dann mithilfe eines Stipendiums an der Universität in Baroda studieren. Wie viele Universitäten zu der Zeit ist auch die in Baroda eine Hochburg für junge Freiheitskämpfer. Seit den 1880ern hatte die Nationalbewegung in Indien so richtig Fahrt aufgenommen, an den Unis ist es kaum möglich, *nicht* politisch zu sein – der Ruf nach Freiheit und Selbstbestimmung ist laut. Auch Gune vernimmt ihn, er beschäftigt sich mit den Freiheitskämpfern Sri Aurobindo und Lokmanya Tilak. Außerdem schließt er sich Rajaratna Manikrao an, dem Leiter einer Art Sportschule in Baroda. Manikrao trainiert indisches Wrestling und den Gebrauch traditioneller Waffen – Stärkung für die revolutionär gesinnten jungen Männer. Aber Manikrao unterrichtet auch Yoga – er lässt die Wrestler Asanas einnehmen, um flexibler zu werden, ist auch eine Art Chiropraktiker und zeigt seinen Patienten Yoga-Übungen zur schnelleren Genesung. Gune ist angetan. Er beginnt, sich für diesen therapeutischen Aspekt von Yoga zu interessieren, von dessen Wirkung er aus eigener Erfahrung weiß.

Gune hat immer wieder mit Erkältungen und Migräne zu kämpfen, Ärzte hatten ihm gesagt, diese Probleme seien chronisch – doch dank seiner Yogapraxis sieht sich Gune geheilt. Mehr noch, er wird richtig stark. Hundert Liegestütze soll er am Stück gemacht haben können. Und was tut man mit der ganzen Kraft? Revolution oder Heilung? Vielleicht ein bisschen beides. Gune jedenfalls ist fest davon überzeugt, dass Bildung der Schlüssel zur nationalen Befreiung ist, und beginnt, für die Khandesh Education Society in der Stadt Amalner in Maharaschtra zu arbeiten.

Schließlich, mittlerweile ist es 1919, lernt er Paramhansa Sri Madhavdasji Maharaj kennen. Einen Yogameister, der sein spiritueller Lehrer wird und ihm systematisch Asana und Pranayama (Atemtechniken) beibringt. Diese Begegnung verändert Gunes Leben, und er wird Swami Kuvalayananda. Gune ist sich nun sicher, dass Yoga nicht nur ihm persönlich, sondern auch anderen Menschen helfen kann. Und zwar nicht nur ein paar anderen Menschen, sondern gleich der ganzen Menschheit. So entwickelt Kuvalayananda, ähnlich wie Vivekananda vor ihm, ein Modell, in dem er westliche und östliche Ansätze kombiniert. In seinem Fall: Yoga und physiologische Untersuchungsmethoden. An einem Krankenhaus führt er erste Untersuchungen zur Wirksamkeit von Yoga durch und gründet schließlich einen Ort, an dem er diese Untersuchungen systematisieren will: Kaivalyadhama.

Dort wollen Kuvalayananda und seine Kollegen die physiologischen Effekte von Asanas, Pranayama und Kriyas untersuchen. Wir sehen Bilder dazu im Film: Junge Männer in Yoga-Posen, denen Schläuche aus der Nase hängen, Röntgenapparate und Stethoskope. Hier wird alles Mögliche gemessen: Sauerstoffsättigung, Blutdruck, Puls. Die Idee dahinter: Wenn gezeigt werden könne, dass eine Asana zum Beispiel den Blutdruck senke, dann könne sie ja auch gegen Bluthochdruck helfen, und das hieße, Yoga wäre wirklich als Therapie anzuwenden. Die Ergebnisse, die die Forscher hier erzielen, werden in einem eigens dafür gegründeten Journal, dem *Yoga Mimansa*, publiziert. Kuvalayananda, so heißt es weiter im Film, habe eine Überzeugung gehabt: «Yoga hat eine umfassende Botschaft für die Menschheit. Es hat eine Botschaft für den Körper, für den Geist und für die Seele.» Mithilfe seiner Forschung werde er dem Westen zeigen: «Ja, es funktioniert!»

Was Kuvalayananda am eigenen Leib erfahren hatte, sollte nun also auch für andere sichtbar gemacht werden – mithilfe der Wissenschaft. «Yoga wirkt!» lautete die Parole, und zwar nicht als Magie oder als Glaube, sondern «in echt», mit dem Gütesiegel der Wissenschaft, sodass auch Westler:innen es einsehen mussten. Das war ein entscheidender Kniff. Denn wir haben es ja schon gesehen, Wissenschaft war als *das* Ding der Moderne etabliert. Wer Autorität für Neues beanspruchte, brauchte sie zur Legitimation. Und Kuvalayananda, der Yogi im Laborkittel, machte sich diese Autorität nun zunutze, um Yoga in die Welt zu bringen: «Yoga wird allen guttun.»

Ein Rasierpinsel und ein Vermächtnis

Im Jahr 2024 feiert Kaivalyadhama 100-jähriges Bestehen. Im ersten Stock der Bibliothek wurde extra ein Büro für die Jubiläumsfeiern eingerichtet. Ein Stockwerk tiefer läuft man barfuß über grünen Teppich, an alten Holzregalen vorbei, die mit allen Ausgaben des *Yoga Mimansa*-Journals und Philosophie-Lexika bestückt sind. In den Regalen hier in der Bibliothek werden hinter Glasplatten aber auch Gegenstände aufbewahrt, die dem Swami gehörten. Er ist 1966 gestorben, hier liegen seine Schlappen, sein Rasierpinsel und sein Gebiss.

Wie unterschiedlich wir Verstorbenen gedenken. An diesem stillen, sanften Ort in Maharaschtra wird jedenfalls ein Mann geehrt, dessen Gesicht es nicht in gut sortierte große Buchhandlungen im Westen geschafft hat. Er hat auch keinen eigenen Yogastil entwickelt, er reiste nie in den Westen, es gab keine Celebritys, die für ihn die Trommel schlugen. Aber er hat die Grundlagen dafür gelegt, dass andere dies tun konnten: «Kuvalayananda und seine Kollegen haben das Yoga, welches zum transnationalen Phänomen wurde, nicht erfunden, aber ihre Forschung machte es möglich, dass dieses Yoga erfunden wurde», schreibt der Anthropologe Joseph S. Alter.[75]

Was ist dieses Yoga, dieses transnationale Phänomen? Eine Praxis, die heutzutage weltweit ausgeübt wird. Von Jüd:innen und Muslim:innen, Ärzt:innen und Astrophysiker:innen, Esoteriker:innen und Asket:innen. Denn Yoga wirkt. Und zwar unabhängig davon, ob man mal etwas vom Gott Shiva gehört hat oder weiß, was «Om» bedeutet.[76]

Kuvalayananda hat mit seinem Versuch, Yoga wissenschaftlich zu erklären, es zu übersetzen und so für die ganze Menschheit verständlich zu machen, zu dessen Zugänglichkeit beigetragen. Denn so hat die Praxis eine Flanke der Moderne verpasst bekommen. Eine Einflugschneise auch für diejenigen, die es nicht philosophisch angehen wollen. Eine Möglichkeit, es auch (vermeintlich) frei von kultureller Bedeutung zu praktizieren. Deswegen können auch so viele verschiedene Menschen Yoga machen: gläubige Christen, Chemikerinnen, die Chakren für den lächerlichsten Humbug halten, und Esoteriker, die glauben, Licht essen zu können.

Yogendras Yoga-Institut

Paramhansa Madhavdasji, Kuvalayanandas Guru, wurde in der kleinen Stadt Phulia, im Nadia-Distrikt in Westbengalen, geboren. Er entstammte einer angesehenen Familie, war Nachfahre des Dichters Mahakavi Krittibas Ojha. Und auch er war, das lässt sein Lebensweg vermuten, ein Suchender. Nach einem Jura-Studium und anschließender Arbeit als Gerichtsschreiber verließ er irgendwann in den 1870er-Jahren dieses geordnet-strebsame Leben und wurde Sadhu (Mönch). Er reiste kreuz und quer durch seine Heimat – durch Assam, den Himalaya, das heutige Uttar

Pradesh. Bei Baroda, nahe dem Vishwamitri-Fluss in Gujarat im Westen Indiens, ließ er sich schließlich nieder und gründete einen Ashram. Zwei seiner Schüler sollten einen entscheidenden Beitrag zur Entwicklung des Yoga leisten. Einen kennen wir bereits, es war J. G. Gune, Swami Kuvalayananda. Den anderen lernen wir jetzt kennen: Manibhai Haribhai Desai.

Für den einen war es eine Erkältung, für den anderen eine Nummer härter: Desai hatte als Kind Typhus gehabt und dann als Teenager, um seine schwache Konstitution zu verbessern, mit Wrestling angefangen. Darin wird er so gut, dass Freunde ihn «Mr. Muscle» nennen. Mr. Muscle ist aber auch ein empfindsamer Mensch, während seines Studiums am St. Xavier's College in Bombay wird er von schlimmem Heimweh geplagt. Damals schlägt ihm ein Freund vor, einer Diskussion mit Paramhansa Madhavdasji zuzuhören. Vielleicht würde ihm das ja helfen. Und es hilft ihm tatsächlich. Kurze Zeit später geht Desai in den Ashram des Guru. Dort stellt sich Mr. Muscle als eifriger Schüler heraus, er wird schnell sehr gut in Asana und Pranayama.

Zwei Jahre später kehrt Desai nach Bombay zurück. Da er gut vernetzt ist, beginnt er, in Kreisen der dortigen höheren Gesellschaft, Asana zu unterrichten. Auch Desai, beziehungsweise Shri Yogendra, wie er sich inzwischen nennt, hatte erkannt, welchen Nutzen Yoga als medizinische Therapie haben könnte. Yogendra beginnt, ein Yogabusiness aufzuziehen. Dank einiger Mäzene gelingt es ihm, am 25. November 1918 das Yoga Institute zu gründen, das erste organisierte Yoga-Zentrum der Welt. Santan Rodrigues, Yogendras Biograf, schreibt: «Das war ein entscheidender Tag in der Geschichte des Yoga. Zum ersten Mal wurde Yoga dem normalen Mann unterrichtet.» Dem normalen Mann – soll heißen: nicht mehr nur den Asketen, den Suchenden, den fernab der Gesellschaft Lebenden, sondern Leuten mit Job und Familie.

Schauen wir noch mal kurz zurück: Wir hatten Asana – auch –

kennengelernt als eine Möglichkeit, in einer guten Körperhaltung länger meditieren zu können. Was jetzt durch Yogendra noch hinzukommt: Gesundheit. Fitness gar! «Von Anfang an hat er seine Lehren direkt mit Gesundheit und Heilung in Verbindung gebracht. Dokumente des Institutes zeigen, dass die ersten Studierenden dort als Patienten eingeschrieben waren.»[77] Dazu gehört auch ein weiterer wichtiger Aspekt: Yoga als Spannungsabbau. Yogaforscher Daniel Simpson schreibt, dass es in den ersten Jahrzehnten des letzten Jahrhunderts indische Yogalehrer gegeben habe, die dazu westliche Methoden adaptiert hätten und sie älter haben klingen lassen. So habe Yogendra beispielsweise Ideen aus *Dynamic Breathing and Harmonic Gymnastics* (1892) der US-Autorin Genevieve Stebbins übernommen, etwa, indem er ein langes Savasana nach der Praxis einführte. Auch das war neu.

Der Körper rückt in den Fokus. Yogendra entwickelt ein rhythmisches Übungssystem und die dazu passenden medizinischen Anwendungen: «[Yogendra] hat dazu beigetragen, Hatha Yoga zu entschlanken […], so dass die Leute Asanas als etwas von traditioneller Ideologie Unbelastetes sehen konnten», schreibt Indologe Elliott Goldberg.[78] Für sein eigenes Übungssystem verwendet Yogendra auch Übungen aus dem Calisthenics; er macht die Praxis damit außerdem dynamisch, da es Untrainierten so leichter fällt, in die Posen hineinzufinden. Wir haben ja gesehen, dass in der *Hatha Pradipika* 84 Asanas erwähnt werden, aber es finden sich wenig stehende Haltungen in den Hatha-Texten, und nur bei zwei von ihnen wird die Wirbelsäule gebeugt. Diese Haltungen, wie zum Beispiel *Trikonasana* (Dreieck), sind neu. Yogendra scheint auch der Erste zu sein, der Drehungen der Wirbelsäule im Stehen einführt – wie sehr er sich dabei von westlichen Calisthenics beeinflussen lässt, bleibt unklar.[79]

Wir wissen nicht viel darüber, wie Yoga vor Yogendras Zeit unterrichtet wurde, was wir aber wissen, ist, dass es keine Studios gab, wie wir sie heute kennen, und keinen Gruppenunterricht. Yoga fand im Ashram statt, in Höhlen, bei Gurus und Asketen. Erst jetzt findet Hatha Yoga, das selbst bei Vivekananda noch als «zu gefährlich» galt, auf einmal eine respektable Heimat, und das mitten in Bombay: «Yogendra machte es für die Bombayer Mittelschicht möglich, eine Hatha-Yoga-Klasse in ihrer eigenen Gemeinschaft zu besuchen», schreibt Goldberg.[80] In der eigenen Gemeinschaft, nicht als Asket unter Mönchen.

Während Kuvalayananda in Lonavla das Kaivalyadhama gründet und Yoga an die Wissenschaft bindet, etabliert Yogendra die uns noch heute gut bekannte Verbindung von Yoga mit Gesundheit und Fitness. Darüber schreibt er außerdem Bücher, bis zu seinem Lebensende sollten es fast 20 werden.

Aber neben der Verbindung von Yoga und Fitness gibt es noch einen weiteren Aspekt von Yogendras Arbeit, der Yoga neu aufstellt: «Er nahm Yoga aus dem heiligen Raum, wo es keine Gewinne zu machen gibt, und führte es in den kommerziellen Raum ein, den Markt, wo Yoga an Konsumenten der Mittelschicht verkauft werden konnte.»[81] Diesen Prozess hatte Karl Marx mal als «zur Ware werden» von nicht als Ware gedachten Sachen beschrieben. In der Soziologie nennt man das Kommodifizierung. «Indem er Yoga in ein System der Körpererziehung brachte, was es Indern ermöglichte, fit und gesund zu werden, hat Yogendra Yoga von einer spirituellen Suche zu einer Dienstleistung [...] gemacht», schreibt Goldberg.[82]

Hier sollten wir kurz innehalten. Schließlich ist es genau die Kommodifizierung des Yoga, die heute – 100 Jahre später – als der große Sündenfall beschrieben wird. Yoga, so der Vorwurf, sei doch nicht zum Geldmachen da. Dabei gibt es gute Gründe, festzustellen, dass – wie das nun mal so ist – der Sündenfall schon am Anfang der modernen Yogapraxis stand. Denn ähnlich wie Vivekananda und auch Kuvalayananda war Yogendra davon überzeugt, dass alle etwas von Yoga haben könnten: «Jede Person, egal wo sie steht im Leben, kann zu jedem Moment mit Yoga beginnen.»[83] Sein Biograf Rodrigues schreibt: «Für ihn war Yoga nie eine Religion. Er hat es immer sehr wissenschaftlich angepackt, es demystifiziert, es von Religion abgenabelt, es gerettet aus den Wäldern und den zurückgezogenen Asketen.»[84] Yogendra selbst schreibt: «[Yoga] erwartet nicht, dass der eigene Glaube abgelegt wird, die Religion oder das Erbe [...], die Yoga-Technik kann von allen genutzt werden, den Kranken und Gesunden, den Intelligenten und den Ignoranten [...], sie alle können von der Praxis profitieren.»[85]

Heute kann man neben Yoga-Teacher-Ausbildungen, «Life-Management»-Camps, Pränatal Yoga und Corporate Yoga auch ein «7 Day Health Camp» am Yoga Institute in Santacruz absolvieren. «Yoga ist die Antwort. Was ist dein Problem?», fragt uns der Yogalehrer dort zu Beginn. Wir, das sind 25 Menschen zwischen 22 und 56 Jahren. Neben Mumbaier:innen ein Österreicher, eine Isländerin und zwei Deutsche. Junge Hausfrauen, Computerfachleute, Bankangestellte. Indische Mittelschicht mit Problemen, wie wir sie auch kennen: zu viel Smartphone, Stress durch Care Arbeit, nicht abschalten können. Eine junge Frau, die abnehmen will. Ein mittelalter Mann, der sich mal wieder andere Kontakte wünscht. Wir lernen Asana, wir lernen Krija (körperliche Reinigungstechniken). An einem Tag hält Maa Hansaji, die Enkel-Schwiegertochter von Yogendra, einen Vortrag über die richtige persönliche Hygiene («Cleanlines is next to godliness») und beteuert, dass wir alle unseres eigenen Glückes Schmied sind. Auf dem Weg zum Yoga Institute sind wir über den städtischen Highway gefahren, an Slum-Hütten vorbei, über denen riesige Billboards hängen mit Werbung für Glamping-Unterkünfte. In Mumbai leben fast so viele Milliardäre wie in Manhattan. Am Eingang des Instituts stehen zwei Security-Leute, Videokameras sichern es zusätzlich. Auch das ist Yoga. Es ist das Yoga, von dem die Religionswissenschaftlerin Sarah Strauss schreibt, dass es heute ein ganz bestimmtes Segment der indischen Gesellschaft anzieht, nämlich «die gebildete, aber auch ein bisschen konservative, Mittelschicht, die nach einem Kompromiss zwischen ‹Tradition› und ‹Moderne› sucht. Für diese Zielgruppe hält Yoga eine Reihe von Ideen und Praktiken bereit, die ein nationalistisches (auf jeden Fall Hindu) statt ein kolonial importiertes Bewegungssystem unterstützen, aber zugleich auch wissenschaftliche Ergebnisse miteinbeziehen.»[86] Diese Ausrichtung des Yoga macht es möglich, nicht mehr wählen zu müssen zwischen Tradition und Moderne – hier können auch «uralte Wahrheiten» auf Probleme von heute angewandt werden. Auf YouTube spricht Maa Hansaji auch über *red flags* in Beziehungen, Selbstbefriedigung und darüber, wie die Zähne weißer werden.

Verwischte Grenzen

Machen wir es noch mal ganz offiziell: Yoga ist eine soziale Praxis, entstanden aus einem Kulturtransfer. In Santacruz lässt sich ganz konkret anschauen, was Kulturtransfer ist. Was es nicht ist: leicht zu verstehen. Denn die Grenzen zwischen dem, was wir alt und neu nennen, was wir für Tradition und Moderne halten, für Ost und West, für das Wahre und das Abgekupferte, für Herkunft und Nationalismus, sind nicht so sehr Grenzen als vielmehr Graustufen.

So reicht es auch nicht, nur von Ost nach West zu reisen, Texten und Menschen hinterher, sondern wir müssen auch Raum lassen für alles, was sich nicht eindeutig zuordnen lässt. Weil es eben nicht nur in eine Richtung geht und weil auch das Neue manchmal getarnt sein kann als das Alte und kaum ein Begriff so abgegriffen und zugleich scharfkantig ist wie Tradition. Auch ganze Leben sind ja nicht eindeutig. Yogendra wollte Yoga beschützen vor dem «Potpourri des modernen Fortschritts», zugleich stellte er es mitten hinein in den modernen Diskurs um Körper und Gesundheit. Er beschwor die Tradition und mischte ganz viel Neues mit hinein. Widersprüche und Uneindeutigkeiten muss man nicht immer bewerten, aushalten reicht.

Wir haben gesehen, wie Yoga von Ost nach West kam, und wir haben gesehen, wie zugleich (koloniale) Stereotypen gewandert sind. Was die Orientalisten in «Indien» gesehen haben und wie sie sich dabei auch selbst entwarfen. Auch in Indien wurden diese Stereotypen wieder aufgegriffen – Hindu-Reformer wie Vivekananda, Rammohun Roy, später auch Gandhi, machten sie für einen antikolonialen Hinduismus nutzbar. Vivekananda wandelte die Stereotype von Indien als «mystisch» und «entrückt» zu einem Vorteil um: «Und so wurde genau der Diskurs, der es geschafft hat, Indien zu entfremden, zu unterdrücken und zu kontrollieren, von Vivekananda als religiöser Weckruf genutzt, der die Inder unter einem universalistischen Hinduismus vereinen sollte.»[87] Stereotype bleiben sie trotzdem. Sie werden uns noch oft wiederbegegnen.

Doch bevor es weitergeht, lassen Sie uns kurz zusammenfassen: Yoga als Form der Fitness, des Stressabbaus, als Therapie ist ein neues Phänomen. Das, was heute Yoga ausmacht, entstand erst im 20. Jahrhundert. Männer wie Kuvalayananda und Yogendra haben es damals mit auf den Weg gebracht. Joseph S. Alter schreibt: «Vielleicht geht es zu weit – aber ich sage es trotzdem, um es zu verdeutlichen – das Yoga, das wir heute kennen, wurde unabhängig voneinander, aber zur selben Zeit von zwei Männern rund um Bombay erfunden.»[88] Diese zwei Männer haben wir nun kennengelernt. Yogendra und Kuvalayananda haben Stück für Stück, mit Ratgeberbüchern, Yogakursen und Ausbildungsprogrammen, dafür gesorgt, dass Yoga zu einer Jedermann-Praxis werden konnte. Sie haben Yoga *machbar* gemacht. Darauf haben sie kein Copyright, und sie sind auch nicht die Einzigen, die dafür sorgten. Aber sie waren ganz entscheidend an dieser Entwicklung beteiligt. Was in der Folge noch ganz entscheidend sein wird, sehen wir jetzt.

8. Körperkultur

In der Hasenheide

Johann Christoph Friedrich GutsMuths wird am 9. August 1759 in Quedlinburg geboren. Er ist Einzelkind und ein sehr guter Schüler, mit 20 Jahren beginnt er in Halle zu studieren. Nach dem Studium arbeitet er zunächst als Privatlehrer, bevor er an eine Schule in Schnepfenthal in Thüringen berufen wird. Dort unterrichtet er neue Sprachen, Geografie, Geschichte – und schließlich auch das, was wir heute «Sport» nennen: Er zeigt seinen Schülern, wie man balanciert, rennt, springt und wirft. Das klingt sehr unspektakulär, aber es war eine kleine Revolution. Denn hier, in Schnepfenthal in Thüringen, liegt der Anfang des Schulsports.

GutsMuths ist nicht einfach nur Sportlehrer, er will seine Schüler – Achtung, jetzt kommt ein schönes altes Wort – ertüchtigen. Im Jahr 1793 schreibt er ein Buch mit dem Titel *Gymnastik für die Jugend*, in dem er seine Methoden darlegt. Sein Motto lautet: «Ihr lehrt sie Bürgerpflicht – auf ihres Körpers Wohl und Bildung seht ihr nicht.» Auch Sport sei Teil einer umfassenden Bildung.

Ein anderer früher Sportlehrer schaut sich bei ihm einiges ab, im wahrsten Sinne des Wortes, denn er besucht ihn in Schnepfenthal. Im Gegensatz zu GutsMuths wird dieser allerdings berühmt, seinen Namen kennen viele noch heute: Friedrich Ludwig Jahn. Der Turnvater. Knapp 180 Kilometer nördlich von Quedlinburg, in Lanz, ist Jahn im Jahr 1778 zur Welt gekommen. Er arbeitet als Hauslehrer und lässt seine Schüler springen, laufen und über Baumstämme balancieren. Am 13. November 1813 gründet er mit ein paar Freunden in einem Park (damals) etwas außerhalb Berlins, der Hasenheide, den geheimen «Deutschen Bund zur Befreiung und Einigung Deutschlands» – es ist gleichzeitig die Geburtsstunde der Turnbewegung. In der Hasenheide entsteht der erste Turnplatz. Jahn will seine Schüler schon auch ertüchtigen, er will sie damit aber nicht im GutsMuthschen Sinne erziehen, sondern vielmehr zu strammen Deutschen machen. Der Verein steht ausschließlich Männern «deutscher Abstammung» offen, Juden sind ausgeschlossen. Und auch wenn die Wirren der deutschen Geschichte in der ersten Hälfte des 19. Jahrhunderts den Turnvereinen erst mal einen Strich durch die Rechnung machen, war «Turnen» mehrheitsfähig geworden. Und zwar nicht nur in Deutschland.

Schon in der Mitte des 19. Jahrhunderts schien halb Europa zu turnen. Dabei ist vielerorts eine ganz ähnliche Sorge der Antrieb: dass es bergab geht mit der eigenen Nation, mit dem Volk, mit der Männlichkeit. Industrialisierung und Urbanisierung, so die Diagnose, hatten aus Männern nervöse und überstimulierte Kreaturen gemacht. Keine Menschen, mit denen sich – wortwörtlich – «Staat» machen lässt. Doch die neue Welt braucht starke Menschen! Disziplin, Gehorsam, Straffheit. Sport – im weitesten Sinne – soll den Charakter bilden und wird zur nationalen Pflicht. Das schlägt sich in Schulen nieder, in Mannschaftssportarten wie Rugby, die in England ins Curriculum kommen, um aus weichen Kindern harte Jungs zu machen. In Turnvereinen, aber auch im Militär, wo verschiedene Gymnastiksysteme eingeführt werden. GutsMuths, der Mann mit dem schönen sprechenden Namen, wollte seine Kinder noch motivieren («Man ermuntere durch Beifall!»), nun wird dem Spieltrieb mit Drill der Garaus gemacht.

Und auch wenn wir das aufkommende Bürgertum im 19. Jahrhundert mit seinen verdeckten Tischbeinen und den einschnürenden Korsetten einerseits als sehr schamhaft und antikörperlich wahrnehmen, ist es andererseits nicht ganz weit hergeholt, zu sagen, dass das 19. Jahrhundert ein sehr körperliches war. Ende des Jahrhunderts, 1896, finden die ersten neuzeitlichen Olympischen Spiele statt. Das ist natürlich kein Zufall, sondern der Kulminationspunkt einer Entwicklung, in der «der» Körper zu etwas wird, was wir heute noch kennen. Denn analog zum «Selbst» verändert sich auch der «Körper» im Zuge der Moderne – also das, was wir darunter verstehen. Kultur hat schon immer Bedeutung auf Körper geschrieben – Begehren und Schmerz, Stärke und Schwäche –, aber nun verändern sich die Vorzeichen. So wie das Selbst formbar wird, wird es der Körper auch. Empirie und Anatomie – der Körper lässt sich zunehmend besser beschreiben, und er lässt sich so auch zunehmend aktiv verändern. Der Körper wird zudem gesehen als nach außen gestülpter Charakter. Schauen Sie sich diese Wörter an: Volkskörper, Leibeskraft, Stählung, Abhärtung, Manneskraft. Der Körper wird zum Ausweis der Lebensführung – heute sagen wir Lifestyle – und der nationalen Befindlichkeit.

Die Möglichkeit, den Körper entsprechend zu formen, wird gerade von der aufkommenden Mittelschicht, dem Bürgertum, aufgegriffen: «Das Bürgertum, ausgestattet mit seinem neuen moralischen Code, versuchte den Körper, so gut es ging, zu regulieren, seine Leidenschaften zu minimieren, seine sexuellen Begierden und überhaupt seinen Ausdruck. Der Körper stand zwar im Zentrum der Aufmerksamkeit, aber war ein nicht gern gesehener Anblick.»[89] Wie wir unsere Körper behandeln (und behandeln lassen), hat nun mal auch etwas mit Macht zu tun. Der französische Philosoph Michel Foucault hat das hinlänglich beschrieben und es «Technologien des Selbst» genannt – das ist auch kulturgeschichtlich nicht neu. Was aber neu ist: Jetzt kommt «Gesundheit» als neue Zutat mit in die Diskurssuppe. Gesundheit verstanden als das Ergebnis unseres eigenen Tuns und nicht etwa als Schicksal. Gesundheit lässt sich nicht nur herbeiführen, sondern maximieren. Technologien des Selbst sind Investitionen in die Zukunft. Mithilfe der Wissenschaft, mit Medizin, mit Ernährung, Geburtenkontrolle und Volkszählungen. Mit Gymnastik, mit Sport – und mit Yoga. Aber gemach.

Kraft und Schönheit

Es ist schwer, mit dem 19. Jahrhundert nicht zu hart ins Gericht zu gehen. Was hat es nicht alles hervorgebracht: Staatsrassismus, entfesselten Kapitalismus und Imperialismus. Es war eine Zeit, in der viel Bahnbrechendes passierte und entwickelt wurde: die ersten Eisenbahnen, Dampfmaschinen, Fabrikarbeit, Großstädte, Telefone. Charles Darwin und Robert Koch. Wissenschaft und Industrialisierung wälzen in hoher Geschwindigkeit soziale Strukturen in den Erdboden. Entzauberung durch Technologie, Planierung alter Gewissheiten. In dieser Zeit also, wo alles in den Himmel schießt und zugleich den Bach runtergeht, wo scheinbar alles nur noch von monströsen Maschinen bewegt wird, verschafft sich der Mensch doch wieder etwas Platz: mit dem Körper.

Nicht ganz zufällig werden die Olympischen Spiele wieder ausgegraben. Der französische Baron Pierre de Coubertin ist dafür verantwortlich und will mit der «Religion der Muskelkraft» der desorientierten Masse ein neues Leitbild geben, ein gesundes, starkes, moralisch standfestes.[90] Im Wettkampf sollen sich die neuen Männer behaupten und genau die Fähigkeiten ausbilden, die in der Moderne von Nutzen sind: Ellbogen und Energie. Die Olympiade als Schnittstelle zwischen Gegenwart und Antike bietet die Rampe für eine Zukunft, die selbst gestaltet werden kann. Aber bevor es Zukunft gibt, muss in der Gegenwart in die Hände gespuckt werden. Das wissen auch Thomas Hughes und Charles Kingsley.

Sie wissen das, und genau deswegen sorgen sie sich auch. Sie sorgen sich um ihre Landsleute. Sie sorgen sich, dass die Engländer bereits in der Schule verweichlichen. Hughes ist Autor, er drückt die Sorge in einer Reihe von Büchern aus, in denen er über einen Schuljungen namens Tom Brown schreibt. In *Tom Brown at Oxford* heißt es: «Selbst der einfachste der muskulösen Christen bekennt sich zum ritterlichen Ideal, dass der Körper eines Mannes ihm gegeben ist, um diszipliniert zu werden, sich der Selbstbeherrschung zu unterwerfen und dann für den Schutz der Schwachen und der Förderung der Gerechtigkeit eingesetzt zu werden.»

Das alte ritterliche Ideal entdeckt zur gleichen Zeit auch eine Gruppe anderer Literaten, die Präraffaeliten. Bei ihnen waren Männer auch ritterlich und Frauen grundsätzlich schwächlich, und die allerbeste Frau war in ihren Augen die, die sehr jung an Verzehrung starb. Aber ich schweife ab. Wir waren bei den Rittern und dem (körperlichen) Ideal, das hier heraufbeschworen wird. Dieses Ideal findet zuvor genannter Charles Kingsley, seines Zeichens Sozialreformer, besonders wichtig. Genau wie Hughes will auch er robuste Leute mit harten Muskeln, und so ist er – lange vor Wim Hof, aber es kommt ja immer alles wieder – ein Verfechter des Eisbads: «Das kalte Bad am Morgen, das Ausländer oft für die seltsamste Schrulle junger Engländer halten, hat viel dazu beigetragen, die Trunkenheit zu bekämpfen.»[91] Und so verknüpfen sich zwei Schlagworte miteinander, die fortan Programm werden sollten: *Muscular Christianity* – christliche Werte und maskuline Muskelkraft. Über die britischen Kolonialisten kommt *Muscular Christianity* (das «muskulöse Christentum») dann auch nach Indien.

Doch bevor wir uns dorthin auf den Weg machen, lassen Sie uns noch eine kleine Schleife drehen. Denn nicht nur die reine Muskelkraft sollte der Verweichlichung der Menschen etwas entgegensetzen. Es wurde noch globaler gedacht, das Schlagwort hier: Lebensreform.

Die Lebensreformbewegung kommt Ende des 19. Jahrhunderts auf und ist ein – im Rheinland würde man sagen – Gemölsch aus ganz verschiedenen Strömungen. Naturheilkundler:innen, Vegetarier:innen, Abstinenzler:innen, Nudist:innen – unterschiedliche Motivationen, unterschiedliche Hintergründe, aber was sie alle eint, ist, grob gesagt, den Menschen vor der Moderne retten zu wollen. Denn diese, wir haben es schon angesprochen, setzt den Menschen mit der neuen Art des Arbeitens und den veränderten Lebensbedingungen ganz schön zu. Der deutsche Nudist Richard Ungewitter schreibt in seinem Buch *Kultur und Nacktheit. Eine Forderung* (1911): «Männer laufen mit glasigen Augen, kahlen Schädeln herum, können kaum atmen, mit schlaffen Muskeln, hinter denen die Frauen, erst als korsettierte Marionetten, dann als wahre Tonnen, watscheln.»[92] Jämmerliche Gestalten, in Ungewitters Augen. Und nicht nur in seinen. Stellvertretend für diese jämmerliche Gestalt taucht der Büromensch auf, den Herman Melville schon ein halbes Jahrhundert vorher in seiner Kurzgeschichte «Bartleby, der Schreiber» als «immerfort stumm, bleich, mechanisch» beschrieben hatte. Auf der einen Seite wird Verweichlichung durch dieses urbane Büroarbeiten beklagt, auf der anderen Seite eine zum Teil klar rassistische Kampfansage formuliert, so auch von Ungewitter: «Aus Gründen der gesunden Zuchtwahl fordere ich deshalb die Nacktkultur, damit Starke und Gesunde sich paaren, Schwächlinge aber nicht zur Vermehrung kommen.» Auch dafür setzen sich die frühen FKKler ein.

Im Großen und Ganzen hatte die Lebensreformbewegung zwar keine klare Programmatik, aber – und deshalb ist sie wichtig für unsere Geschichte – sie sorgte mit dafür, dass «Körperkultur» zur sozialen Bewegung wurde. Zum Schlagwort der Zeit. Die Zeitschrift *Kraft und Schönheit* schrieb 1920 sogar, die Körperkultur sei als Grundlage einer umfassenden Lebensreform zu verstehen, bei der sich aus dem «tierischen Menschen der höhere Mensch entwickle». Dieser «Neue Mensch» fasse seinen «neuen Körper» als «heiligen Tempel» auf, dessen Pflege «heilige Pflicht» zu sein habe.[93] Hier sehen wir die bereits angesprochenen Aspekte noch mal verdichtet: Der «neue» Körper lässt sich verändern. Und das ist kein Privatvergnügen, sondern aufs Engste mit einer sozialen Schicht verknüpft.

Werte wie Leistung und Disziplin, Individualität und Wettkampf – was wir heute als neoliberale Kampfbegriffe verschmähen – waren schon damals die Eigenschaften, mit denen sich der Turbo-Kapitalismus reibungslos bewerkstelligen ließ. Sportwissenschaftler Bernd Wedemeyer-Kolwe schreibt, es sei daher auch nur konsequent gewesen, dass ausgerechnet die aufkommende bürgerliche Mittelschicht diese Werte mittels der Körperkultur zum Ausdruck brachte.[94] Denn obgleich gerade durch die Lebensreformbewegung zwar auf den ersten Blick Zivilisationskritik geübt wurde (gegen das neue Arbeiten!), ermöglichte sie doch durch die eingeforderten Körperpraktiken genau solche Eigenschaften, die der Moderne noch mehr Wumms verliehen. Ganz konkret: Was damit auch begann, ist eine Kommerzialisierung durch den Verkauf von Trainingsgeräten und Ratgebern, durch neue Wettkämpfe. Man brachte den Büromenschen bei, wie sie noch besser im Büro sitzen konnten. Man zeigte ihnen neue Übungen und neue Systeme.

Vom Militär in die Jugendorganisationen

Systeme klingt irgendwie komisch. Heute würden wir es Sportart nennen. So wie heute manche Leute auf Pilates schwören und andere auf CrossFit oder Barre, gab es damals Menschen wie Turnvater Jahn, die eine Abfolge von Übungen zu einem «System» zusammenstellten, mit dessen Durchführung man «fit» gemacht werden sollte. Diese Systeme entstanden zunächst vornehmlich im Zusammenhang mit militärischer Ausbildung, die damals einen sehr großen Raum einnahm, und schwappten aus den Kasernen langsam rüber zur Zivilbevölkerung. Im 19. Jahrhundert waren es vor allem drei Skandinavier, deren Systeme es so zu einiger Bekanntheit brachten: Pehr Henrik Ling, J. P. Müller und Niels Bukh.

Ling, ein Sportlehrer an der Militärakademie in Stockholm, hatte Anfang des 19. Jahrhunderts ein System entwickelt, das wir heute wohl als Calisthenics bezeichnen würden: Übungen ohne Equipment, nur mit dem eigenen Körpergewicht. Die *Movement Cure*, wie er sie nannte, war allerdings recht kompliziert und wurde knapp hundert Jahre später von Niels Bukh, dem Trainer des dänischen Olympia-Teams von 1912, in ein einfacheres und zugleich härteres System weiterentwickelt. Es bestand aus sechs Sequenzen, in denen Stärkungs- und Dehnungsübungen durchgeführt wurden. Wenn man sich Fotografien anschaut, sieht es ein bisschen aus wie Yoga, so, wie wir es aus heutigen Studios kennen: Vorbeugen, stehende Grätschen, Hocken und Rückwärtsbeugen. In Indien wurde das Bukhsche System auch sehr beliebt, ähnlich wie jenes, das ein anderer Däne ersann: Jørgen Peter Müller. Müller soll bei seiner Geburt so klein gewesen sein, dass er in eine Zigarrenschachtel gepasst hätte. Aber, das ist uns schon mehrfach begegnet, aus klein wird extragroß, Müller wurde Sportlehrer und mit *Mein System* (1904) weltbekannt. Das Buch wurde zum Riesen-Bestseller, in 24 Sprachen übersetzt und millionenfach verkauft. Es beinhaltet Anleitungen zum Stretching, Atemübungen und wohltuende Tipps wie «mit dem Handtuche fest abrubbeln» – ganz praktische Übungen für den Menschen der Jahrhundertwende, der mit diesem System alltagstauglich 15 Minuten am Tag trainieren konnte.

Müllers System hatte den Vorteil, dass es deutlich einfacher war als das von Ling, und hier zeigte sich zudem, dass es bei der Körperkultur neben all dem Gerede um nationale Stärkung auch um privatere Anliegen ging: gutes Aussehen zum Beispiel. So heißt es in *Mein System*: «Ein frischer Teint, klare Augen und ein gerader Kopf [...] machen selbst schräge Gesichtszüge schön.»[95] Heute sind wir es schon fast reflexartig gewohnt, diese Komponente beim Sport zu verschweigen (zu oberflächlich!) und vor allem auch beim Yoga darauf zu achten, dass es nicht darum geht, schlanker oder graziler werden zu wollen. Das wird oft als neuere und ungute Entwicklung gesehen. Aber die Ästhetik ist kein neuer Aspekt. Sie war schon in den Hatha-Texten Thema, und so idealisierten auch in Indien bildliche Darstellungen den Yogi-Körper, wie Debra Diamond schreibt: «[Wir] sehen, dass Skulpturen von Gottheiten, erleuchteten Wesen und yogischen Meistern – selbst von denen, die strengste Askese übten – typischerweise gesunde und idealisierte Körper haben, die ihre Leistungen zum Ausdruck bringen.»[96] Auch Yogendra notierte in seinen illustrierten Yoga-Asanas aus dem Jahr 1930: «Wer regelmäßig übt, wird ein angenehmes Äußeres bekommen und in allen Bereichen glücklich sein. Was kann man mehr wollen?»[97]

Gute Frage eigentlich. Aber schauen wir uns an, wo genau mit diesen neuen Systemen geübt wurde. Gehen wir noch mal nach England. Dort war *Muscular Christianity* das Schlagwort der Stunde. Daraus entstand schließlich eine Organisation, die es heute noch weltweit gibt: die Young Man's Christian Association (YMCA). Sie wurde Mitte des 19. Jahrhunderts in London mit dem Ziel gegründet, junge Männer aus den Pubs zu holen und ihnen über Vorträge christliche Werte zu vermitteln. Diese Idee kam auch nach Indien, wo die Engländer schließlich ein koloniales Projekt hatten, das sie ebenfalls mit christlichen Werten aufluden. Laut Lord Baden-Powell, Offizier in der britischen Armee, sei der «große Auftrag» gewesen, «die Körper, Persönlichkeiten und Seelen eines kraftlosen Volkes zu entwickeln».[98] Die in den Augen der Engländer zu «unmännlichen» Inder sollten gestärkt werden – wenn auch logischerweise nicht zu sehr –, und so kam nach Cricket westliche Gymnastik, das System von Niels Bukh, nach Indien. In Kalkutta eröffnete 1857 das erste YMCA.

Aber nicht nur die Europäer wollten ihren nationalen Charakter stärken. In der zweiten Hälfte des 19. Jahrhunderts erstarkte im Zuge der Unabhängigkeitsbestrebungen auch in Indien der Nationalismus. Die Suche nach einem nationalen Narrativ war im Gange, und so wurden auch bei der indischen Bevölkerung starke Körper zum Ausweis der Fähigkeit, sich zur Wehr zu setzen. Starke Männlichkeit als Antwort auf Jahrhunderte unter Fremdherrschaft. «Inder unter den Briten und Hindus unter den Mughals wurden oft als schwach, weich und leicht zu beherrschen dargestellt», heißt es dazu bei Mark Singleton und Ellen Goldberg.[99] Im Zusammenhang mit Kuvalayananda hatten wir es kurz gesehen: «Körperliche Fitness wurde zum Ausdruck von kultureller Kraft und Widerstand.»[100]

Die Suche nach dem perfekten Körper war also weltweit im Gange. Und wo gesucht wird, da findet man schon.

Perfekte Körper – schöne Männer

Professor Ray Lankester hat eine Idee.[101] Sein Umfeld ist zwar nicht so begeistert, aber das hat eben keine Ahnung. Keine Ahnung und keine Mission. Na ja, «Mission». Nennen wir es mal «Aufklärung». Denn Lankester will seine Zeitgenossen aufklären, und zwar über den menschlichen Körper. Er will ihnen zeigen, dass es nicht nur möglich ist, einen perfekten Körper zu haben – so perfekt wie der einer antiken griechischen Statue –, sondern auch, wie man ihn bekommt. Aus diesem Grund lässt er einen Gipsabdruck eines solchen Körpers anfertigen und ausstellen, und zwar im British Museum in London. Er ist dort Direktor, außerdem ist er Wissenschaftler, und als er die Statue ausstellt, wird ein Schild daran befestigt mit der Aufschrift: *Homo Europiensis.*

Aber überzeugt sind die Leute immer noch nicht. Denn viele finden den Anblick schlicht ein bisschen unseriös für eine Institution wie das British Museum (mal abgesehen von dem blanken Po und den Genitalien, die erst noch von einem extra gegipsten Feigenblatt verdeckt werden mussten), was zur Folge hat, dass *Homo Europiensis* nur magere drei Monate in der Ausstellung bleibt, bevor er in den Keller ins Museumsarchiv wandert.

Gut 90 Jahre später klingelt das Telefon im heutigen Natural History Museum, jemand will einen Abdruck des Abdrucks für seine Privatsammlung. Dieser jemand ist Arnold Schwarzenegger. Und der Mann, dessen Körperabdruck im Keller stand, dieser *Homo Europiensis,* war kein Geringerer als Eugen Sandow. Der Erfinder des Bodybuilding.

Sandow wird als Friedrich Wilhelm Müller am 2. April 1867 im ostpreußischen Königsberg geboren. Nachdem er Königsberg zunächst Richtung Göttingen, zum Studium der Theologie, verlassen hat, zieht es ihn bald weiter nach Brüssel, wo er an der medizinischen Akademie etwas über Anatomie lernen möchte. Noch mehr als die Theorie interessiert ihn allerdings die Praxis – Friedrich Wilhelm macht Krafttraining. Wegen ausbleibender elterlicher Unterstützung gerät er bald in Geldnöte, doch nicht lange. Denn er trifft auf «Louis Attila» Durlacher. Der betreibt eine Sportschule und nimmt das Marketing für Friedrich Wilhelm in die Hand. Erste Maßnahme: Der junge Mann braucht einen neuen Namen – Eugen Sandow. Zweite Maßnahme: Aufmerksamkeit erregen. So wird Sandow sogar polizeibekannt, weil er im Hafenviertel von Amsterdam sämtliche Hau-den-Lukas-Automaten – wortwörtlich – zerschlägt. Er ist einfach zu stark für den Lukas.

So jemanden wollten die Leute sehen, Körpermaße: «Brust 121 Zentimeter, Bauch 86 Zentimeter, Oberarm 49 Zentimeter, Oberschenkel 66 Zentimeter.» (Kleiner Vergleich: Bastian Schweinsteiger hatte zu Bayern-Zeiten mal 64 Zentimeter Oberschenkelumfang.) Mit diesen Maßen geht Sandow auf Tour, zunächst in Deutschland, dann in England und Amerika. In England tritt er in der Royal Albert Hall auf – als Sexsymbol für die viktorianische Gesellschaft. Auf einer speziell für ihn gebauten «Posen»-Box wird er ausgeleuchtet, während er seine Muskeln flext, um die Hüften ein zartes Stück Stoff im Leo-Muster. Gegen Aufpreis gibt es Privatvorführungen in seinem Umkleideraum nach der öffentlichen Schau – dort dürfen seine Muskeln dann sogar angefasst werden. Er ist der erste Showman-Bodybuilder und tingelt als «Sandow the Magnificent» durch New Yorker Varieté-Theater. Der *New York Herald* schreibt 1893 – als Vivekananda gerade in Amerika angekommen war – über Sandow: «Solche Knoten und Bündel und Schichten an Muskeln waren seit den Statuen des Achilles noch nie gesehen.»[102]

Aber Sandow ist bei Weitem nicht nur Poser, er erklärt seinen Zeitgenossen auch, wie sie es ihm gleichtun könnten. Er schreibt Artikel und Bücher, eröffnet Fitnessstudios (Institutes of Physical Culture), und auch er entwickelt ein Trainingssystem für die Britische Armee und geht damit auf Welttournee.[103] So kommt er 1904 auch nach Indien.

Dort präsentiert er sich in einem Zelt, in das 6000 Leute reinpassen – dennoch sollen allabendlich Tausende wieder weggeschickt worden sein. Alle wollen ihn sehen. Anders als die Briten ist Sandow überzeugt, dass die Inder eine starke Physis haben. So wird er zum kleinen Helden in einem Land, das ebenfalls «Körperkultur» für sich entdeckt hat, Verfechter dieser Kultur, wie Bhavanarao Pant Pratinidhi und K. V. Iyer, beriefen sich auf ihn.

Kolar Venkatesha Iyer wird 1898 in Devarayasmudra im Kolar

Distrikt geboren und ist ein sehr schöner Mann. Zumindest behauptet er das von sich selbst: «Indiens bestentwickelter Mann», mit einem Körper, den ihm selbst die Götter neiden. Iyer ist wie Sandow Bodybuilder und mit ihm befreundet. Ähnlich wie Sandow tut auch er einiges, um sein (antik-griechisches) Körperideal zu vermarkten. Er gründet das erste westlich inspirierte Fitnessstudio in Indien, das Hercules Gym in Bangalore. Iyers Körper ist in internationalen Magazinen wie *The Superman* und *Strength and Health* zu bewundern.

Aber neben Gewichtstraining macht Iyer auch Yoga, ein – wie er sagt – «altes System [...], das mehr mit dem, der ich heute geworden bin, zu tun hat, als alle Kettlebells, Stangen und Stahlfedern, die ich benutzt habe». Iyer praktiziert nicht nur Yoga, er entwickelt aus der Verbindung von beidem sein eigenes System. Yoga und Bodybuilding – wer hätte das gedacht. Was ebenfalls nur wenig bekannt ist: Dass Iyer einer der Ersten war, der *surya namaskar*, den Sonnengruß, mit Yoga in Verbindung brachte.

Surya Namaskar ist die Bezeichnung für ein altes hinduistisches Priesterritual, mit dem die Sonne angebetet wird. Es wurde ausschließlich von Priestern durchgeführt, die sich dabei hinknieten und -legten, es war aber keine ausgewiesene körperliche Übung.[104] Wann genau aus dem Priesterritual eine körperliche Übung wurde und warum es sich so entwickelte, ist nicht ganz klar. Es wird vermutet, dass es als Vorbereitung für Wrestling oder militärische Übungen eingesetzt wurde. So richtig bekannt wurde der Sonnengruß jedenfalls erst um die Jahrhundertwende.

Bhavanarao Pant Pratinidhi, der Rajah von Aundh, einem kleinen Fürstentum in der Nähe von Pune, ist Bodybuilding-Fan. Er hat Sandows Buch gelesen und trainiert mit Gewichten. Schließlich fängt er auch an, Surya Namaskar zu trainieren. Er entwickelt eine eigene Version der Übung, die er in einem relativ schnellen Tempo mehrfach durchläuft: aufrechter Stand, Vorbeuge, zurücktreten in eine Lunge-Position, dann in eine schiefe Ebene, Liegestütz, Arme strecken und Oberkörper nach hinten beugen, von dort Kopf wieder nach unten bringen und Steißbein nach oben schieben, dann nach vorne treten. Wir kennen diese Abfolge als Sonnengruß aus dem Vinyasa-Yoga, damals allerdings war das noch keine Asana-Sequenz – sondern eben Surya Namaskar. Bhavanarao hat es von seinem Vater gelernt und selbst abgeändert. Er sieht darin nicht nur gesundheitliche Vorteile, sondern auch eine Unterstützung der Flexibilität – und die Möglichkeit, junge Menschen fit zu machen. So schreibt er in seinem Buch *Surya Namaskars* (1928): «Um die unzähligen Vorteile von Surya Namaskars zu nutzen […], schlagen wir vor, dass die Namaskar-Übung in allen Schulen und Colleges in Indien zum Pflichtprogramm wird.»[105]

Dieses Buch liest auch Iyer, und er entwickelt wiederum eine eigene Version der Surya Namaskars und fängt an, sie als Warm-Up für Krafttraining zu unterrichten. Das, was wir heute als «Sonnengruß» praktizieren, Surya Namaskar, ist originär also noch nicht mal eine Yoga-Praxis, es wurde erst vor gut 90 Jahren ins Yoga eingebaut.[106] «Obgleich vedischen Ursprungs in seiner Struktur und Ausrichtung, wurde die moderne Form dieser Übung inspiriert vom Bodybuilding, das der weltbekannte Körperkultur-Vertreter Eugen Sandow entwickelt hat […]. Es scheint keine Erwähnung von Yoga im Zusammenhang mit Surya Namasakar vor den 40ern zu geben,» schreibt Elliott Goldberg.[107] Damit ist diese Verbindung, wie Goldberg bemerkt, «nicht so ‹alt› wie elektronische Straßenbeleuchtung, Jazz, Nazis, die Relativitätstheorie, Fotografieren oder Passagierflugzeuge».[108]

Lassen Sie uns mal kurz Luft schnappen und schauen, wo wir stehen: Es war eine weltweite Körperkulturbewegung entstanden, mit der sich das Bild vom Körper veränderte. Er wurde zum Bio-Körper, zum Volkskörper, zum Vehikel nationaler Bewegungen.

Die sich globalisierende Welt mit ihren neuen Medien beschleunigte diese Entwicklung, und eine im Werden begriffene soziale Schicht nahm die Angebote begierig auf. Dieses Tableau ist deswegen so wichtig für uns, weil hier erstmals das Yoga, das wir heute kennen, so richtig erkennbar wird. Das moderne, Asana-basierte, transnationale Yoga entsteht. In dieser Zeit wird Yoga eingespeist in medizinisch-therapeutische Zusammenhänge, wird assoziiert mit Gesundheit, mit Kraft und Fitness und auch mit Schönheit.[109] Vivekananda hatte ein Yoga-Revival angestoßen, aber das, was sich in Indien in den ersten Jahrzehnten des letzten Jahrhunderts in Bezug auf körperliche Yogapraxis tut, war ein «revival-cum-reinvention», wie Joseph S. Alter betont. Also eine Wiederentdeckung qua Wiedererfindung. Eine Wiedererfindung, die mehr mit der Körperkulturbewegung zu tun hat als mit uralter Spiritualität und Philosophie.[110] Farah Godrej macht es ganz deutlich: «Das populäre Asana-basierte Yoga entstand in der ersten Hälfte des 20. Jahrhunderts als hybrides Produkt des dialogischen Aufeinandertreffens des kolonialen Indien mit der weltweiten Körperkulturbewegung.»[111] Das war der große kulturhistorische Bogen. Und jetzt gehen wir noch mal nah ran. Wieder nach Indien. Genauer nach Karnataka.

Der Lehrer der Lehrer

Es gibt einen Dokumentarfilm aus dem Jahr 2012, der im Untertitel eine *Reise zum Ursprung des modernen Yoga* verspricht. Der Film, *Der atmende Gott*, beginnt in Muchukundaparam in Karnataka State. Denn hier wurde er geboren, der «Vater des modernen Yoga», der, von dem «praktisch jede Yogaschule der Welt abstammt», wie es weiter heißt. Seine Berühmtheit ist vor allem seinen Schüler:innen geschuldet, die zu weltbekannten Lehrer:innen wurden und das Yoga, das die meisten von uns kennen, mit ihren Namen versahen. Sie lernten es von ihm, zum Teil als kleine Kinder schon. Wer war also dieser «Lehrer der Lehrer»?

Tirumalai Krishnamacharya entstammt einer Brahmanen-Familie. Er wird 1888, vor knapp 140 Jahren, geboren. Sein Vater soll ihn schon früh in Yoga instruiert haben, als junger Mann beginnt er, Sanskrit und Philosophie zu studieren. 1915 soll er dann, so schreibt es sein Sohn, zu einem Guru nach Tibet gegangen sein. Sieben Jahre lang soll er von diesem in Yoga unterwiesen worden sein, bis ihm der Guru – Ramamohan Brahmachari – aufträgt, zurück in seine Heimat zu gehen, eine Familie zu gründen und Yoga zu unterrichten. Die Autorin Elizabeth Kadetsky ist nicht die Einzige, die diese Version der Geschichte anzweifelt. So schreibt sie: «Krishnamacharyas Geschichte, er habe einen Einsiedler in den Höhlen von Tibet gefunden, tief im Himalaya, und sei dort über die Geheimnisse des Yoga, erhalten in diesen Höhlen seit dem 10. Jahrhundert, eingewiesen worden, hält einer Recherche nicht stand. Details passen nicht zusammen, und es gibt so viele offensichtliche Ausschmückungen der Jüngerschaft selbst, die ganze Geschichte ist unterfüttert mit mystischen Elementen. Also vielleicht ging Krishnamacharyas nie nach Tibet. Aber die Geschichte spricht uns auf einer intuitiven Ebene an.»[112]

Schauen wir, wie die Geschichte weitergeht. In den 20er-Jahren kehrt Krishnamacharya zurück nach Karnataka, in die Stadt Misore. Er heiratet die zwölfjährige Namagiriamma und reist durch die Gegend, unterrichtet Yoga und Sanskrit. Im Jahr 1931 lädt ihn der Maharadscha von Misore, Krishnaraja Wodeyyar IV., ein, zunächst ihm selbst Sanskrit-Unterricht zu geben und dann am Sanskrit College des Palastes zu unterrichten. Zwei Jahre später bietet der Maharadscha ihm wieder einen neuen Job an. Knapp hundert Jahre später können wir sagen: Dieses Angebot, das damals erst mal nur die gute Idee eines progressiven Herrschers war, hat ein bisschen die Welt verändert. Der Maharadscha bittet Krishnamacharya nämlich, in einem Flügel des Jaganmohan-Palastes eine Yogaschule aufzubauen und dort die Jungen der Familie zu unterrichten. In einem anderen Flügel des Palastes, quasi den Gang runter, hatte der Maharadscha schon einem anderen Lehrer die Möglichkeit gegeben, eine Art kleiner Schule aufzubauen. K. V. Iyer, der Bodybuilder, betreibt dort ein kleines Gym.

Yogasana, also das Üben von Yoga-Posen, war im Palast bis dato nicht Teil des Sportprogramms gewesen. Dies sollte sich ändern, so wünscht es sich der Maharadscha, und so beginnt Krishnamacharya am 11. August 1933 mit dem Unterricht. Zu diesem Zeitpunkt war Yogasana in einigen Bereichen der indischen Gesellschaft schon bekannt, Kuvalayananda und Yogendra sei Dank. Und die weltweite Körperkulturbewegung hatte ihr Übriges getan, um einen kleinen Asana-Hype auszulösen. In *Yoga Mimamsa*, dem Journal des Kaivalyadhama, heißt es: «In letzter Zeit gibt es in Maharaschtra [Anm. dem Bundesstaat] kein einziges Gym, das etwas auf sich hält, das kein Yogasana unterrichtet.»

In Misore ist es der Maharadscha höchstpersönlich, der den Hype aufgreift. Am Palast werden ab da eifrig Gewichte gestemmt, Rückbeugen gemacht – und ein Yoga-System entworfen.

Die Asanas, die Krishnamacharya seinen Schüler:innen beibringt, sind nicht nur welche, die aus dem Hatha-Kanon bekannt waren, er entwickelt auch neue Asanas, zum Teil auf der Grundlage von westlicher Gymnastik, über die er in einem Handbuch liest, das in den Palast-Archiven zu finden ist. Er führt neue Posen ein, wie zum Beispiel die Füße-zu-Kopf-Pose, den Tänzer und den Kinnstand. «Diese neuen Posen, die den Körper in unglaublich schwierige und auch unnatürliche Formen bringen, wurden von Krishnamacharya von Zirkusartisten übernommen», schreibt Elliott Goldberg.[113] Aber auch Elemente aus Bukhs System, die schon in den YMCA-Klassen in Indien unterrichtet worden waren, werden Teil des neuen Repertoires. Krishnamacharya experimentiert nicht nur, indem er sich von anderen Praktiken inspirieren lässt, sondern er entwirft, wie ehemalige Schüler berichten, auch mitten im Unterricht ad hoc neue Varianten, wenn er merkt, dass ein Körper andere Möglichkeiten bietet.

Im Yogasala, dem Yogastudio, da, wo nebenan Iyer mit Gewichten trainiert, schieben sich also Körper in neue Posen und damit Tradition und Moderne ineinander. Das, was wir heute ganz selbstverständlich tun beim Yoga, wurde von Krishnamacharya eingeführt: dynamische Bewegungen und die Verknüpfung von Atem mit diesen Bewegungen. «Der erste Schritt deiner Praxis ist es, bewusst Atem und Körper zu verbinden», schreibt sein Sohn T. K. V. Desikachar später.[114] Diese Dynamik und Sequenzierung beziehungsweise Aneinanderreihung von Posen, von Krishnamacharya *Vinyasa Krama* (in etwa: gezielt geordnete Schritte) genannt, wird später als Ashtanga Vinyasa bekannt. Dieses Vinyasa Krama hat sich unter dem Einfluss der Körperkultur und der Gymnastik entwickelt, in der traditionellen Yogapraxis wurden Posen lange gehalten, nicht dynamisch in einer gewissen Reihenfolge verbunden.[115]

Nun ist Innovation nichts Neues in der Yoga-Geschichte, wie wir wissen. Schon im 17. und 18. Jahrhundert wurden viele neue Asanas entwickelt, wie das Hatha-Yoga-Projekt von Mallinson und Kolleg:innen in den letzten Jahren zeigen konnte. Aber das mit dem «neu» ist trotzdem so eine Sache. Krishnamacharya selbst hätte wohl eher «Wiederentdeckung» dazu gesagt. Denn, so die offizielle Version, alles, was er an seine Schüler:innnen weitergab, hatte er selbst von seinem Guru erfahren. Von seinem Guru beziehungsweise einem Text mit dem Namen *Yoga Korunta*. Dieser Text soll auf Palmblätter geschrieben worden und, nachdem ihn Krishnamacharya gelesen hatte, von Termiten zernagt worden sein. Er findet sich in keinem Archiv mehr. Aber Krishnamacharya soll ihn auswendig gekannt haben. Forschende haben einige Varianten dieser Geschichte und möglicher Texte untersucht und sind darin übereingekommen, dass diese Version so nicht stimmen kann und vielmehr von Krishnamacharya aus Gründen der Konvention vorgeschoben wurde.[116]

Der Wunsch, eine ungebrochene Autorität mit unverwässerter Tradition vorweisen zu können, begegnet uns nicht zum ersten Mal. Wir kennen ihn von den Orientalisten, von Vivekananda. Und sosehr wir diesen Wunsch auch respektieren mögen, gibt es nun mal nichts, was als Tradition durch Menschenhände geht und sich dabei nicht verändert. Die Geschichte der modernen Körperkultur, zu der auch Yoga gehört, ist eine Geschichte, in der viele Diskurse mitköcheln. Elliott Goldberg zählt diese wie folgt auf: «Parareligiöse Spiritualität, westliche Esoterik, Medizin, Gesundheit und Hygiene, Chiropraktik, Osteopathie und Körperarbeit, körperbasierte Psychotherapie, das moderne Revival des Hinduismus und die sozialpolitischen Bedürfnisse einer entstehenden indischen Nation. Um nur ein paar zu nennen.»[117]

War Krishnamacharya also der «Vater des modernen Yoga»? Aus wissenschaftlicher Perspektive ist die Behauptung etwas übertrieben. Wir haben schließlich gesehen, welchen Einfluss Yogendra und Kuvalayananda hatten, von anderen ganz zu schweigen. Körperkultur, Sport und Yoga verbinden sich mit und durch diese Yogalehrer.

Aber auch die Geschichtsschreibung sucht sich ihre eigene Wahrheit, und zur Wahrheit von Krishnamacharya gehört, dass er sehr einflussreiche Schüler:innen hatte. Die wiederum schrieben mit Krishnamacharya auch ihre eigene Geschichte. Wir werden sie noch kennenlernen.

Alles hängt mit allem zusammen

Was ist Yoga? Was ist Asana? In den frühen Texten war Asana einfach ein Sitz für die Meditation. Im *Yoga Sutra* werden 12 Asanas erwähnt, in der *Hatha Pradipika* dann schon 15, und im 17. und 18. Jahrhundert kommen in weiteren Hatha-Texten noch mehr hinzu. Krishnamacharya und Co. turboboosten nun das Repertoire mit ihrer Arbeit, entwickeln neue Asanas und stellen daraus Sequenzen zusammen. Das ist neu. Genau wie Sonnengrüße beziehungsweise Surya Namaskar als Teil der Yogapraxis. Auch wenn es uns heute schräg erscheint, Bodybuilding, militärischen Drill und unser Yoga zusammenzudenken, sind diese Praktiken historisch verbunden.[118]

Für seine Analyse des Einflusses der westlichen Gymnastik-Systeme von Bukh und Co. auf Yoga hat der Indologe Mark Singleton ordentlich was auf die Mütze bekommen. Yoga ist eben auch politisch. Und viele Menschen sahen durch Singletons Arbeit ihr Yoga verfälscht und diskreditiert. Auf Social Media, in Artikeln und Podcasts, wurde Singleton als eine Art kolonialer Revisionist dargestellt, der aus Yoga eine westliche Praxis machen wolle. Singleton hat sich mit diesen Vorwürfen auseinandergesetzt. Er habe nicht behauptet, Yoga sei eine völlige Neuerfindung oder dass Lehrer wie Krishnamacharya westliche Gymnastiklehrer plagiiert hätten. «Es macht mehr Sinn, von einer Adaption oder einer Neu-Interpretation, statt einer Neuerfindung zu sprechen», erklärt er. «Denn diese Begriffe betonen die andauernden Prozesse des Experimentierens, die die neuere Geschichte des globalen Yoga ausmachen.»[119] Die Vorstellung einer ungetrübten und unveränderlichen Tradition ist eben für viele wichtig – laut James Mallinson ist das «ursprüngliche Yoga» eine Illusion, die nur ungern aufgegeben wird. Und was den Vorwurf der kulturellen Aneignung betrifft, so sagt der Indologe in einem *Spiegel*-Interview:

«Die Wahrheit ist: Geniale indische Lehrer waren für die Entwicklung des modernen Yoga genauso wichtig wie westliche Lehrer – oder sogar noch wichtiger. Es gibt keine klare Antwort auf die Frage nach dem Original. Es ist eine konstante Entwicklung. Wir haben auch Verbindungen zu chinesischen religiösen Texten gefunden.»[120]

Eine konstante Entwicklung – was nun mal passiert, wenn Zeit vergeht und Kulturen aufeinandertreffen. Wenn Diskurse in Körper schwappen und es keine klaren Linien zwischen innen und außen, zwischen alt und neu und hier und da mehr gibt. Deswegen gehört auch ein Park in Neukölln zu Yoga. In der Hasenheide in Berlin grasen heute keine Rehe mehr. Im Sommer gibt es Nackt-Raves, und selbst dem zögerlichsten Touri wird es gelingen, dort unter einem Baum ein bisschen MDMA zu kaufen. Keine 100 Meter vom Jahn-Denkmal entfernt wird seit einigen Jahren der Sri-Ganesha-Hindu-Tempel gebaut. Im Umkreis von 500 Metern befinden sich Dutzende Yogastudios und ein Hallenbad. Wer hätte all das vor 100 Jahren gedacht? Als Adelmann-Huttula schrieb, die Deutschen seien verweichlicht, als Kuvalayananda die Sauerstoffsättigung beim Yoga messen wollte und als Christopher Isherwood sich unter der Anleitung von Prabhavananda im Meditieren übte.

Das hätte keiner gedacht, und doch hängt es alles zusammen.

TEIL 3

Von Hollywood in die Welt

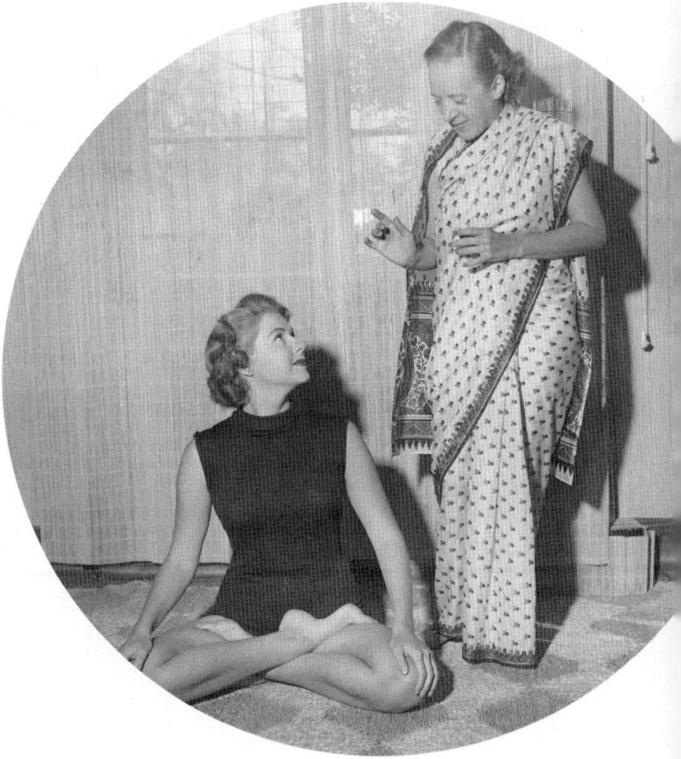

9.
Sunset Boulevard

Ein Licht geht um die Welt

Der Himmel ist blau, die Bäume sind grün. Reihen von Edwardian-Häusern mit weißen Fensterrahmen. Die Vorgärten sind gepflegt, durch Fensterscheiben sieht man große Lampen und Bücherregale in Wohnzimmern. Ich laufe an der Häuserreihe entlang und suche die Nummer 223a. Dann entdecke ich ein Schild an einem schwarzen Gitter, zur 223a geht es links einen schmalen Weg entlang, dann ein Tor. Dahinter befindet sich ein flacher, moderner Bungalow, hell, mit dunkler Holztür und zwei Pflanzenkübeln davor. Ich drücke die Tür auf, stelle meine Schuhe neben den Eingang und lasse mir den Weg zum Klassenraum zeigen. Dort nehme ich mir eine Yogamatte aus dem Regal, ein Bolster, zwei Blöcke und eine Decke, setze mich und warte. Durch das Oberlicht fädeln sich Sonnenstrahlen in den Raum, ein Blatt fällt auf den Boden.

Ich bin hier in Maida Vale, nördlich von Paddington in London, um Yoga zu machen. Mit mir noch fünf andere Frauen und ein Mann. Die Lehrerin stammt aus Sri Lanka, die Frau links neben mir ist eine bekannte Journalistin, der junge Mann rechts neben mir hat gerade sein Studium abgeschlossen und wird in drei Monaten nach Indien reisen, nach Pune in Maharaschtra, von der Stadt haben wir schon gehört. Ich weiß das, weil wir, nachdem wir uns auf die Köpfe gestellt, uns mit Matten ausgepolstert in den Schulterstand geschwungen und uns von der Lehrerin mit den Knien tiefer in die sitzende Vorbeuge haben drücken lassen, im Park nebenan noch Kaffee trinken waren. Ob sie das immer machen, will ich wissen. Nein, das wäre heute das erste Mal gewesen. «Was ein Glück», sage ich. «Komm wieder», sagt Harshini, die Lehrerin.

Vor vierzig Jahren wurde dieses Yogastudio hier eröffnet. Damit war es eines der ersten in Europa. Der Meister höchstpersönlich war dabei und hat es oft besucht, sein Bild hängt im Eingangsbereich, sein Geist ist in jedem Raum präsent. Nicht zum ersten Mal denke ich, wie erstaunlich doch diese Geschichte ist – was für ein Weg von den Veden, den Upanishaden, den Hatha-Yogis bis hin zu den Romantikern, den Theosophinnen und dem Bodybuilding. All das – und jetzt also dieses Gebäude und diese Menschen hier in London im Jahr 2024. Wir sind hier, weil die Geschichte so abgelaufen ist, wie sie abgelaufen ist, aber wir sind auch hier, weil es eben diesen Mann gab. Ohne ihn hätten wir heute nicht gemeinsam auf dem Kopf gestanden und würden jetzt nicht Kaffee trinken und uns darüber austauschen, in welchem Park gerade die schönsten Rosen blühen.

Bellur Krishnamachar Sundararaja Iyengar, kurz B.K.S. Iyengar, wird am 14. Dezember 1918 als Sohn einer Brahmanen-Familie in Bellur im Kolar-Distrikt im Süden von Karnataka geboren. Als Kind hat er Typhus, Malaria und Tuberkulose. Zwei seiner Geschwister sterben früh. Als er fünf ist, zieht die Familie nach Bangalore, und im Jahr 1934 – da ist er 15 – zieht er wieder um, seine Familie schickt ihn nach Misore, zu Namagiriamma, seiner verheirateten Schwester. Dass dieses schwache, dünne Kind mal dank seiner körperlichen Fähigkeiten zum Yoga-Superstar werden würde, konnte damals niemand ahnen. Aber das kennen wir ja schon.

Als Iyengar in Misore ankommt, ist er jedenfalls noch ziemlich schwach auf der Brust. Sein Schwager verordnet ihm also Bewegung, damit er zu Kräften kommt. Er unterrichtet ihn sogar selbst und bringt ihm Asanas bei. Das wird eine harte Schule. «Zu dem

Zeitpunkt war mein Körper so steif, dass niemand, noch nicht mal mein Guru, glaubte, dass ich es jemals schaffen könnte. Ich war steif wie ein Stab, und es dauerte Monate, bis ich in der Vorbeuge mit den Fingern den Boden berühren konnte.»[1] Aber der Junge ist ehrgeizig und sein Schwager streng.

Jeden Morgen wird Iyengar um 4 Uhr geweckt, er wässert den Garten, lernt für die Schule und praktiziert Yoga. Von 8.30 Uhr bis 10.30 Uhr unterrichtet er Yoga, «für einige ältere Leute, die kamen», danach geht es in die Schule, im Anschluss gibt es wieder Yogaunterricht, nach dem Abendessen fällt der müde Junge oft sofort ins Bett: «Direkt nach dem Essen schlief ich ein und lernte nicht mehr. Die Lichter brannten noch, die Bücher waren aufgeschlagen, aber ich schlief tief und fest. Wenn meine Schwester oder mein Guru das sahen, weckten sie mich auf und schimpften mit mir.»[2] Sein Schwager ist aufbrausend, wie sich Iyengar später erinnert, und hat eine «Hand aus Stahl». Tagelang musste man sich von einer seiner Ohrfeigen erholen. Als Iyengar bei einer Vorführung einmal *Hanumanasana*, den Spagat, vorzeigen soll, flüstert er seinem Schwager ins Ohr, dass er die Asana nicht beherrsche, er könne seine Beine alleine wegen seiner engen Shorts gar nicht ausstrecken. Sein Schwager nimmt eine Schere zur Hand und schneidet die Hosen an beiden Seiten ein. Iyengar zwängt sich gewaltsam in die Pose und zieht sich so einen Muskelfaserriss zu, mit dem er noch Jahre zu tun hat. Seinen Schwager kennen wir übrigens, es war Krishnamacharya – der Lehrer der Lehrer.

Nichts wie weg

Über das Verhältnis zu seinem Schwager sollte Iyengar zeit seines Lebens unterschiedliche, auch widersprüchliche Dinge sagen. Was festzuhalten ist: Die Zeit in Misore, in der Yogaschule und bei

Krishnamacharya, verändert sein Leben. Vielleicht verändert sie sein Leben auch gerade deshalb, weil es ihm gelingt, sich zu lösen und von dem strengen, gewalttätigen Übervater wegzukommen. Iyengar zieht aus und fängt mit 18 Jahren an, das, was er zuvor unter dem Regime seines Schwagers getan hat, selbstständig zu machen: Er führt Asanas vor. Es dauert nicht lang, da erhält er ein erstes Angebot, er soll Asana in einem Sportclub in Pune unterrichten. Iyengar nimmt an, allerdings läuft es zunächst nicht gut, denn er fühlt sich seinen Schülern dort körperlich unterlegen. Also trainiert er. Und trainiert. Bis zu zehn Stunden am Tag praktiziert er Yoga. Um leichter in einige Asanas hineinzukommen und sie besser ausführen zu können, nutzt er Seile und Klötze. Er will auf keinen Fall zurück nach Misore. So gelingt es ihm, nach und nach auch seine Schüler zu beeindrucken.

Seine Ausdauer nimmt zu, sein Wissen über Asanas ebenso, und schließlich bekommt er weitere Unterrichtsangebote. Das läuft eine ganze Zeit lang erfolgreich, aber Iyengar will mehr. Und er hat eine Idee. Er bittet einen Freund, S. Ram, ihm zu helfen, ein Fotoalbum mit Abbildungen von Asanas zu erstellen. S. Ram fotografiert ihn also, allerdings überanstrengen sich die beiden Männer dabei so sehr, dass sie ins Krankenhaus kommen und von Iyengars Frau Ramamani wieder aufgepäppelt werden müssen. Doch das Album hat er nun – ein großes Glück, denn so gelangt es auch in die Hände von Mehra Jal Vakil.

Mehra Jal Vakil ist – vielleicht passt das Wort – eine Gesellschaftsdame zu der Zeit. Sie ist wohlhabend, gut vernetzt und außerdem Iyengars Schülerin. Auf einer Dinner-Party in Bombay, es ist der 2. März 1952, lernt sie einen berühmten Musiker kennen. Da sie gehört hat, dieser habe vor Kurzem mit Yoga begonnen, zeigt sie ihm das Fotoalbum ihres Lehrers. So kommt es, dass zwei Tage später der weltberühmte Violinist Yehudi Menuhin B. K. S. Iyengar kennenlernt.

Wir haben schon von vielen Momenten gehört, in denen die Yoga-Geschichte einen Drall in eine bestimmte Richtung bekam: Wie 1785 die englische *Gita* auf die Reise nach Europa geschickt wurde, wie Vivekananda in Chicago vor dem Parlament der Religionen sprach, wie Blavatksy in New York die Theosophische Gesellschaft gründete. Im Nachhinein sieht es immer so aus, als hätte es nicht anders kommen können, als wäre sowieso zwangsläufig gefolgt, was folgte. Aber das ist nur die Geschichte der Geschichte. In Wahrheit wissen wir das natürlich nicht. Was wir wissen: Die Begegnung dieser Männer veränderte ihrer beider Leben und letzten Endes eben auch das unsere.

Dabei war es anders geplant. Denn Menuhin, der vielbeschäftigte Geiger, ist gestresst und verkündet zu Beginn des Treffens, er habe nur fünf Minuten Zeit. Doch Iyengar beginnt stoisch mit der Praxis, und als Menuhin nach einer Stunde aus Savasana erwacht, ist die Sache, flapsig gesagt, geritzt. Iyengar wird Menuhins Yogalehrer. Viele, viele weitere Schüler:innen aus dem Westen sollten dazukommen. Jahrzehnte später nannte man Iyengar, den vormals kleinen schwachen Jungen, den «Löwenmann des Yoga». Aber zunächst geht es mit Menuhin weiter. Der Geiger reist, so oft es geht, nach Indien, um bei Iyengar Unterricht zu nehmen. Als ihm das zu viel wird, bittet er seinen Lehrer schließlich, zu ihm nach London zu kommen. Das ist im Jahr 1954 und somit nur wenige Jahre nach der Unabhängigkeit Indiens, der Rassismus ist zu der Zeit noch so offensichtlich, dass Iyengar bei seinem ersten Besuch in London nicht mit den anderen Hotelgästen gemeinsam im Speisesaal essen darf. Da ihm vegetarisches Essen nicht extra zubereitet wird, ernährt er sich also von Salat-Sandwiches und Kaffee. Er fühlt sich behandelt «wie ein Sklave». Dennoch kommt er wieder.

In den 60er-Jahren reist Iyengar regelmäßig nach London, um Menuhin und andere Schüler:innen, die er über den Musiker kennengelernt hat, zu unterrichten. Doch dabei bleibt es nicht: «Menuhin hatte dafür gesorgt, dass meine Kunst den höchsten Kreisen in Europa vorgestellt wurde [...], im Verlauf der Zeit ist es aber um die ganze Welt gegangen, über alle sechs Kontinente.»[3] Iyengar wird bekannt und bekannter. Dabei kommt er seinen Schüler:innen auch entgegen, denn er unterrichtet sein Yoga ohne streng religiösen Überbau. So erinnert sich ein Schüler, wie Iyengar beim Unterricht mal die Bibel in die Hand genommen hat: «Schau es dir selber an, du wirst es schon finden. Ich weiß nicht, wo es steht, das sind nicht meine Schriften, es sind deine. Also schau selber nach! Dein Paulus sagte doch, man solle Gott durch seinen Körper heiligen!»[4] Er ist offen, aber ein sanfter Lehrer ist er nicht. Manche Schüler:innen berichten, dass seine Initialen B. K. S. eher für *bang, kick, slap* (boxen, kicken, schlagen) standen. Er ist auch jähzornig, gemein und brutal. Aber er hat eine Ansprache gefunden, mit seinen präzisen Anweisungen und seiner eigenen faszinierenden Körperbeherrschung, die Menschen auf eine für sie völlig neue Art in ihre Körper bringt.

Iyengar hatte sich also als Yogalehrer einen Namen gemacht. Darauf folgt 1966 mit der Veröffentlichung von *Light on Yoga* (*Licht auf Yoga*) der logische nächste Schritt. Das Buch zementiert nicht nur Iyengars Einfluss auf die Entwicklung des Yoga, sondern überhaupt die Dominanz des Körperyogas. In einem Geleitwort schreibt Menuhin: «Auf unseren Körper bezogen, bedeutet dies, daß wir unser wichtigstes Instrument zu spielen und die größte Resonanz und Harmonie daraus zu ziehen lernen. Mit unermüdlicher Geduld verfeinern und beseelen wir jede Zelle.»[5] In *Licht auf Yoga* – oft auch die «Bibel des Yoga» genannt – beschreibt Iyengar sehr ausführlich 200 Yogaposen, viele davon bebildert: «Dieses Buch hat der Bekanntheit von Asanas geholfen wie kein anderes davor», schreibt Indologe Sjoman.[6] Es ist enzyklopädisch, präzise und anatomisch. Und es führt einen neuen Kanon ein. Bei Elliott

Goldberg heißt es: «Iyengar hat das Repertoire an Asanas im modernen Mainstream Hatha Yoga erweitert. In den nächsten Jahrzehnten sollten die Posen, die die indische Mittelschicht in den 20ern noch abgelehnt hatte, die ganze Welt bezaubern.»[7] Scott Hobbs, ein Yogalehrer, der das Iyengar Institute in Los Angeles mitgegründet hat, erinnert sich: «Wir haben uns nach jeder Pose hingelegt. Mr. Iyengar und sein Buch haben wortwörtlich das Licht im Raum angeknipst und so auch gezeigt, dass Yoga keine blumige, sanfte oder leichte Praxis ist. Er zeigte uns, dass es kraftvoll, dynamisch und körperlich ist.»

Licht auf Yoga wird in 23 Sprachen übersetzt und millionenfach verkauft. Das Buch ist nach wie vor die Referenz, wenn es um Asanas geht, und wird nicht nur im Iyengar Yoga als Standardwerk in Teacher Trainings empfohlen, sondern überall. Viele der Asanas, die dargestellt werden, sind neu. Sie werden von Iyengar und Co. entwickelt, nach hinduistischen Erzählungen benannt und dadurch auch mit einem kulturellen Ideal verknüpft.[8] In den 70ern eröffnet Iyengar in Pune ein nach seiner Frau benanntes Yoga-Institut, das Ramamani Iyengar Memorial Yoga Institute. Seine Tochter Geeta und sein Sohn Prashant werden ebenfalls bekannte Yogalehrer:innen. Heute unterrichtet auch seine Enkelin, Abhijata Sridhar Iyengar, dort. Viele Iyengar-Lehrer:innen reisen regelmäßig dorthin, auch Harshini aus London.

Während Iyengars letzter Reise in die USA, 2005, wird eine Veranstaltung zu seinen Ehren an der University of California in Los Angeles abgehalten. Dort interviewt ihn Schauspielerin Annette Bening, Ali MacGraw moderiert in traditioneller indischer Kleidung. Kurz zuvor hatte ihn die Stadt San Francisco geehrt und den 3. Oktober zum «B. K. S. Iyengar Tag» ernannt. Iyengar stirbt am 20. August 2014 in Pune. Joseph S. Alter sagt über ihn: «Er hatte mit Abstand den bedeutendsten Einfluss auf die globale Verbreitung von Yoga.»[9]

Yoga wird offiziell

Der direkte Einfluss der Meister und ihrer Schüler:innen ist das eine, das andere sind Strukturen. Denn damit Yoga so eine erfolgreiche Praxis werden konnte, anerkannt von Krankenkassen und Schulen, brauchte es mehr als gute Lehrer und Celebritys. Es brauchte auch die Inner London Education Authority (ILEA).

Die ILEA war für das Curriculum an Londoner Schulen zuständig. Drei Jahre nachdem *Licht auf Yoga* erschienen war, entschied sie, Yoga zum Teil ihres Curriculums zu machen. Was uns heute wie eine folgerichtige, um- und einsichtige Entscheidung vorkommt, war damals ganz schön *cutting edge*. Aber es zeigt, dass Yoga einen Imagewandel durchgemacht hatte – es wurde nun nicht mehr nur von Avantgarde-Interessierten, sondern ganz offiziell als körperliche Praxis mit gesundheitlichem Nutzen anerkannt. Mit einer Einschränkung, wie Daniel Simpson darlegt: «Vorausgesetzt diese Einweisung [Anm. der Unterricht] beschränkt sich auf Asanas und Atemübungen und beinhaltet nicht die Yogaphilosophie als Ganzes.»[10] Yoga sollte auf der Matte bleiben, wenn man so will, bloß keine hinduistischen Glaubensinhalte vermitteln. Iyengars eigenem Ansatz kam das entgegen, denn er hatte, wie erwähnt, Yoga auch losgelöst von Glaubensinhalten unterrichtet. Auch wenn die Entscheidung der ILEA natürlich eine Entscheidung mit nur lokaler Tragweite war, steht sie für eine Veränderung, mit der Yoga in eine neue Phase eintrat. Die Möglichkeit, Yoga zum Beruf zu machen, mit Yoga Geld zu verdienen, tauchte auf. Es begann die Institutionalisierung.

Mit der Institutionalisierung hatten schon einige indische Gurus Jahrzehnte früher begonnen, wie Yogananda mit der Gründung der Self-Realization Fellowship oder Sivananda, der 1936 die Divine Life Society ins Leben gerufen hatte. Aber nun gründeten auch Westler:innen Organisationen, die Ausbildungen im

Yoga oder Netzwerke anboten, wie The British Wheel of Yoga (gegründet 1965) oder die European Union of Yoga (gegründet 1971). Heute ist gerade der Markt für Yogalehrer:in-Ausbildungen riesig. Viele Yogastudios richten eigene Teacher Trainings aus, die in der Regel von der Yoga Alliance, einer gemeinnützigen Organisation in den USA, zertifiziert sind. Die Basisausbildung umfasst 200 Stunden, die Aufbauausbildung 300 Stunden. Diese Ausbildungen sind eine eigene Industrie und sorgen nicht nur dafür, dass es immer neue Lehrer:innen gibt, sondern sie sind auch eine wichtige Einnahmequelle von Yogastudios. Aber geschützt ist der Titel «Yogalehrer:in» nicht.

Der Weg zur Institutionalisierung ging auch in Westdeutschland über die Gründung von Verbänden und Zentren. So baute der Yogalehrer Winfried Eggert schon sehr früh, genauer gesagt im Jahr 1956, mit dem «Bund der Yoga-Freunde in Deutschland» eine Organisation auf, 1960 entstand dann das erste Zentrum der Divine Life Society in Köln, und 1962 wurde in Freudenstadt von O. A. Isbert das Deutsche Yoga-Institut für Forschung, Lehre und Praxis e. V. gegründet. Erster Vorsitzender war über lange Zeit Wolfgang Seel, der auch den 1972 erschienenen Ratgeber *Yoga für Autofahrer – Konzentriert fahren* verfasst hat. Ja, musste ich da direkt denken: Deutscher geht's kaum. Yoga war also angekommen.

Das wurde auch medial abgebildet, so erschien im Mai 1975 in den USA die erste Ausgabe des *Yoga Journal*. Heute ist das Magazin online verfügbar und bespielt alle möglichen Rubriken, von Ayurveda, Astrologie und Ernährung bis hin zu Reisen und Accessoires – damals war es eine kleine Klitsche, die von ein paar Ehrenämtler:innen geführt wurde. Für Artikel gab's kein Geld und die ersten 300 Exemplare verteilten die Gründer der Zeitschrift noch persönlich. Aber im *Yoga Journal* tauchten schon damals Themen auf, die einen ganzen Lifestyle prägen sollten: wozu Mantren gesungen werden, wie Posen auszuführen sind, bei welchen

Beschwerden Yoga helfen kann, außerdem Interviews und Reisereportagen. Judith Lasater, eine der Gründerinnen, erklärte: «Es war einfach eine revolutionäre Idee, dass man Yoga machen konnte, um dem unteren Rücken zu helfen.» Dass Yoga auch ganz praktischen Nutzen hat, hatte ja schon Kuvalayananda betont, 50 Jahre nach der Gründung von Kaivalyadhama war es nun also im westlichen Mainstream angekommen. So titelte *Der Spiegel* im Oktober 1975: «Volkssport Yoga – Heil aus dem Osten?» Im Artikel «Religion für müde Europäer» war dann zu lesen: «Yoga, die Kunst der leib-seelischen Selbstkontrolle, ist dabei zu einer Art Volkssport mit tieferer Bedeutung geworden: Mindestens 100 000 Westdeutsche, schätzen Experten, turnen tagtäglich die komplizierten Yoga-Figuren mit Namen wie ‹Kobra›, ‹Heuschrecke› oder ‹Pfau› und der Zustrom schwillt stetig an.»[11]

In Ostdeutschland sah das anders aus. Mathias Tietke hat sich für sein im Jahr 2014 erschienenes Buch *Yoga in der DDR* auf Spurensuche begeben und verrät schon im Untertitel des Buches sein Resümee: «geächtet, geduldet, gefördert». Yoga, dieses im Westen populäre, irgendwie mit Religion in Verbindung gebrachte System, passte nicht zur Politik. Es passte nicht zur Weltanschauung. In der war aus ideologischen Gründen Wissenschaft und Rationalität, also alles andere als Glauben und Spiritualität, absolut gesetzt: «Für die absonderlichen Stellungen der Yogi trifft das zu, was auch für absonderliche Litaneien der christlichen Religionen gilt: Dinge des Glaubens dulden kein Denken.»[12]

Daher gab es in der DDR nur vereinzelte Versuche, etwas über Yoga zu lernen beziehungsweise Yoga zu praktizieren. Einer davon ist aktenkundig geworden. So hielt das Ministerium für Staatssicherheit in der Akte HAXX/s,901 einen Vorgang fest, der schließlich zum Parteiausschluss führte: Oberst Schröder von der Hauptabteilung V informierte Genosse Kottwitz von der Abteilung II, dass der Herr X. «einer Sekte (Joga) angehört und als Mitglied der Partei (SED) eine undurchsichtige Rolle spielen soll». Eine nähere Überprüfung wurde angeordnet, und schließlich heißt es am 5. Dezember, dass bei der Bezirksparteikontrollkommission umfangreiches Material über X vorliege, «welcher in einem bestimmten Personenkreis die Yoga-Lehre verbreitet. Dabei werden in diesem Kreis auch negative Diskussionen geführt. Durch Beschluss der BPKK wurde X inzwischen aus der Sozialistischen Einheitspartei Deutschlands ausgeschlossen.»[13] Das war zwar ein einmaliges Ereignis, aber durchaus symbolisch, wie Tietke bemerkt.

Nichtsdestoweniger tauchte in den 70ern etwas auf, was – vielleicht in Anlehnung an Brettsegeln (Surfen) und Körperkulturistik (Bodybuilding) – Yoganastik genannt wurde. Als Beilage zur *Magdeburger Volksstimme* wurden in einer Broschüre 80 Übungen zur «aktiven Gesunderhaltung» vorgestellt. Doch schon 1979 machte der Deutsche Turn- und Sportbund deutlich, dass diese Yoganastik keine Förderung von Verbandsseite genießen würde: «Die vorhandene enge Bindung der Yogalehre an Religion und Mystizismus verbietet ihre Popularisierung im Bereich der sozialistischen Körperkultur in genereller Weise.»[14] Keine Förderung von Verbandsseite also in Ostdeutschland. Doch auch hier tauchten in den 80ern, wie auch in Westdeutschland, positive Medienberichte über Yoga auf, sogar drei Buchveröffentlichungen zum Thema gab es. Das erste echte Yogabuch mit Anleitungen zur Praxis erschien allerdings erst 1990. Autorin war Esther Jahn, Ehefrau des ersten Parteisekretärs der SEZ Bezirksleitung Potsdam und Mitglied des Zentralkomitees der SED.

Nun lässt sich Yogapraxis bis zu einem gewissen Grad reglementieren, wie wir gesehen haben. Mit Yogis selbst sieht das anders aus. Die sind schwieriger zu fassen, vor allem, wenn sie fliegen können. Wie Vishnudevananda. Der landet früh am Morgen des 15. September 1983 in Weiß-Orange gekleidet mit einem Leichtflugzeug hinter der Freifläche des St. Joseph-Krankenhauses in Berlin-Weißensee. Einer der Zeugen dieses unglaublichen Vorfalls, Alfred Kotschote, erinnert sich hinterher nur daran, dass der Mann «Police» gerufen und ansonsten von «Indien, Frieden und Weltfrieden» gesprochen habe. Die «Police» kommt und verhört den Mann. Mithilfe des Münchener Yoga Vedanta Zentrums, die das Leichtflugzeug zusammengebaut hatten, war Vishnudevananda, übrigens ein Schüler Sivanandas, wenige Stunden vorher in Lietzensee gestartet, über die Leipziger Straße gesegelt, hatte den Alexanderplatz verpasst und war in Weißensee gestrandet. Im Polizeiprotokoll heißt es: «DEVANANDA betonte mehrfach gegenüber dem Untersuchungsorgan, daß sein Flug ausschließlich dem Frieden dienen solle und er keinerlei der DDR schädigende Absichten verfolgt habe.»[15] «Um deutlich zu machen, was Yoga bedeute, zeigte Swami Vishnudevananda während der Vernehmung den Kopfstand.»[16] Mit einer Verwarnung in der Tasche ging es für den Swami dann am Grenzübergang Checkpoint Charlie wieder zurück in den Westen.

Im *Tagesspiegel* hieß es am nächsten Tag: «Der Yogi wollte mit seinem schon seit Monaten angekündigten Flug demonstrieren, daß man menschliche ‹irrationale Vorschriften› wie Grenzen, Pässe und Visa ignorieren kann.»[17] Und so wurde Yoga auch ein kleines bisschen Teil der Geschichte der deutschen Einheit.

Viele Meister

Treten wir noch mal auf die Bremse und halten inne: Wir sind jetzt mittendrin im 20. Jahrhundert. Kalter Krieg und heiße Kriege, Wohlstand und Wirtschaftswunder. Und für Yoga interessieren sich längst nicht mehr nur Intellektuelle, Bohème und indische Nationalisten. Yogendra, Kuvalayananda und Krishnamacharya haben es systematisiert – durch die nächste Generation wird es jetzt in die Welt gebracht. Yoga wird endlich zu dem, was wir heute darunter verstehen, zum modernen Körperyoga; zu Sonnengruß und Bogen und Dreieck und zu Unterricht auf einer Matte in einer Klasse mit Lehrer:in. Die Meister, die dieses Yoga in die Welt brachten, hatten Talent, einen guten Riecher und neue Ideen (auch wenn sie diese nicht als «neu» bezeichneten). Sie waren außerdem ziemlich gut im Marketing.

Von Yogananda, seiner erfolgreichen Autobiografie, den vielen Vorträgen, die er in den USA hielt, und den Mailing-Listen, die er verschickte, haben wir schon gehört. Swami Sivananda war ein weiterer sehr erfolgreicher Guru. Er lehrte an einem Ashram in der Nähe von Rishikesh, im Norden Indiens. Doch er lehrte nicht nur im Rahmen der traditionellen Guru-Schüler-Beziehung, sondern begann früh so etwas wie *remote learning* – er verfasste englischsprachige Pamphlete und Anweisungen, die er um die ganze Welt schickte. So lernte auch Boris Sacharow, der erste deutsche Yogalehrer, bei ihm. In den 1930ern gründete Sivananda zudem die Divine Life Society, die heute noch in vielen Ländern aktiv ist und Yogakurse und Retreats anbietet. Er schrieb über 200 Bücher über Yoga und Vedanta.

Apropos Rishikesh. Von dem Ort haben Sie womöglich schon gehört, die Stadt am Ganges gilt heute als Wiege des Yoga. Mittlerweile werden dort jährlich Tausende Yogalehrer:innen ausgebildet, ein Yogashala drängt sich an das andere. Wer hier allerdings nach unverfälschter, ruhiger spiritueller Einkehr sucht, muss die Augen schon sehr zusammenkneifen, um nicht ein bisschen enttäuscht zu sein. Emmanuel Carrère schreibt in seinem Roman *Yoga,* in Rishikesh stünden «die Chancen, in das alte Wissen eines Meisters eingeführt [zu] werden, etwa so hoch […], wie die, auf der Place Du Tertre am Montmartre auf einen echten Maler zu treffen».[18] Was eben so passiert, wenn etwas zum Markt wird.

Aber schauen wir uns jetzt noch, wie angekündigt, einen weiteren Schüler Krishnamacharyas an: Krishna Pattabhi Jois. Fast jede:r, die oder der heute Yoga macht, wird schon mal von dem System, das Jois entwickelte, gehört haben: Ashtanga Yoga. Krishnamacharya hatte ja bereits Asana-Sequenzen unterrichtet. Anders als Iyengar, der die Posen so unterrichtete, dass sie länger gehalten wurden, übernahm Jois von seinem Lehrer die fließenden Vinyasa-Style-Posen und etablierte ein System, das aus sechs Serien besteht. Ashtanga Vinyasa Yoga beginnt mit ein paar Runden Sonnengrüßen. Im Anschluss wird eine der sechs Serien durchlaufen. Die Serien bauen in Schwierigkeitsgraden aufeinander auf, und wer schon mal in einer Ashtanga-Klasse war, weiß vielleicht: Es gibt unter Normalos kaum jemanden, der die zweite Serie schafft. Dort tauchen unter anderem *Dvi Pada Sirsasana* (zwei Füßen hinter dem Kopf), *Bakasana* (der Kranich, Armbalance mit gestreckten Armen) und *Mayurasana* (der Pfau, der Körper balanciert auf den gebeugten Ellenbogen) auf – komplexe Armbalancen und Hüftöffner, die einem schon beim bloßen Zusehen den Schweiß auf die Stirn treiben. Ashtanga ist körperlich anspruchsvoll. Und das kam damals gerade recht.

Nachdem Jois bei Krishnamacharya gelernt hatte, unterrichtete er ab Ende der 40er-Jahre an seiner eigenen Schule sowie an einem Sanskrit-Institut in Misore. In den 60ern – Yoga war schon dabei, weltweit bekannter zu werden – macht André Van Lysebeth mit ihm Bekanntschaft. Van Lysebeth ist ein spannender Charakter, der belgische Yogalehrer war nach dem Zweiten Weltkrieg mit dem Auto nach Indien gefahren, um bei Sivananda zu lernen. Nun lernt er von Jois und schreibt schließlich ein Buch: *Yoga für Menschen von heute* (1968). Auch dieses Buch wird erfolgreich und in mehrere Sprachen übersetzt. Darin beschreibt Van Lysebeth sehr ausführlich nicht nur die Rishikesh-Reihe von Sivananda, sondern auch, was er von Jois gelernt hat. So wird Jois in

Europa bekannt, macht sich schließlich selbst auf in den Westen und stellt sein Ashtanga Vinyasa Yoga vor. «99 Prozent Praxis, 1 Prozent Theorie» – mit diesem Spruch soll er oft Nachfragen von Schüler:innen beantwortet und wohl auch – unweigerlich – einen Kommentar zur philosophischen Basis seines Unterrichts gegeben haben, wie Yogaforscherin Laura von Ostrowski feststellt: «Ich habe intensiv im mir vorliegenden Datenmaterial nach einem roten Faden in Jois' Lehre gesucht, doch die Widersprüche, auf die ich dabei gestoßen bin, ergeben kein stringentes Bild.»[19]

Aber die Praxis ist herausfordernd, und das kommt gut an in einer Zeit, in der Fitness zunehmend zu so etwas wie einem Statussymbol wird. Also Fitness plus. Denn auch der spirituelle Aspekt spielt eine Rolle, unvergessen, wie der Sänger Sting mal verkündete, dank seiner Ashtanga-Praxis habe er acht Stunden «tantrischen Sex» mit seiner Frau Trudie Styler. Kollegin Madonna schwärmte so oft öffentlich von Ashtanga, dass es wohl Leute gab – so erzählte es der indische Guru Sadhguru einmal –, die glaubten, Madonna selbst hätte es erfunden.

Heute macht Madonna angeblich mehr Pilates, dafür machen wir alle mehr Yoga. Denn war die Praxis noch in den 90ern etwas Besonderes, begegnet sie uns heute so gut wie überall. Dabei wird in Studios vor allem Vinyasa Yoga unterrichtet. Vinyasa ist eine Art Spin-off dessen, was Krishnamacharya und Jois unterrichtet haben. In den 90ern entwickelte die US-Amerikanerin Beryl Bender Birch daraus *Power Yoga*. Jois selbst war vom Power Yoga seiner ehemaligen Schülerin nicht begeistert und nannte die diversen sich entwickelnden Power-Yoga-Arten «ignorantes Bodybuilding». Aber der Erfolg war, wie wir heute wissen, nicht aufzuhalten. Power Yoga ist schweißtreibend, kraftvoll und gut adaptierbar. Auch andere körperlich anspruchsvolle Yogastile, wie Bikram und Jivamukti, die in den 70ern und 80ern entwickelt worden waren, blieben erfolgreich.

Massenbewegung

Es ist 1971. Bill und Barbara Bowerman sitzen am Küchentisch in ihrem Haus in Eugene, einer Stadt in Oregon. Eigentlich wären sie um diese Zeit in der Kirche, es ist schließlich Sonntag, aber wie es das Schicksal so will: Heute bleiben sie zu Hause, Barbara kramt ein altes Hochzeitsgeschenk raus und macht mit diesem Waffeleisen Frühstück. Als Barbara ihrem Mann die erste Waffel auf den Teller legt, da hat Bill plötzlich einen Heureka-Moment. Endlich sieht er die Lösung eines Problems, an dem er schon so lange herumgrübelt, vor sich. Er schnappt sich das Waffeleisen und verschwindet damit in seiner Werkstatt. Dort mischt er eine Art flüssigen Gummi zusammen und gießt ihn in das Waffeleisen. Doch es klappt nicht so, wie er hofft. Der Gummi klebt fest, er kriegt das Eisen nicht mehr auf und schmeißt es frustriert weg. Es bleibt allerdings nicht im Müll, denn es wird noch Geschichte schreiben. Aber gehen wir noch einmal ein Stück in der Zeit zurück, ins Jahr 1962.

In diesem Jahr besucht Bowerman, seines Zeichens Athletikcoach an der University of Oregon, einen Freund in Neuseeland. Dort erfährt er, dass dieser Freund, Arthur Lydiard, einen Laufklub organisiert. Die Idee fasziniert ihn. Zurück in den Staaten beginnt Bowerman, diese Idee weiterzuentwickeln. Er möchte Laufen als Sport für jede:n, nicht nur Athlet:innen, voranbringen. Er schreibt Artikel darüber, schließlich ein Buch mit dem simplen Titel *Jogging*. Während gerade das Buch *Licht auf Yoga* erschienen ist und auf großes Interesse stößt, wird fast zeitgleich eine andere Körperpraxis massentauglich – es ist die Geburtsstunde des Joggens. Das Buch verkauft sich mehr als eine Million Mal.

Aber das ist nicht das einzige Erbe Bowermans. Da war ja auch noch die Sache mit dem Waffeleisen. Bowerman kauft sich ein neues, und damit ist sein Experiment dann auch erfolgreich. Wonach er gesucht hat, ist nämlich eine ganz besondere Beschaffenheit für eine Sportschuhsohle, damit seine Athleten besser über die Trainingsbahn laufen können. Und so kreiert er den «Waffel-Schuh». Den Schuh, mit dem ein heute Milliarden Dollar schweres Unternehmen an den Start ging. Bowerman war Mitbegründer von Nike. Das Waffeleisen steht heute in einer Vitrine im Hauptsitz des Unternehmens, in der Nähe von Beaverton/Oregon.[20]

Was über hundert Jahre zuvor als Körperkultur, mit Muscular Christianity in YMCAs und mit viel Gymnastik angefangen hatte, wird zum Massenphänomen. Bowerman hat seinen Anteil daran, genau wie Iyengar und Jois. Dass wir heute in einer Welt leben, in der sich ganz selbstverständlich alle möglichen Leute Joggingschuhe anziehen, für Jedermann-Läufe ganze Innenstädte lahmgelegt werden, dass «Ich gehe zum Sport» heute von Barre über CrossFit bis Pilates und Yoga irgendwie alles heißen kann, diese Entwicklung hatte ihre Ursprünge vor vielen Jahren, ist aber in diesem Ausmaß neuer als das Farbfernsehen. Konnte in den 80ern noch Erdbeerschokolade mit dem Versprechen von «Fitness» verkauft werden, ist es heute schon etwas raffinierter (und gesünder), aber nicht weniger Teil der Konsumkultur. Denn auch Sport ist Konsum und ein fitter, schlanker Körper schon längst etwas, für das sich Menschen persönlich verantwortlich fühlen sollen.

Der Weg zu Schönheit und Gesundheit

Wir haben schon viel von Yogalehrern gehört. Nun weiß aber jede:r, die oder der schon mal in einer Yogastunde war, dass Yoga heutzutage eine sehr weibliche Praxis ist – fast 90 Prozent der Praktizierenden sind Frauen.[21] Wie überhaupt vieles von dem, was wir heute unter Sport und Fitness verstehen, zunächst durch Frauen populär gemacht wurde. Pilates, Aerobic, Tanz – während

Männer anno dazumal nur Gewichte stemmten und gegeneinander kämpften, sollten Frauen sich eher geziemt bewegen. Stretchen, strecken, aber sachte. Yoga ist eigentlich keine sachte Angelegenheit. Aber es hat das Potenzial dazu.

Indra Devi heißt bei ihrer Geburt Eugenia Vassilievna Peterson. Sie kommt, genau wie Sacharow, gerade noch so im 19. Jahrhundert, am 12. Mai 1899, in Riga zur Welt. Ihre Mutter ist russische Aristokratin, der Vater ein schwedischer Banker. Die Eltern trennen sich früh, Eugenia wächst bei ihren Großeltern auf und bleibt bis zur Revolution in Russland. Von dort aus flieht sie nach Deutschland, ins wilde Berlin, wo sich damals auch Christopher Isherwood tummelt, bevor er später in Kalifornien versucht zu meditieren. Eugenia will auf die Bühne, Schauspielerin sein, und wird Teil des Ensembles «Der Blaue Vogel». Doch Ende der 20er wird es zunehmend ungemütlich in Berlin, so macht sie sich wieder auf Reisen. Diesmal nach Indien.

Dort lernt Eugenia einen tschechischen Diplomaten kennen, die beiden heiraten. Das Leben als Diplomaten-Gattin taugt ihr allerdings nicht, sie wird krank. Doch dann hört sie, dass es da etwas gebe, das ihr wieder auf die Beine helfen könne. So landet sie in Misore – Sie ahnen wahrscheinlich, bei wem. Krishnamacharya ist zunächst nicht begeistert und eigentlich auch nicht willig, eine westliche Frau zu unterrichten – aber schließlich gibt er nach. Als Botschafterin für sein Yoga könnte sie ja sogar von Nutzen sein, denn Frauen sollten es schließlich auch lernen: «Ich denke, wenn wir es nicht schaffen, Frauen dazu zu kriegen, werden die großen indischen Traditionen sterben, weil Männer die vedischen Regeln einfach nicht einhalten. Sie sind zu beschäftigt, Business-Leute zu werden.»[22] Und so bleibt Eugenia, mittlerweile Indra Devi, und studiert bei Krishnamacharya. Jahre später wird sie die erste westliche Frau, die Yoga in Indien unterrichtet.

Ende der 40er-Jahre geht Indra Devi schließlich nach Kalifornien. Am 8806 Sunset Boulevard in West Hollywood eröffnet sie ein kleines Yogastudio. Das Yoga, das sie dort unterrichtet, ist damals noch neu, nicht so verkopft, wie die Amerikanerinnen es gewohnt sind, sondern körperlicher. Wir haben ja bereits erfahren, wie beliebt Yoga zu der Zeit in Hollywood unter Künstler:innen und in der Filmbranche war. Nun hatte aber Devis Yoga noch den zusätzlichen Vorteil, dass es zu einer Branche passte, die von schönem Aussehen und allem, was einen jugendlicher wirken ließ, besessen war. Auf die Tipps und Tricks von damals – viel Wasser trinken, Sport und Schlaf – schwören heute noch viele. Neu war damals, dass Schönheit nicht nur durch kosmetische Prozeduren, Wässerchen und Tinkturen und eine strenge Diät zu haben war, sondern auch durch die richtige Bewegung. Das war zwar keine ganz neue Erkenntnis – Kaiserin Sisi beispielsweise hatte schon in den 1880ern exzessiv Sport getrieben, um ihre Figur «zu halten» –, aber erst jetzt wurde es durch die weiblichen Stars auch Normalo-Frauen schmackhaft gemacht. Im Jahr 1948, in Deutschland dachte noch niemand an schlanke Taillen, wurden in den USA Schauspielerinnen schon nach ihrer persönlichen Schönheitsroutine befragt. Alle wollten hinter das Geheimnis kommen. Marilyn Monroe ist damals 22 Jahre alt und noch weit von der Berühmtheit entfernt, die sie Anfang der 60er erlangen sollte, aber sie hatte bereits erste Rollen gespielt. Sie lässt für Columbia Pictures eine Reihe von PR-Fotos von sich machen, die sie in Yogaposen wie dem Bogen zeigen. Das zumindest signalisiert unser heutiger Blick, ob sie sich wirklich in Yogaposen ablichten ließ, wissen wir nicht. Es können auch einfach Gymnastik-Posen gewesen sein. Was wir wissen: Diese Posen zeigen den Weg zur Schönheit auf: «Marilyn Monroe, Hauptdarstellerin aus Columbias *Ladies of the Chorus* sportelt sich ihren Weg zu Schönheit und Gesundheit», lautet die Bildunterschrift.

Zurück zu Devi. Die erkennt, nach was ihre Schülerinnen suchen – alterslose Schönheit! –, und identifiziert so eine Marktlücke für Yoga. Wie besessen einige Frauen nach Schönheits-Hacks sind, erstaunt sie dann aber doch. Als Devi in Los Angeles mal einen Vortrag über Yoga hält, wird sie nach der Veranstaltung von einer Frau gefragt, wie oft sie denn nun diesen «JOGHURT» essen solle. Erst Stunden später geht Devi ein Licht auf.[23] Nach ein paar Jahren in West Hollywood hat Devi jedenfalls das Who is Who der Schauspielerinnen als Schülerinnen gehabt – Greta Garbo, Gloria Swanson und Mala Powers. Sie ist so etwas wie eine Influencerin avant la lettre, sie hält Vorträge über die Vorteile von Yoga in Frauenvereinen, in Theosophischen Gesellschaften und auf der Elizabeth Arden Beauty Farm.

Aber wie ihre männlichen Yoga-Kollegen erkennt auch Devi, dass nichts ohne breiteres Publikum läuft. Und das erreicht man nicht persönlich, sondern über Medien. So schreibt sie *Forever Young, Forever Healthy: Simplified Yoga for Modern Living* (1953) und gibt sogar Schallplatten (*Yoga for Americans*) heraus.

Devis Yoga war in vielerlei Hinsicht schlank: Sie ließ philosophische Aspekte raus und konzentrierte sich auf ihren Markenkern, nämlich einfache und praktische Anleitungen für Asanas. Keine strengen Inder in schwierigen Posen, sondern geföhnte, lächelnde Frauen. «Devi war so gut darin, Hatha Yoga als Mittel gegen Krankheit und Altern zu verkaufen, dass sie es schaffte, diese wahnsinnig komplexe Disziplin nahbar und relevant für das Nachkriegs-Amerika zu machen, und es dadurch leicht wurde, das eigentliche Ziel – spirituelle Befreiung – aus den Augen zu verlieren.»[24] Yehudi Menuhin schreibt für ihr zweites Buch das Geleitwort.

Dass Yoga damit auch zu einer Art Schönheitsmethode für Frauen wird, zieht sich durch die Jahrzehnte. In den 80ern war eine Art Fitnesswelle ausgebrochen, an der Jane Fonda maßgeblich beteiligt war. Sie verkaufte von ihrem Workout-Buch allein in den ersten Monaten des Erscheinungsjahres mehr als eine Million Hardcover-Exemplare. Mit dem Slogan «Go for the burn» machte sie deutlich, dass es ohne Schweiß nun mal keinen Preis zu holen gibt, und kreierte so eine Art «Aerobic Neo-Tapas», wie Alistair Shearer es nennt. Im Jahr 1982 kam dann auch *Jane Fondas Yoga Workout* heraus.

Frauen und Yoga

Das war schon ziemlich revolutionär, auch wenn es nicht so aussieht. Dass Frauen Yoga machen, war ja eigentlich nicht vorgesehen. Na ja, *eigentlich* war sehr viel nicht vorgesehen. Dennoch sollten wir uns diesen ganz speziellen nicht vorgesehenen Aspekt noch mal gesondert vornehmen, denn wir vergessen es sonst so leicht: Yoga hat sich in einer patriarchalen Gesellschaft entwickelt. Da hilft auch kein geschichtsvergessenes nachträgliches Gendern, wie man es oft findet: Asana war nicht für Frauen gedacht. Der Hatha-Yoga-Korpus war von Männern für Männer geschrieben worden. Für Männer und männliche Körper. Das zeigt sich schon in der anatomischen Beschreibung von Posen, wo es zum Beispiel heißt, dass die Ferse unter den Penis gezogen werden soll. Und es zeigt sich auch an Texten, die vor Frauen und ihrem Einfluss auf Yogis warnen. Nach Indologin Ruth Westoby gibt es nur ganz wenige Hinweise darauf, dass Frauen auch Asana praktiziert hätten. Die Forschung gestaltet sich allerdings schwierig, denn es ist eben ein Merkmal patriarchaler Gesellschaften, dass die Bereiche, in denen Frauen wirken, nicht oder nur schlecht überliefert werden. Weil sie nicht als überlieferungswürdig gelten, weil sie außerhalb von Schrift, von offizieller Macht, von offizieller Kunst stattfinden. Immer das Gleiche: Die Hand, die den Stift hält, schreibt Geschichte. In patriarchalen Gesellschaften rutschen Frauen so durch die Ritzen der Geschichtsschreibung. Halt, anders. Sie rutschen nicht, sie werden außen vor gelassen. Das sehen wir auch im Zusammenhang mit Hatha Yoga. Frauen haben nicht in der Hochsprache, im Sanskrit, geschrieben und wurden so nicht *auf*geschrieben.[25]

Aber in der Moderne schreiben Frauen über Yoga. Wie Helena Blavatsky und Indra Devi. Sie organisieren und unterstützen Kenntnisse über Yoga, wie Sarah Farmer und Sara Bull. Sie lernen und lehren. Und so wird Yoga auch Schritt für Schritt zugänglicher für andere Frauen. Auch für Frauen, deren Wirkungsfeld sich rollengemäß auf die eigenen vier Wände beschränkt. Dank LPs, Video-Workouts und Büchern können auch Hausfrauen im Mittleren Westen der USA irgendwann Yoga machen. Frauen werden zur Zielgruppe. Yoga-Magazine, wie das *Yoga Journal*, haben Frauen auf dem Cover, Bilderstrecken über Yoga werden mit (schlanken, weißen) Frauen bestückt, die Angebote von Yogastudios und -lehrenden orientieren sich zunehmend an dem, was Frauen wohl so wünschen (sollen): Yoga zum Abnehmen, Schwangerschaftsyoga, sanftes Yoga.

Aber was ist es denn, was Frauen so an Yoga anzieht? Religionswissenschaftlerin Andrea R. Jain vermutet, dass es etwas mit dem Rollenverständnis von Frauen zu tun hat.[26] Frauen, die Yoga unterrichten, seien meistens mehr als nur Lehrerin, sie seien auch Kümmererin, Ansprechpartnerin für Emotionales und Psychisches. Es ist auch das, was Frauen zu «Pink Collar Workers» macht und in Berufe bringt, die finanziell nicht viel abwerfen, aber immerhin die Möglichkeit bieten, in einem Umfeld Karriere zu machen, wo weniger Männer sind. Auch in Indien ist der Beruf der Yogalehrerin für Frauen besonders attraktiv. So erzählte mir der Leiter eines Instituts an der Universität Pune, an dem einer der ersten akademischen Yogastudiengänge etabliert wurde, dass der Großteil der Studierenden ehemals berufstätige Hausfrauen seien, die sich nach der Geburt der Kinder wieder betätigen wollten und mit Yoga eine Möglichkeit hätten, flexibel zu arbeiten.

Aber ganz sicher ist es auch etwas anderes. Das, was Victor Thiele erzählt. Im Rahmen meiner Yogalehrerin-Ausbildung haben wir gelernt, wie man während der Endentspannung eine kurze Kopf- und Nackenmassage gibt. Victor, mein Ausbilder, zeigte uns, auf was wir achten sollen, und ließ es uns alle gegenseitig ausprobieren. Vorher fragen, wer überhaupt möchte, dann Hände aufwärmen, auf Halsschmuck und Ohrringe achten – aber noch etwas anderes sei viel wichtiger: «Ihr müsst bedenken, da sind Frauen, die haben sich für Yoga irgendwie eine Stunde freigeschaufelt. Die hatten vielleicht die ganze Woche das Gefühl, dass sich niemand für ihre Bedürfnisse interessiert. Wenn dann jemand mal für ein paar Augenblicke ihren Kopf in den Händen hält und ihnen zuflüstert, dass sie loslassen dürfen, dann ist das für die das Größte.»

Adriene Mishler – ich denke, das ist gar nicht mal übertrieben – ist auch für viele das Größte. Mishler wurde am 29. September 1984 in Austin/Texas geboren, sie wollte ursprünglich Schauspielerin werden und spielte einige kleinere Rollen. Doch dann fängt sie an, erst nebenher, Yoga zu unterrichten. Und zwar nicht in einem Studio, sondern von zu Hause aus. Die Videos, die sie dabei dreht, lädt sie bei YouTube hoch. Aber nicht einfach so, sondern mit Plan. Gemeinsam mit einem Bekannten tüftelt sie herum: Welche Keywords müssen in die Video-Beschreibung? Nach was suchen Frauen, wenn sie nach «Yoga» suchen? Abnehmen, Anti-Stress, Einsamkeit, Liebeskummer, Wut? Mishler macht sich das alles zunutze, und ihr Account wächst und wächst. *Yoga With Adriene* ist mittlerweile der erfolgreichste Yoga-Account auf YouTube, mit über 12 Millionen Followern. Devi und Fonda waren Vorreiterinnen, mittlerweile ist diese Art, Yoga zu machen, sogar die häufigste: allein, zu Hause, vor einem Bildschirm. Im deutschsprachigen Raum ist es die ähnlich sympathische Yoga-YouTuberin Mady Morrison, die Menschen so auf die Matte bringt.

Der Erfolg dieser Frauen ist auch zu verstehen als eine Art Gegenmittel zum Leistungsdruck, der sonst mit Fitness und Bewegung verbunden wird. Die metaphorische Karotte, die einem die Fitnessindustrie vor die Nase hält: Na los, hol dir den schlanken Körper! Der Körper, der ewige Feind. Der Körper, der nie so ist, wie er sein soll. Dabei brauchen wir, brauchen Frauen, eben endlich diese Körper – Körper, die sein dürfen. Adriene und Co. mögen nicht politisch wirken, aber sie sind es unwillkürlich.

Die französische Philosophin Hélène Cixous hat es schon in den 70ern benannt, Körper seien nun mal die Orte, an denen sich Geschlecht und Geschriebenes, Geschlecht und Macht berühren. Indem sich Frauen die eigenen Körper wieder zurückerobern, holen sie auch Kraft und Kreativität zurück – ihre eigene Geschichte. Und wir wissen ja: Die Hand, die den Stift hält, schreibt Geschichte. Auch wenn es erst mal nur die eigene ist. Cixous fordert daher: «Schreibt euch! Schreibt euren Körper!» Und hier kann also Yoga helfen. Als Einstiegshilfe (zurück) in den eigenen Körper. Den Körper, den wir eben nicht nur haben, wie es der Diskurs so will, sondern der wir *sind*.

10. Türen gehen auf

Wieder auf der Suche

Es war entweder Ende 1965 oder Anfang 1966, so genau weiß man das heute nicht mehr, da wurden George Harrison und Ravi Shankar einander vorgestellt. Wir haben schon oft gesehen, wie solche Momente zu Kippschaltern der Geschichte werden. Dieses Treffen war auch so ein Kippschalter. Denn die beiden waren nun nicht irgendwer. Der eine ein Beatle, der andere der bekannteste indische Musiker seiner Zeit.

Harrison hatte von einem Bekannten von Shankar gehört und war fasziniert von der Sitar und ihrem leicht vibrierenden Klang. In India Craft, einem Laden auf der Oxford Street in London, kauft er sich eine eigene und beginnt, mit dem Instrument zu üben. Für «Norwegian Wood» spielt Harrison dann einen Sitar-Part ein. Das ist das erste Mal, dass das Instrument in einem westlichen Musikstück erklingt. Nachdem sich die beiden Musiker getroffen hatten, entschließt sich Harrison, für sechs Wochen nach Indien zu reisen, um dort Unterricht bei dem Meister zu nehmen. Bei dem Unterricht bleibt es aber nicht. Harrison fängt außerdem an, sich intensiv mit Hinduismus und Yoga zu beschäftigen. Er liest Vivekanandas *Raja-Yoga*, Yoganandas *Autobiografie eines Yogi*, und er fängt an zu meditieren. Die Beschäftigung mit Hinduismus hält sein Leben lang. Als John Lennon viele Jahre später ermordet wird, bezieht sich Harrison darauf angesprochen in einem Interview auf die *Bhagavad Gita*.

Musikjournalist Ian MacDonald meint, Harrison sei «wahrscheinlich mehr als jede andere Person für die Bekanntmachung von orientalischem und insbesondere hinduistischem Gedankengut im Westen» verantwortlich gewesen.[27] Vielleicht ist das ziemlich übertrieben, aber vielleicht auch nicht. Denn auch in seinen eigenen Songs geht es immer wieder um dieses «Gedankengut». Harrison stirbt am 29. November 2001. Seine Asche wird nach hinduistischer Tradition im Ganges ausgestreut.

Indien jedenfalls wird ab Mitte der 60er unfassbar populär. Was die Theosoph:innen Ende des 19. Jahrhunderts angestoßen hatten, mit ihren Übersetzungen und der Verbreitung von Texten, wird nun durch Massenmedien und Prominente wie Harrison auf eine ganz andere Ebene gehoben. Auch hier haben wir es wieder mit Suchenden zu tun. Mit Suchenden in einer Welt, die im immer schneller werdenden Rhythmus aus den Angeln gehoben wird.

Schauen wir uns die westliche Welt der 60er schlaglichtartig an. In den USA wird John F. Kennedy, der Präsident, erschossen. Die Bürgerrechtsbewegung schafft die institutionellen Grundpfeiler der Rassentrennung ab; mehr als eine Million vietnamesische Soldaten sterben im Vietnamkrieg. Die Sowjetunion schießt den ersten Menschen ins All, die USA kontern mit der Mondlandung. Zwischen die beiden Deutschlands wird die Mauer gebaut, der Prager Frühling niedergewalzt. Beate Klarsfeld ohrfeigt Bundeskanzler Kiesinger, weil sie es satthabe, einen Nazi im Kanzleramt zu sehen. Studierende gehen auf die Barrikaden und springen den Moralvorstellungen ihrer Eltern metaphorisch ins Gesicht. Der Spruch «Unter den Talaren, der Muff von 1000 Jahren» ist eigentlich zu euphemistisch, wenn man sich einmal vor Augen ruft, wie rigide, verklemmt und autoritär es damals zuging. Nachkriegsgeborene können es anschaulich erzählen: In Schulbüchern wurde noch gelehrt, dass Jungen keine langen Haare haben sollten. Da kann man erahnen, was es für ein Systemschock gewesen sein muss, als auf einmal vier junge Männer mit diesen eigentlich unmöglich langen Haaren auf der Bildfläche auftauchten. Und dann auch noch nach Indien pilgerten.

Die US-Schriftstellerin Joan Didion beschrieb die Stimmung wie folgt:

«Es war kein Land in offener Revolte. Es war kein Land im Belagerungszustand. Es handelte sich um die Vereinigten Staaten von Amerika im kalten Spätfrühling des Jahres 1967, die Börse war stabil, das Bruttosozialprodukt hoch, und viele wortgewandte Menschen schienen ein ausgeprägtes Gespür für soziale Verantwortung zu besitzen; es hätte ein Frühling großer Hoffnungen und nationaler Versprechen sein können, aber das war er nicht, und immer mehr Menschen hatten das ungute Gefühl, dass er das nicht war. Klar schien nur, dass wir uns irgendwann aufgegeben hatten und den Karren vor die Wand gefahren hatten, und weil nichts anderes wichtig schien, ging ich nach San Francisco. San Francisco war der Ort, an dem sich das soziale Ausbluten zeigte. San Francisco war der Ort, an dem sich die vermissten Kinder sammelten und ‹Hippies› nannten.»[28]

Was suchten die «vermissten Kinder», was suchten junge Menschen? Sicher alles Mögliche. Aber vielleicht lässt es sich auf ein Wort bringen: Alternativen. Das war nicht immer radikal, manchmal wurde es nur zaghaft gefragt, manchmal konkret politisch und immer mehr auch privat, in Bezug auf das eigene Leben. Junge Menschen wollten raus und wollten weg: aus der Enge, manchmal aus der ganzen Gesellschaft, zuweilen sogar aus der Welt oder zumindest schon mal aus dem eigenen Kopf, dem eigenen Bewusstsein: «Newspaper taxis appear on the shore / Waiting to take you away / Climb in the back with your head in the clouds / And you're gone.» Wenn man sich «Lucy in the Sky with Diamonds» anhört, lässt es sich ein bisschen erahnen. Einsteigen und wegfahren, am besten unendlich weit weg und am besten dorthin, wo Alternativen zu der eigenen Welt zumindest schemenhaft am Horizont auftauchen: in den Osten. Aber das ist gar nicht mehr nötig. Denn der Osten ist schon da.

«Dann hat man's langsam verstanden»

Am 15. August 1969, in Sullivan County im US-Bundesstaat New York, auf der Farm von Max Yasgur, tritt ein in pfirsichfarbene Gewänder gekleideter graubärtiger Mann auf eine Bühne und begrüßt ein paar Hunderttausend Menschen mit den Worten: «Meine geliebten Brüder und Schwestern.» Dieser Mann, Swami Satchidananda, spricht weiter von der Kraft der Musik und der Jugend: «Also lasst alle unsere Taten, alle unsere Kunst, Yoga zum Ausdruck bringen. Lasst uns durch die heilige Kunst der Musik Frieden finden, der über die ganze Welt geht [...]. Wenn diese Bilder in Indien gezeigt würden, würde niemand glauben, dass es in Amerika ist. Denn hier ist der Osten in den Westen gekommen.» Zum Schluss seiner kurzen Rede fordert er das Publikum auf, mit ihm gemeinsam zu chanten. Und so tönen Silben, die wir heutzutage ganz selbstverständlich tönen, zum ersten Mal aus so vielen westlichen Kehlen: «Hari OM Hari OM, Hari Hari Hari OM.» Philip Goldberg schreibt: «Das war der Moment, in dem sich eine Horde unkonventioneller Babyboomer nach Osten wendete – nach Osten und nach innen – und zwar in so großen Zahlen, dass der Prozess nicht mehr umzukehren war.» Und so geht Woodstock los.[29]

Auch Ravi Shankar spielt in Woodstock. Sowohl er als auch der Swami sind zwar nicht sonderlich angetan vom zugedröhnten Publikum, schließlich geht es ihnen um Ernsteres, um Inhalte, aber wie Ronald E. Purser nüchtern feststellt: «Was auch immer man von psychedelischen Drogen hält, sie lösen das Attachment zum Selbst.»[30] Wer sucht, muss halt auch experimentieren. Und die Hinwendung zum Osten, zu indischen Texten, zum Yoga, zur Meditation, ist Teil dieses Experimentierens, denn im Osten winkt die «Wahrheit». Das zeigt sich auch in der Literatur der Zeit, wo alle möglichen Bücher mit im weitesten Sinne «östlicher» Thematik (wieder) populär werden: Iyengars *Licht auf Yoga*, die *Autobiographie eines Yogi* von Yogananda, Hesses *Siddharta* (1922), W. Somerset Maughams *Auf Messers Schneide* (1944), in den 70ern auch Don DeLillos *Great Jones Street* (1973). Dort erklärt der Manager des ich-erzählenden Rockstars, was mit seiner Freundin so los sei: «Sie verzieht sich mit den Upanishaden. Sie liest die Upanishaden als Taschenbuch schon seit drei Jahren. Sie hat den Eindruck, der Osten ist da, wo die Wahrheit ist, sie nennt es das Blütenblatt aller Energie. Non-attachement macht sie an.»[31]

Non-attachement turns her on – das ist jetzt nicht unbedingt weltfriedenbringend noch intellektuell irgendwie sattelfest, aber seien wir mal nicht so streng, so geht neues Denken nun mal los. Und *non-attachement* machte eine ganze Generation an. Denn damit ist eben auch eine Loslösung von Althergebrachtem gemeint. Auch von Religion.

Das *Time*-Magazin hatte schon im April 1966 auf dem Cover gefragt: «Ist Gott tot?» Dass es in dem Artikel um etwas anderes ging, war eigentlich egal, denn die Zeile hatte nun mal eine eigenständige Wahrheit und verfing. Mit Bildern geht es los. Ein Jahr später kratzt Jimi Hendrix mit dem Cover von *Axis: Bold as Love* gleich doppelt und dreifach am Gottesbild einer Gesellschaft, die erst zwei Jahre zuvor die letzten Jim-Crow-Rassengesetze abgeschafft hatte. «Kratzte» ist auch euphemistisch, genau genommen war es eher ein Schlag in die Fresse: Auf dem Cover ist Hendrix inmitten von Vishvapura, einer Darstellung des Gottes Vishnu, zu sehen. Ein Schwarzer, ein Cherokee, ein Rockstar als Gott. Das ist nicht nur ein bisschen blasphemisch. Das hieß: Traditionelle Religion ist over!

«Und dann hat man angefangen, von der *Bhagavad Gita* zu hören. Es war alles etwas schwammig, weil es war ja keine offizielle Religion, und man hat einfach Sachen zusammengeworfen, Khalil Gibran und so Zeugs, auch ‹Siddharta›, das hatte nicht unbedingt etwas damit zu tun, aber es schien alles irgendwie das Gleiche zu sein. Wir waren alle als Sonntagsschüler erzogen worden, also traditionell religiös, und das hatte nicht so wirklich funktioniert, denn immer, wenn wir fragten: ‹Und warum gibt es dann so viel Leid in der Welt?›, würde der Vikar sagen: ‹Deswegen›, und wir so: ‹Na, danke.› Also war keiner irgendwie überzeugt von Gebeten, also bis Meditation kam. Dann hat man's langsam verstanden. Das brachte einen in Kontakt mit sich selbst. Das war eine sehr hektische Welt und dieser innere Frieden schien dagegen gut zu sein. Wenn sonst auch nichts, so hat der Maharishi vorgeschlagen, kann es zumindest deine Batterien aufladen. Das war eigentlich alles, was er sagte.»[32]

Die traditionelle religiöse Erziehung, «das hatte nicht so wirklich funktioniert» – so kann man es auch sagen, so erinnert sich jedenfalls Paul McCartney an die Zeit. Der Maharishi, von dem hier die Rede ist, wurde als Mahesh Prasad Varma irgendwann in den 1910ern in Indien geboren. Als Maharishi Mahesh Yogi wurde er später bekannt. Er hatte an der Universität von Allahabad Physik studiert und sich dann Swami Brahmananda angeschlossen. Hier lernte er von Advaita Vedanta, wir erinnern uns: die Idee, dass das Selbst und Gott ein und dasselbe sind und Meditation ein Mittel, dieses wahre Selbst zu erkennen. Schon in den 50ern hatte er dann angefangen, *Transcendental Deep Meditation* zu lehren (später nannte er es nur noch *Transcendental Meditation*, kurz TM), und ging damit bereits auf Welttournee. Der Maharishi lächelt viel, hat Blumen dabei und verkündet eine frohe Botschaft: Immer wieder aufploppende Gedanken bei der Meditation seien ganz normal, das müsse alles nicht so streng gesehen werden, jede:r könne meditieren und wenn schon nicht Weltfrieden erreichen, dann zumindest damit die «Batterien aufladen». Ein Ein-Mann-Kontrastprogramm zum gängigen christlichen Geistlichen.

Aber zurück zu George und Paul. Denn seinen großen Erfolg hatte der Maharishi auch den Beatles zu verdanken. Philip Goldberg geizt nicht mit Superlativen, auch ein ganz bestimmter Tag im August 1967 im Londoner Hilton Hotel gehört für ihn in den Kanon der Yoga-Geschichte, gleichbedeutend mit Vivekanandas erster Rede auf dem Parlament der Religionen: George Harrison war ja bereits angefixt, nun hat er auch John und Paul dabei. Alle drei hören an diesem Tag einen Vortrag des Maharishi und gehen im Anschluss backstage, um sich erklären zu lassen, was es denn genau mit dieser TM auf sich habe. Die Beatles waren damals vielleicht nicht so groß wie Jesus – wie John Lennon mal sagte –, aber irgendwie doch recht nah dran. In jedem Fall werden sie von einem riesigen Medienaufgebot begleitet, als sie sich gemeinsam mit Mia Farrow, Donovan und Mike Love von den Beach Boys im folgenden Winter auf den Weg nach Rishikesh, zu Maharishi, machen. Harrison verkündet dort: «Es ist für jeden Menschen die Aufgabe, herauszufinden, warum wir hier sind, woher wir kommen und wohin wir gehen.» Anders gesagt: Im Westen sind Antworten auf diese Fragen nicht (mehr) zu finden. Das *White Album* wurde am Ganges geschrieben.

Die Pforten

Im Jahr 1960 reist der Harvard-Psychologe Timothy Leary nach Mexiko. Dort, im Hochland, in Cuernavaca, jener Stadt, die Alexander von Humboldt die «Stadt des ewigen Frühlings» nannte, nimmt er eine ordentliche Portion halluzinogener Pilze. Sein Trip dauert vier Stunden, danach ist sich Leary sicher, mehr über das Gehirn und den Geist gelernt zu haben als in all den Jahren seiner wissenschaftlichen Beschäftigung damit. «Das normale Bewusstsein ist nur ein Tropfen im Ozean der Intelligenz», befindet er, reist zurück nach Massachusetts und beginnt, mit Halluzinogenen zu experimentieren. Er ist nicht der Erste, der sich damit – auch wissenschaftlich – beschäftigte, aber er ist der Erste, der damit sehr schnell sehr bekannt wird. Zunächst experimentiert er mit Psilocybin, später dann mit LSD. Das hatte er in einem hinduistischen Tempel in Boston kennengelernt. Der war von einem Weltkriegsveteran, Fred Swain, gegründet worden, und dieser Swain hatte Leary von dem «psychedelischen Pantheon der Götter», von seinem Guru und von Yoga vorgeschwärmt. Leary, ganz heiß auf noch mehr Bewusstseinserweiterung, fängt also an, hinduistische Schriften zu lesen. Dabei blieb es natürlich nicht. Bei einer Art Gebet im Tempel wird Gangeswasser mit LSD vermischt und getrunken, Leary fühlt sich auf dem Trip wie Gott Shiva höchstpersönlich: «Ramakrishnas Statue atmete und seine Augen überbrachten eine Botschaft. Vivekanandas Gesicht strahlte und zwinkerte mir zu.»[33] Danach ist er überzeugt, alle Menschen seien irgendwie Hindus. Aber er ist vor allem von LSD überzeugt. Die Experimente gehen weiter. Ein Kollege, Richard Alpert, macht mit. Drei Jahre später verlieren die beiden ihre Jobs in Harvard, Alpert hatte unter anderem einem Undergraduate-Studenten LSD gegeben. US-Präsident Richard Nixon nennt Leary «den gefährlichsten Mann Amerikas».

In seinem Essay «Die Pforten der Wahrnehmung» – den er übrigens 1954 seinem Yogalehrer am Hollywood Vedanta Center mit den Worten «Für Swami, ein Bericht eines flüchtigen Blicks in die Realität von einer ungewöhnlichen Warte aus» widmete – hatte Aldous Huxley schon einen Drogentrip (mit Meskalin) beschrieben und darin Fragen zum Bewusstsein, zum Ich, zur Wahrnehmung aufgeworfen. Der Titel des Essays war angelehnt an Zeilen des Dichters William Blake: «Würden die Pforten der Wahrnehmung gereinigt, / erschiene den Menschen alles so, wie es ist – unendlich.» Die Band The Doors soll sich deswegen so genannt haben. Die Pforten zu anderen Wahrnehmungswelten wurden also von vielen Suchenden aufgestoßen. Meskalin, Psilocybin, LSD – schön und gut, aber ließen sich diese Pforten nicht auch ohne Drogen durchschreiten? Das zumindest beginnt Learys Kollege Alpert zu beschäftigen. Und so macht er sich auf seine eigene Suche. Diese wird zur Schablone Tausender Westler:innen. Denn, klar, er reist nach Indien.

Dort angekommen, lernt er Kermit Riggs, einen Hippie aus Kalifornien kennen. Riggs nimmt ihn mit zu seinem Guru, nach Kainchi zu Füßen des Himalaya. Was dann passiert, hat es legendenhaft in die Annalen der Szene geschafft: Alpert soll seinem Guru, Neem Karoli Baba, ohne dessen Wissen LSD gegeben haben. Und zwar 305 Mikrogramm, zur Einordnung: Eine Standard-Menge wären ungefähr 110 Mikrogramm.[34] Doch der Guru, wie es sich für Erleuchtete gehört, zeigt keinerlei Reaktion. Alpert ist zunächst verblüfft und dann hin und weg. Er spürt eine unfassbare Liebe zu dem Guru und bleibt statt der geplanten zwei Tage fünf Monate bei Neem Karoli Baba. Bevor er Indien verlässt, tippt ihm sein Guru dreimal auf die Stirn – aus Richard Alpert wird Baba Ram Dass.

Zurück in den USA geht Ram Dass auf Tour, mit The Kirtan Band im Schlepptau und einer Botschaft an seine Landsleute: «Be here now.» «Es war, als würden alle nur darauf warten, sich nach Osten zu wenden», sagt er später. Die Tour ist immens erfolgreich. Genau wie ein Buch, das er über seine Erkenntnisse verfasst, eine Mischung aus Autobiografie, Yoga-Anleitung und Zitaten östlicher Gelehrter – es wird weltweit zum Bestseller und verkauft sich zwei Millionen Mal. Bis zu seinem Tod 2019 gibt Ram Dass Seminare und schreibt Bücher, seine Einsichten werden in allen möglichen Meditations-Kontexten immer wieder heranzitiert. In Teilen der Yoga-Szene ist Ram Dass so bekannt wie ein anderer Schüler seines Gurus: Krishna Das, der Kirtan-Sänger, Grammy-Gewinner und «Rockstar des Yoga».

Koregaon Park

«Rajneesh» Chandra Mohan Jain wird am 11. Dezember 1931 in Kuchwada, in Madhya Pradesh geboren. Seine Familie hängt dem Jainismus an, er wächst zunächst bei seinen Großeltern, dann bei seinen Eltern auf. Nach der Schule beginnt er ein Philosophie-Studium an einer Universität in Jabalpur. Als er am 21. März 1953 unter einem Baum im Bhanvartal Park in Jabalpur sitzt, wird er erleuchtet.

Zwei Jahre später schließt er sein Bachelor-Studium ab, zwei weitere Jahre später sein Master-Studium an der Universität Sagar. Er beginnt, an der Jabalpur Universität zu unterrichten, 1960 wird er dort zum Professor ernannt. Unter seinen Studierenden ist er beliebt und gilt als brillant. Dabei hätte es bleiben können, aber Rajneesh hat anderes im Sinn. Er fängt an, durchs Land zu reisen und Vorträge zu halten, denn auch er ist auf der Suche.

Auf dieser Suche bedient er sich an allem Möglichen und mischt in seinen Vorträgen Einflüsse von Buddhismus, Zen, Tantra, aber auch Ideen westlicher Philosophen wie Friedrich Nietzsche und dem Russen George Gurdjieff. Letzterer ging davon aus, dass die Menschen in einer Art «Wachschlaf» gefangen seien und in eine höhere Stufe des Bewusstseins hinein aufwachen müssten, um sich zu erfüllen. Auch Rajneesh beschreibt immer wieder, dass

Menschen sich von den Einflüssen von Elternhaus, Religion, Erziehung und Religion befreien müssten, um endlich zum wahren Selbst, zum Göttlichen zu kommen. Worüber er allerdings auch noch spricht: Indien müsse aus der Rückwärtsgewandtheit raus, Gandhi sei ein «masochistischer Reaktionär», und überhaupt müssten die Hindus mal anfangen, etwas freier mit Sex umzugehen. Medien nennen ihn umgehend den «Sex Guru», er selbst sagt: «Jede Religion, die das Leben als sinnlos und voller Leiden auffasst und damit einen Lebenshass predigt, ist keine wahre Religion. Religion ist eine Kunst, die zeigt, wie man das Leben genießen kann.» Kann man sich vorstellen, wie das im Hindu-Establishment ankam. Im Jahr 1966 gibt er auf Drängen der Leitung seine Stelle an der Uni auf.

Aber man kann sich auch vorstellen, wie das in anderen Kreisen ankam. Sowohl in Indien selbst hat er Fans als auch, klar, im Westen. Denn dort geht es ja ziemlich ikonoklastisch zu und die Counter-Culture-Ohren waren sperrangelweit offen Richtung Osten. Rajneesh beginnt auch, Meditation zu unterrichten. Aber nicht die Art der Meditation, die wir kennen: stillsitzen und den Geist zur Ruhe bringen. Er entwickelt eine «dynamische Meditation». Dabei wird chaotisch geatmet, hemmungslos getanzt, geschrien und gejubelt. Was halt so rausmuss.

Ab 1971 nennt Rajneesh sich Bhagwan Shree Rajneesh – *Bhagwan* heißt so viel wie «gesegnet», «erleuchtet». Da er mittlerweile sehr erfolgreich Meditations-Workshops und private Konsultationen gibt, wird bald deutlich, dass er eine Infrastruktur bräuchte, von der aus er seine Arbeit besser aufziehen, Vorträge geben und publizieren könnte. Bhagwan braucht also einen Ort. Ihm kommt eine Frau zu Hilfe, die griechische Reederei-Erbin Catherine Venizelos. Sie gibt ihm Geld, sodass er ein Grundstück in Koregaon Park, einem Villenviertel in Pune, kaufen kann – 1974 eröffnet er dort seinen Ashram. Ein Jahr später schon würde Iyengar sein

Institut in Pune eröffnen – ungefähr 7 Kilometer Luftlinie weiter südlich, aber zugleich Lichtjahre entfernt.

Bhagwans Ashram beginnt sich in der Folge zu einem richtigen Unternehmen zu entwickeln, neben der Verbreitung von Bhagwans Schriften (und Audioaufnahmen) und den Meditationen werden dort mithilfe von Psycholog:innen auch Therapiegruppen angeboten. Wer den Ashram besucht, kann sich außerdem entscheiden, Sannyasin zu werden. In einer Aufnahmezeremonie vergibt Bhagwan einen neuen Namen und überreicht eine Mala (Gebetskette) mit seinem Konterfei. Sannyasins tragen orangefarbene Kleidung, und wer sich entscheidet, in Pune zu bleiben, kann im Ashram arbeiten. So kommt der Ashram zu Geld und wird langsam, aber sehr sicher international bekannt.

Im Hier und Jetzt

Es war sehr wahrscheinlich längst Mitternacht, schon seit Stunden war das Licht aus, Schlafenszeit für die Jungen. Doch auf einmal ging das Licht wieder an, verbunden mit wüstem Geschrei. Der 14-Jährige hatte aber sowieso kein Auge zugetan, er hatte es kommen sehen. Denn er war mit Putzdienst dran, und die Aufseher ließen es sich nicht nehmen, Schränke zu verschieben, um noch an die kleinsten Staubflusen zu kommen und so den zuständigen Putzdienst bestrafen zu können. Sie jagten ihn aus dem Bett, es war tiefdunkel, und es war Herbst, anziehen durfte er sich nicht. Nur mit einer Unterhose bekleidet wurde er im Gelände durch den Dreck geprügelt. Alles, was er denken konnte: Bloß nicht zusammenbrechen, dann wird's noch schlimmer.

Der Zusammenbruch kommt erst gut 30 Jahre später. Als sich der 51 Jahre alte *Stern*-Journalist Jörg Andrees Elten mitten in der Encounter-Gruppe in Bhagwans Ashram an dieses Erlebnis erinnert und auf dem Boden zusammenbricht. Elten war als Jugendlicher für einige Jahre Schüler der Nationalpolitischen Erziehungsanstalt (Napola) gewesen, in den letzten Kriegstagen dann noch Panzergrenadier in einer Einheit der Waffen-SS. Nach dem Krieg macht er journalistische Karriere, erst bei der *Süddeutschen Zeitung*, dann als Reporter für den *Stern*. Für das Magazin war er auch in Indien, um dort den Premierminister zu interviewen. Doch als er im Taj-Mahal-Hotel in Bombay sitzt und die Eindrücke seiner Reise verarbeitet, beschleicht ihn – nicht zum ersten Mal – das Gefühl, dass es das alles irgendwie nicht gewesen sein kann. Er hat von Bhagwans Ashram gehört, Pune liegt nur wenige Autostunden entfernt von Bombay, und so schlägt er seiner Redaktion vor, noch weiter fahren zu dürfen und über den Ashram zu berichten. Der Ashram hat es – es ist das Jahr 1977 – mittlerweile schon zu einiger Berühmtheit gebracht und gilt als so was wie das größte Psychotherapiezentrum der Welt. Jede Menge Aussteiger:innen sind dort, Millionärstöchter und -söhne, Professor:innen, Anwälte und Psychologinnen. Jede Menge Westler:innen, sogar der Urenkel des letzten deutschen Kaisers, Prinz Welf von Hannover.[35] Was all diese Menschen zu einem Guru nach Indien zog, wollte die deutsche Öffentlichkeit natürlich wissen, und so bekommt Elten den Auftrag für die Reportage und fährt nach Pune.

Was ihm dort widerfährt, darüber wird er ein paar Jahre später ein Buch veröffentlichen.

Aber zunächst wundert er sich nur. Und er ärgert sich. Denn Bhagwan macht es seinen Anhänger:innen nicht leicht. Weil er den Geruch von Farbe angeblich nicht verträgt, ist der Vortragssaal mit Marmor ausgelegt. Wer zu seiner täglichen Vorlesung kommen will, muss sich von Sannyasins beschnüffeln lassen – der Duft von Shampoo oder Parfum ist streng verboten, der Meister erträgt es nicht. Dafür fährt er jeden Tag die paar Schritte von seinem Wohnhaus zum Saal in einem Rolls-Royce: «Die Autos? Sie gehören mir nicht. Mir gehört nichts. Ich bin der ärmste Mann auf der ganzen Welt und lebe das reichste Leben!»

Im Ashram selbst wird immer wieder tapfer versucht, das Ego auszulöschen, wie Elten bemerkt: Akademikerinnen müssen Klos putzen, wer mal kurz ein bisschen Privatsphäre genießt, wird sie scheinbar willkürlich wieder verlieren. Bhagwan macht derweil anzügliche Witze und beleidigt weiter froh die Religionen. Aber all das wird akzeptiert. Auch von Elten. «Bhagwan versteht sein Geschäft. Wenn er nicht erleuchtet wäre und Besseres zu tun hätte, könnte er Chefredakteur eines Massenblattes sein.»[36] Bhagwan scheint zudem einen Einfluss zu haben, der sich nicht richtig benennen lässt und vielleicht gerade deswegen so unwiderstehlich ist: «Es ist, als ob dieser Mann ein Kraftfeld um sich hat, in dem sich alle deine Gedanken, Gefühle und Handlungen auf ein höheres Ziel hin ordnen.»[37] Dass so viele Sannyasins aus dem Westen kommen, ist kein Zufall, bemerkt Elten, er beschreibt sie als «verzweifelte Kinder einer Zivilisation, die nach 300 Jahren technischen Fortschritts einem platten Materialismus verfallen ist».[38]

Von Bhagwan ist aber auch er begeistert. Er bewundert nicht nur seine Ausstrahlung, sondern – für den Zyniker Elten besonders wichtig – seine intellektuellen Ausführungen. So ist es ihm schnell egal, was es nun mit dieser vermeintlichen Erleuchtung auf sich hat, ihm reicht bescheidenerweise schon Folgendes: «Ich möchte authentischer werden, totaler, ehrlicher mit mir selbst und mit anderen, ich möchte keine Angst mehr vor dem Leben haben und auch nicht vor dem Tod, vor dem Alter, vor Krankheit, vor Armut. Ich möchte offener werden für das, was um mich herum geschieht, für die Vibrationen anderer Menschen. Ich möchte meditativer werden, zentrierter, konzentrierter, ruhiger, gelassener, stärker, wacher. Ich möchte liebevoller werden, weniger egoistisch, eifersüchtig, besitzergreifend.»[39] Zeitlose Vorhaben.

Elten beschließt, auch Sannyasin zu werden. Er bekommt eine

Mala und einen neuen Namen, Swami Satyananda. Er nimmt an der berühmt-berüchtigten Encounter-Gruppe teil, wo unter der Anleitung des Psychologen Tertia die Teilnehmer:innen in einem ausgepolsterten Raum nackt aufeinander losgehen. Wenn sie wollen. Hier geht es darum, alles auszuleben, was aufkommt. Bei Satyananda kommt die Erinnerung an seine Napola-Zeit auf. Außerdem erleidet er zwei Rippenbrüche. Zurück in Deutschland schreibt er seine Reportage für den *Stern*. Die erscheint 1978 und wird zum Knaller. Rolls-Royce, Sex, Erleuchtung! Satyananda reist zurück nach Pune, um ein Buch zu schreiben. *Ganz entspannt im Hier und Jetzt* erscheint 1979. Es wird zum Bestseller. Hier war kein junger linker Student, sondern ein Ü50-jähriger, respektierter Journalist ausgestiegen und hatte die Annehmlichkeiten des Lebens für einen Ashram aufgegeben. Die Leute waren abwechselnd entsetzt und begeistert. Vielleicht ist auch das heute nicht mehr so richtig vorstellbar, aber Tausende junge Menschen gingen damals von Deutschland nach Pune zu Bhagwan.

In der Dokumentation *Bhagwan – Die Deutschen und der Guru* (2021) des Regisseurs Jobst Knigge lernt man einige von ihnen kennen. Ehemalige Ashram-Bewohner:innen – heute unter anderem Software-Entwickler, Heilpraktikerin, Unternehmensberater – erzählen, was sie damals nach Pune zog: die Flucht vor einer kriegstraumatisierten Elterngeneration, die mit Gewalt eine heile Welt hatte herstellen wollen, «Hauptsache, dagegen», aber auch die «pure Glückseligkeit und Liebe», die sie dort erfuhren. In den 80ern wurden auch Benjamin-Blümchen- und Bibi-Blocksberg-Autorin Elfie Donnelly und ihr Partner Peter Lustig (Löwenzahn) Sannyasins.

Aber die Deutschen gingen nicht nur nach Indien, sie kamen auch wieder und gründeten hier Kommunen. In Margarethenried in Niederbayern entstand der erste deutsche Bhagwan-Ashram. In Köln, der deutschen Bhagwan-Hochburg, wurde 1980 in der

Lütticher Straße eine Kommune gegründet, ein Jahr später fand in Berlin das «Orange Council» statt, immerhin im Kongresszentrum ICC – und das war voll! Genauso wie das Belgische Viertel in Köln, dort waren zu Spitzenzeiten 450 Sannyasins in der Kommune: «Das Belgische Viertel war rot!» (Sannyasins trugen mittlerweile weinrote Kleidung.) Es war rot, und es war profitabel – die Kölner Kommune unterhielt zwei Diskotheken, ein Restaurant, zwei Kioske und eine Baufirma.

«Wie wird man eines Tages von Bhagwan sprechen? Entweder ist er in ein paar Jahren völlig vergessen, oder er wird als einer der Großen in die Geschichte eingehen», mutmaßt Satyananda in seinem Buch.[40] Weder das eine noch das andere wird eintreten. Aber dazu muss die Geschichte erst noch weitererzählt werden.

Auf nach Amerika!

Ende der 70er-Jahre platzte der Ashram in Pune bereits aus allen Nähten. Zudem hatten die indischen Behörden Bhagwan wegen finanzieller Unregelmäßigkeiten auf dem Kieker. Es brauchte also mal wieder einen neuen Ort. Den fand Ma Anand Sheela, Bhagwans Sekretärin. Es war ein Stück Land außerhalb von Antelope, einer 90-Seelen-Gemeinde inmitten des ländlichen Oregon. Dorthin zog der Ashram also, und Bhagwan verkündete, er sei «der Messias, auf den Amerika gewartet hat». Die Menschen vor Ort sahen das ein bisschen anders, wie die Netflix-Dokuserie *Wild Wild Country* (2018) über die Bhagwan-Zeit in den USA zeigt. Doch trotz aller Anfeindungen lässt sich festhalten: Es lief.

In nur vier Jahren etablierte sich Rajneeshpuram, wie die kleine Stadt genannt wurde, zu «der erfolgreichsten und einer der reichsten, aber auch skandalumwittertsten religiösen Phänomene des letzten Jahrhunderts», wie Religionswissenschaftler Hugh Urban schreibt.[41] Die US-Medien berichteten über freie Liebe, 93 Rolls-Royce und den Haufen Geld, den die Organisation innerhalb weniger Jahre einnahm. In Rajneeshpuram gab es Autoaufkleber zu kaufen: «Jesus sales, Moses invests, Bhagwan spends». Bhagwan hatte sich die Verbindung von Spiritualität und Konsum zu eigen gemacht. Und damit richtig gut Geld verdient. Ungefähr 130 Millionen Dollar sollen es in den fünf Jahren gewesen sein. Das Geld kam nicht nur von den Sannyasins vor Ort, sondern auch von der weltweiten Gefolgschaft, die Bhagwan hatte. Mitte der 80er sollen es 25 000 Mitglieder weltweit gewesen sein.

Den Niedergang der Kommune in Oregon kann man ebenfalls in *Wild Wild Country* bestaunen. «Bestaunen», weil es wirklich – selbst wenn man die Geschichte schon kennt – wie absolut erfunden wirkt. Es ist dermaßen wild. Ich mache es kurz: Im Nullkommanix gab es Konflikte mit den Leuten vor Ort und den lokalen Behörden. Die Sannyasins hatten durch ihre schiere Anzahl das City Council übernommen, und nun drohten sie sogar, sich bei weiteren Wahlen aufstellen zu lassen. Die «1000 Friends of Oregon» protestierten dagegen, einer von ihnen war übrigens Bill Bowerman Jr., der Sohn des Nike-Gründers. Angeführt von Ma Anand Sheela kam es in der Folge zu einer Art «Guerilla-Krieg» gegen die lokale Bevölkerung, beide Seiten rüsteten auf (wortwörtlich), und Sannyasins verteilten als Machtdemonstration Salmonellen auf Salatbuffets in Schnellrestaurants. Viele Menschen erkrankten. Sheela erklärte: «Je mehr Presse wir bekommen, desto mehr Bücher verkaufen wir.» Und natürlich berichtete die internationale Presse, der *Spiegel* zeigte am 5. Februar 1984 eine halb nackte, meditierende Frau mit sie umflatternden Geldscheinen auf dem Cover, untertitelt war das Ganze mit: «Die Geschäfte der Bhagwan-Sekte».

Doch dann war irgendwann Schluss. Sheela und ein paar Getreue flüchteten nach Deutschland und verschanzten sich im

Schwarzwald. Während der *Stern* ihnen eine Exklusiv-Story bezahlte, gingen in Oregon die Untersuchungen der Staatsanwaltschaft los. Schließlich wurde Bhagwan am 28. Oktober 1985 verhaftet, unter anderem wegen angeblicher Einwanderungsdelikte – seine Bewährungsstrafe wurde unter der Bedingung, das Land umgehend zu verlassen, ausgesetzt. Sheela wurde wegen Verschwörung zum Mord an Bhagwans Leibarzt in der Schweiz verurteilt.

Für Bhagwan selbst folgten Jahre der unfreiwilligen Wanderschaft, kein Land wollte ihn so wirklich reinlassen, und schließlich landete er 1987 erneut in Pune – der Ashram wurde wieder eröffnet. Er nannte sich nun «Osho» (der japanische Name für einen buddhistischen Priester), die Skandale schienen ihm nicht geschadet zu haben. Im Jahr 1990 starb er und wurde auf dem Gelände im Koregaon Park verbrannt. Osho war vielleicht der erste echte transatlantische Guru. Aber er war nicht der einzige.

Vom Fliegen und Fallen

Wir haben ihn schon kurz kennengelernt: Maharishi Mahesh Yogi. Maharishi ist, wie auch Osho, für eine ganz eigene Art der Meditation bekannt geworden. Die Transzendentale Meditation. Der Charme von TM liegt in der Einfachheit: Man solle nur zweimal am Tag jeweils zwanzig Minuten meditieren, dabei innerlich ein Mantra aufsagen. Das war's. Keine stundenlange Praxis, kein schwer verständlicher philosophischer Überbau. Dafür Self-Improvement, eine Prise Erleuchtung und, wie Paul McCartney sagte, einfach weniger Stress. Vielen seiner Landsleute ist diese Art der Bewerbung zu unterkomplex, sie werfen ihm vor, «Mantren zu verkaufen». Aber es funktionierte nun mal. Die Beatles hatten mit ihrer Reise nach Rishikesh einen Marketing-Coup für Maharishi gelandet, zig andere Celebritys folgen ihnen: Jefferson Airplane und The Grateful Dead (die der Maharishi völlig humorbefreit in The Grateful Living umbenennen wollte) und Mitglieder der Doors – sie alle fangen an zu meditieren.

Der Maharishi eröffnet derweil weltweit Zentren und bildet so allein in den 60ern Hunderttausende Menschen in TM aus. Schon frühere Yogalehrer wie Vivekananda und Yogananda hatten im Westen Meditation unterrichtet, aber hier war nun einer, der daraus ein echtes Massenphänomen machte. Dabei veränderte er auch nachhaltig das Verständnis von Meditation, denn nun interessierten sich nicht mehr nur die Ostküsten-Bohème und die Hippies für andere Bewusstseinszustände, sondern alle, die sich davon ganz pragmatisch gesundheitliche Vorteile erhofften. Maharishi, immerhin studierter Physiker, macht keinen großen Unterschied zwischen Wissenschaft und Spiritualität: «Wenn Meditation und spirituelle Erfüllung in der Natur verwurzelt sind, macht es doch auch Sinn, dass wir die besonderen Effekte von TM auch durch wissenschaftliche Methoden nachweisen können.»[42]

So beginnen, ähnlich wie beim Körperyoga etliche Jahrzehnte zuvor, erste Studien zur Wirksamkeit von Meditation. Zwei der prestigeträchtigsten wissenschaftlichen Journale, *The Lancet* und *Science*, publizieren entsprechende Studien zu Beginn der 70er-Jahre. Dass sich psychologische Effekte nicht so leicht nachweisen lassen wie die Auswirkungen von yogischer Körperpraxis auf Puls und Blutdruck, tut der zunehmenden Begeisterung dafür keinen Abbruch. Sowohl Yoga als auch Meditation sind angekommen in der westlichen Wissenschaft. Im Jahr 1974 erklärt das *Time Magazine*, dass Yoga «so im Handumdrehen Teil von amerikanischem Leben wird wie Apple Pie». Das war ziemlich übertrieben, aber vielleicht auch nicht so ganz.

Maharishis TM-Organisation hebt in jedem Fall ab. Wortwörtlich, wenn man's glaubt. So erklärt er den 12. Januar 1975 zum ersten Tag der Erfüllung des sogenannten Weltplans. Im folgenden Jahr sollten allein in den USA mehr als 300 000 Leute initiiert werden, um das planetare Bewusstsein auf ein neues Level zu heben. Zur Erklärung: Wenn eine Gruppe von Leuten gemeinsam TM praktiziere, sei es möglich, das planetare Bewusstsein zu erhöhen. Weltfrieden ließe sich schon bei 10 000 gemeinsam Praktizierenden erreichen! Das sogenannte «yogische Fliegen» ist Teil der Gleichung. Bei diesem «Fliegen» wird mit den Beinen in einem vollen Lotussitz gehüpft. Wer erleuchtet sei, könne so ans Fliegen kommen. Dean Radin ist einer der bekanntesten Forscher für paranormale Erscheinungen, er hat sich auch das yogische Fliegen angeschaut und berichtet: «Vor ein paar Jahren wurde ich eingeladen, bei einer Vorführung der besten TM-Fliegenden in der Maharishi School of the Age of Enlightenment in Iowa beizuwohnen. Aber da war noch nicht mal irgendwer, der zumindest ein bisschen schwebte. Das waren die besten Fliegenden der Welt – und sie hüpften nur.»[43]

Goldfische

Christina, Mona und ich stehen auf 1800 Meter über Normalnull am Gipfelkreuz der Benediktenwand. Über uns die Sonne, um uns herum die bayerischen Voralpen. Wir haben auf der Tutzinger Hütte übernachtet, noch vor dem Frühstück gemeinsam auf einer Wiese meditiert und sind kurze Zeit später sehr vorsichtig ausgerastet, als uns eine Herde Steinböcke mitten auf dem Weg begegnete. Jetzt wird uns langsam kalt, wir ziehen die Pullis über und wollen eigentlich aufbrechen, da treffen zwei junge Männer ein. Der eine packt eine Fahne aus seinem Rucksack, darauf zu sehen: das Logo seiner Firma. Ob wir ein Foto machen können. Klar. Der Weg ist schlecht ausgeschildert, wir laufen also alle gemeinsam los, die Westseite runter. Der eine ist Stadtplaner, der mit der Fahne macht irgendwas in einem sehr erfolgreichen Start-up. Er erzählt von seinem Chef und der Unternehmenskultur. Er schwärmt richtiggehend. Außerdem habe ihm sein Chef Meditation nähergebracht. Ob sie auch Yoga im Büro machen, will ich wissen. Jaja, sagt er, der Chef habe sogar einen eigenen Raum dafür eingerichtet, dort dürfe jede:r immer rein, vor Meetings würde dort meditiert. «Wow», sage ich, «und da kommen Meditations-Lehrer:innen zu euch?» Er lacht. «Auf keinen Fall! Sie nennen es Mindfulness-Coaches.»

Knapp 60 Jahre nachdem die Beatles damit angefangen haben, hat Meditation beziehungsweise Mindfulness jeden Hauch der Gegenkultur verloren. Meditation ist Mainstream. Hunderte Millionen Menschen meditieren täglich. Krankenkassen bezuschussen entsprechende Lehrgänge, auf dem Weltwirtschaftsforum in Davos wird meditiert, Oprah meditiert, Gwyneth eh und vermutlich das ganze Silicon Valley. Es ist eine Milliardenindustrie. Bücher, Kurse, Magazine, Armbänder, Kosmetikprodukte, Retreats, Musik. Im App Store gibt es zig Mindfulness-Apps, mit rauschendem Wasser, raschelnden Blättern und Belohnungen fürs Dranbleiben. In Deutschland soll jede:r Vierte eine solche App heruntergeladen haben, der Umsatz hierzulande wird auf 100 Millionen Euro geschätzt.[44]

Als Mindfulness hat die Meditation so gut wie jeden Hauch ihres religiösen Erbes verloren und wird eingesetzt als Mittel zum Zweck. Einem Zweck, der nicht im spirituellen Jenseits, sondern fest in dieser Welt verankert ist. Als ein Mittel gegen Depression und Ängste, für mehr Kreativität, weniger Stress, bessere Beziehungen und eine weniger kurze Lunte im Alltag. «Dass Meditation nicht in erster Linie entwickelt wurde, damit es uns besser geht, sondern um das Gefühl für das individuelle Selbst – also wer wir glauben, wer wir die meiste Zeit sind – zu zerstören, wird in Medienberichten oft übersehen», schreiben Miguel Farias und Catherine Wikholm in *The Buddha Pill*.[45] Dass das, was als Mindfulness unterrichtet wird, von Buddhismus, von Yoga, inspiriert wurde, davon existiert oftmals nur eine Ahnung: «Das ist Buddhismus in Scheiben geschnitten, abgepackt und von allen Bezügen auf Transzendentes befreit», findet die Autorin Barbara Ehrenreich.[46]

Wer heute noch nicht meditiert oder es zumindest mal probiert hat, hat meistens mindestens ein schlechtes Gewissen deswegen. Denn Mindfulness soll ja so gut sein. Vor allem gegen Stress. «Stress» gab es auch noch nicht immer. Also schon, aber das Phänomen hat in den letzten Jahrzehnten eine beispiellose Karriere hingelegt. Im 19. Jahrhundert ging es los. Wir hatten schon gesehen, wie das viele Schreibtisch-Sitzen und die Eindrücke des Großstadtlebens als negativ für die körperliche Verfassung bewertet wurden – und sie galten auch als negativ für die Psyche. Zur Gründerzeit wurde unter dem Begriff «Neurasthenie» in gehobenen Schichten alles wegdiagnostiziert, was wir heute als «Depression», «Ängste» oder schlicht Erschöpfung identifizieren würden. Damals war es als «Überreizung» eine Modediagnose – hauptsächlich für Frauen der Mittelklasse und gehobeneren Schichten. Die Behandlung? Elektroschocks, aber vor allem Ruhe. Alles, was das Hirn anregte, galt als gefährlich. Patientinnen wurden also ins Bett verbannt und durften noch nicht mal lesen.

Die Idee, dass wir mit dem ganzen Input der modernen Welt nicht zurechtkommen, ist also nicht neu. Zu Beginn des letzten Jahrhunderts wird sie auch in der Wissenschaft eingeführt, als der US-Psychologe Walter B. Cannon in einem Paper zum ersten Mal den Begriff «Stress» im Zusammenhang mit der «Fight or flight»-Reaktion bei Tieren gebraucht. So wird uns heute noch Stress in Meditations- und Yoga-Workshops erklärt: als Reaktion auf die Überreizung unserer Nervensysteme. Stress ist eine Dauer-Diagnose, denn wir haben alle zu viel Input, unsere Köpfe sind zu voll, die Aufmerksamkeitsspanne sinkt von Generation zu Generation und ist heute schon schlechter als die eines Goldfisches, so die Warnung. Da sucht natürlich auch die Wirtschaft nach Gegenmitteln. In den 60er-Jahren warben Zigarettenhersteller mit der Anti-Stress-Wirkung ihrer Produkte: «Bevor du mich ausschimpfst, Mama ... zündest du dir vielleicht lieber eine Marlboro an.» Heute, auch ironisch, verkaufen zwei der größten Player im Mindfulness-Business – die Apps Calm und Headspace, zusammen ungefähr eine Milliarde Dollar wert – De-Stressing mit einem Gerät, das für viele Stress pur ist: dem Smartphone.

Könnte es also sein, dass eine Technik, die für mehr Achtsamkeit den Menschen und der Umwelt gegenüber sorgen soll, uns doch vor allem zu besseren Arbeitnehmer:innen macht?[47] Die österreichische Autorin Stefanie Sargnagel beschreibt in ihrem Buch *Iowa* eine Reise in die USA, während der sie auch an der oben erwähnten TM-Hochschule vorbeikommt: «Die Worte Selbst, Bewusstsein, Transzendenz, Erfüllung, Harmonie vermischen sich auf seltsame Art und Weise mit dem semantischen Feld des Wirtschaftscoachings: Business, Erfolg, Maximierung des Potenzials.»[48] Das mag seltsam erscheinen, ist aber nur folgerichtig, wie wir gesehen haben. Auch Unternehmen wie Google, Facebook, Yahoo und Apple haben Meditationsprogramme aufgesetzt. In einem Artikel des *Economist* heißt es: «Der westliche Kapitalismus scheint viel mehr zu tun, um östliche Religionen zu verändern, als östliche Religionen machen, um den westlichen Kapitalismus zu verändern.»[49] Passend dazu werden 2002 in einem Cartoon des *New Yorker* zwei Frauen gezeigt, die im Lotussitz auf Yogamatten sitzen. Die Bildunterschrift lautet: «Ich hab gerade eine östliche Lehre gefunden, die SUVs akzeptiert.»

11. Politiken

Safrangelb

Narendra Damodardas Modi wurde am 17. September 1950 in Vadnagar im indischen Bundesstaat Gujarat geboren. Bereits in jungen Jahren schließt er sich dem RSS an. Der Rashtriya Swayamsevak Sangh wurde 1925 gegründet und ist eine Art nationalistische Kaderorganisation. Sie bietet ihren Mitgliedern Sport und Yoga, organisiert Bildungs- und Wohltätigkeitsprogramme. Der RSS propagiert dabei «traditionelle» hinduistische Werte und stand schon öfter in Verbindung mit gewalttätigen Auseinandersetzungen.

Modi fängt nach seiner Schulzeit an, für den RSS zu arbeiten. Im Jahr 1985 wird er auch Mitglied der Bharatiya Janata Party (BJP, «Indische Volkspartei») und macht dort schnell Karriere. Er wird Generalsekretär und 2001 sogar Ministerpräsident seines Heimat-Bundesstaates. Dort, in Gujarat, kommt es Anfang des Jahres 2002 nahe dem Bahnhof Godhra zu einem Brand in einem Zug mit Hindu-Pilger:innen. Sechzig Menschen sterben, die Brandursache kann nicht geklärt werden. Nichtsdestotrotz werden Muslime für die Katastrophe verantwortlich gemacht, es kommt landesweit zu gewalttätigen Ausschreitungen, die in einem Pogrom münden. Tagelang ziehen ganze Banden durch die Gegend, morden, vergewaltigen und plündern. Es gibt mindestens 2000 Tote, davon die große Mehrzahl Muslim:innen, ungefähr 150 000 Menschen werden vertrieben.

Ministerpräsident Modi bezeichnet diese Geschehnisse damals als «gerechtfertigten Volkszorn». Die Untätigkeit der Polizei und das organisierte Vorgehen des «Volkszorns» legen für viele Beobachter:innen jedoch eine staatliche Unterstützung oder zumindest Duldung nahe. Die USA sprechen wegen der Vorwürfe sogar ein Einreiseverbot gegen Modi aus. Das tut dessen Erfolg keinen Abbruch, zu Jahresende bekommt er fast die Hälfte aller Stimmen bei den Wahlen. Der Supreme Court Indiens befindet, er habe sich in seiner Rolle nichts zuschulden kommen lassen. Seine Politkarriere in der hindunationalistischen Partei geht weiter, 2014 wird er indischer Premierminister. Noch im selben Jahr erklären auf seine Initiative hin die Vereinten Nationen den 21. Juni zum Internationalen Tag des Yoga.

Seit seiner Wahl hat Modi sich für Yoga eingesetzt. Im Jahr 2014 ruft er sogar ein eigenes Ministerium für traditionelle indische Heilkunde (AYUSH) ins Leben, mit dem er sich gezielt für die Förderung von Yoga und Ayurveda einsetzt. Vishnu Pethkar, der Leiter des Sport-Instituts an der Savitribai-Phule-Universität in Pune, wo in der Folge einer der ersten Yoga-Studiengänge eingeführt wird, sagt, dass es aufgrund Modis Initiative im ganzen Land zu einem Yoga-Boom gekommen sei. Die Kulturwissenschaftlerin Shameem Black schreibt: «Genauso wie Indien mit anderen Ländern wirtschaftlich konkurriert, muss es auch im kulturellen Bereich konkurrieren, mit denen, die die Bedeutung von Yoga neu definieren. Indien sieht sich mit der Herausforderung konfrontiert, die Kontrolle über die kulturelle Bedeutung von Yoga zu erlangen.»[50]

Modi selbst nennt Yoga «eines der bedeutendsten Geschenke, die von den antiken indischen Weisen gemacht wurden» und «den Schlüssel zu Fitness und Wellness». Yogaforscher Daniel Simpson wirft ein: «Keine dieser Vorzüge ist uralt, und wenn Ausländer die gleichen Ziele verfolgen, werden sie rundum für kulturelle Aneignung von Yoga verurteilt.» Aber auch eine offizielle Tourismus-

Kampagne bedient sich dieser Mythen, so heißt es dort unter einer Darstellung von Yoga-Rückwärtsbeugen: «Geh zurück ins Jahr 3000 vor Christus und leb ein gesünderes Leben.» Simpson stellt auch hier klar: «Es gibt keinerlei Hinweise auf Yoga-Praxis aus dieser Zeit, geschweige denn *dhanurasana* [der Bogen, eine Rückwärtsbeuge] – die wurde erst in Texten des 15. Jahrhunderts gezeigt, aber mit keinen Hinweisen auf gesundheitliche Vorteile.»[51] Doch irreführende historische Verweise haben nun mal auch eine politische Agenda.

Yoga ist nicht so alt, wie Modi es gerne hätte. Es ist auch nicht so hinduistisch, wie Modi es gerne hätte. Es als solches darzustellen, ist Teil seiner Politik. Die «Safranisierung», wie die rechte Politik, die in Indien versucht, eine nationalistische Agenda durchzusetzen, genannt wird, ist keine neue Entwicklung. Im Umfeld der Reformbewegungen, wie sie zum Beispiel in Kalkutta rund um Vivekananda entstanden, versuchten viele Hindus, den Hinduismus zu erneuern und zu modernisieren. Wie zum Beispiel die Ramakrishna Mission, die sich sozial engagierte und im Zuge dessen auch die Rolle der Frau verbesserte. Zugleich wurden jedoch Stimmen laut, die in der Fremdherrschaft – zunächst durch die muslimischen Mogulkaiser, dann durch die Briten – das Ergebnis von Degeneration sahen. Entsprechend gälte es, den Verfall aufzuhalten und zurück zu vedisch-brahmanischen Wurzeln zu gehen.[52] Diese Bewegung gipfelte, wenn man so will, in einer Schrift Vinayak Damodar Savarkars. Der Unabhängigkeitskämpfer hatte während seiner Haft 1922 *Hindutva: Wer ist ein Hindu?* geschrieben – ein Text, der bis heute wegweisend für die indische Rechte ist. Kurz gefasst ist die Antwort auf die titelgebende Frage nämlich folgende, in Savarkars eigenen Worten: «Indien ist das Land der Hindus, die indische Nation ist eine Hindu-Nation, Inder zu sein heißt, Hindu zu sein.»

In Indien leben derzeit 1,4 Milliarden Menschen. Davon ungefähr 72 Prozent Hindu, 14 Prozent Muslim:innen, knapp 5 Prozent Christ:innen, außerdem Sikhs, Buddhist:innen, Jains. Mahadev Sadashivrao Golwalkar war von 1940 bis zu seinem Tod 1973 Führer des RSS, und ihm waren Muslime und Christen als «fremde» Elemente ein Dorn im Auge. Nicht-Hindus hätten sich anzupassen: «Wenn nicht, können sie nur in unserem Land bleiben, wenn sie sich der Hindu-Nation ganz und gar unterordnen – ohne Ansprüche, ohne Privilegien, ja selbst ohne Staatsbürgerrechte.» Und auch die BJP schürt Ressentiments bis hin zu offener Gewalt, um einen Einfluss der «Anderen» zu unterbinden und eine «Hindu-Demokratie» zu errichten.

Die Versuche, diese Ziele zu erreichen, vollzögen sich weniger politisch-institutionell als gesellschaftlich-kulturell, wie der Politikwissenschaftler Pierre Gottschlich schreibt.[53] Und so lässt sich auch die Propagierung von Yoga einordnen. Als Modi anlässlich des ersten Weltyogatages spricht, sitzt Baba Ramdev mit auf der Bühne. Modi und er sind auf gleicher Linie, was ihre nationalistischen Ziele angeht. In einem Magazin schreibt Ramdev einmal: «Es gibt keinen Gott, der größer ist als die Nation. Das nationale Interesse steht über allem.»[54]

Ramdev ist in ganz Indien bekannt. Seit 2002 hat er eine TV-Sendung, in der er Millionen Menschen in Yoga anleitet. Als er damit anfing, war Yoga in Indien noch gar nicht so populär. Während im Westen schon Millionen Menschen Sonnengrüße praktizierten, galt es in Indien nicht als Praxis für die Massen, erst Ramdev macht es für die breite Mittelschicht attraktiv. Sein Unternehmen Patanjali Ayurved setzt Milliarden um. Es verkauft Kräutertees, Ghee und Fairness Cream zur Hautaufhellung. Ramdev behauptet, Yoga könne Krebs, Homosexualität und Aids heilen. Die *New York Times* nannte ihn mal Indiens Version von Donald Trump.[55]

Yoga ist also auch Teil des nationalistischen Auftrags: «Yoga und Nationalismus sind nicht zwei verschiedene Philosophien, aber die zwei Seiten der gleichen Münze», sagt Ramdev selbst. «Die Geschichte über die antiken Wurzeln des Yoga ist zum Sakrament für Hindu-Nationalisten geworden und wird im Westen aufgegriffen. Aber sie ist zum größten Teil Mythos, eine idealisierte Ursprungsgeschichte», heißt es weiter im Artikel der *New York Times*.[56]

#MeToo im Yoga

Im November 2017 schreibt Karen Rain einen Facebook-Post. Darin beschreibt sie, wie sie jahrelang von ihrem Yogalehrer, niemand Geringerem als K. Pattabhi Jois, sexuell belästigt wurde. Rain hatte in den 90ern vier Jahre lang bei Jois in Misore studiert und sagt: «Das Ashtanga Yoga, das ich kenne, war geduldeter körperlicher und sexueller Missbrauch.»[57]

Jois war, anders als Bikram Choudhury, der ebenfalls des sexuellen Missbrauchs beschuldigt wurde, kein Bad Boy des Yoga. Er galt als seriös und respektabel, sein Ashtanga Yoga war kein Zufluchtsort für ausbrechende Hippies, kein geschlossener Ashram, es war Mainstream. Er selber hat Tausende von Schüler:innen unterrichtet. Millionen Menschen machten und machen ein Yoga, das von ihm beeinflusst ist. Und nun also #MeToo.

Jois war 2009 gestorben, die Modedesignerin Donna Karan hatte in ihrer New Yorker Wohnung noch eine Gedächtnisfeier für ihn ausgerichtet, doch keine zehn Jahre nach seinem Tod tauchen im Zuge von #MeToo immer mehr Anschuldigungen gegen ihn auf. Das sind nicht nur die Erinnerungen von Frauen (und Männern), es gibt auch Beweise in Form von Video- und Fotomaterial von sexuellen Übergriffen durch Jois, über Jahrzehnte, von 1983 bis 2003.

In der Yoga-Community gibt es etliche, die diese Anschuldigungen nicht gelten lassen wollten. Jois sei ein spiritueller Meister gewesen, was da berichtet würde, seien körperliche Adjustements gewesen, kein Missbrauch. Yogalehrer und Autor Matthew Remski hat ein viel beachtetes Buch über diesen Missbrauchsskandal geschrieben: «Das öffentliche Leugnen dessen, was ein YouTube-Video ganz deutlich zeigt, ist ein eindrückliches Beispiel für Rape Culture und Gaslighting en masse.»[58]

Aber es ist auch ein Hinweis darauf, dass strukturell etwas schiefläuft. Denn ohne dass Menschen systematisch wegschauen, kann Missbrauch nicht über Jahrzehnte (!) stattfinden. Remski hat für seine Recherche mit neun Menschen gesprochen, die von Jois belästigt oder misshandelt wurden: «Das ist keine Geschichte von faulen Äpfeln. Es ist eine Geschichte über den Schaden an den Wurzeln des Obstgartens.»[59] Beryl Bender Birch, eine der Erfinder:innen des Power Yoga, die auch intensiv mit Jois studiert hat, sagt: «Mein Gott, jeder wusste es.»[60]

Es gibt viele Yogapraktizierende, die nach wie vor nichts gesehen haben (wollen). Aber es gibt auch viele, die kein Ashtanga mehr in Studios praktizieren wollen, wo noch ein Bild von Jois hängt. Und es gibt Yogalehrende, die sich dazu nie geäußert haben.

Sexuelle Gewalt kann es überall da geben, wo Menschen zusammen leben und arbeiten und wo es hierarchische Strukturen gibt, die dafür sorgen, dass niemand Verantwortung übernimmt. Einzelpersonen herauszugreifen, heißt, nicht zu sehen, dass das System als solches eine Verantwortung trägt. Es war nicht nur Yogi Bhajan, Bikram Choudhury oder Pattabhi Jois. Swami Vishnudevananda, Osho, Maharishi und John Friend von Anusara Yoga wurden auch schon beschuldigt.

Auch in Yogagemeinden in Europa und in Deutschland gibt es sexuellen Missbrauch. Die beiden Journalistinnen Christiane

Hawranek und Katja Paysen-Petersen haben für einen Podcast des Bayerischen Rundfunks (*Seelenfänger – Toxic Tantra*) die Yogabewegung Atman unter die Lupe genommen und gezeigt, wie Frauen dort manipuliert und missbraucht wurden. Der Guru von Atman wurde in der Zwischenzeit in Frankreich festgenommen, die Vorwürfe lauten auf Missbrauch von Schutzbefohlenen, Vergewaltigung und Menschenhandel.

Die Journalistin und Yogalehrerin Tasnim Rödder hat ebenfalls in der Yogaszene recherchiert und in einem Beitrag für die ARD («Sex-Falle Yoga – wenn dein Guru zum Täter wird») auch gezeigt, wie die Szene reagiert. Dort sagt ein bekannter Yogalehrer gleich zu Beginn: «Es gibt dringendere Probleme, die wir lösen müssen.» Rödder hat monatelang recherchiert und dabei festgestellt, dass es ein systematisches Problem ist: «Es ist inhärent. Es ist zwar nicht so, dass das System total krank wäre, aber es ist auch nicht zeitgemäß in seinem Umgang damit. Nur ein Beispiel: Wenn immer gesagt wird, man solle sein Ego überwinden, dann kann daraus zwar etwas sehr Positives entstehen, aber es kann auch zur Unterwürfigkeit dem Guru gegenüber führen. Wenn es missbraucht wird, ist es gefährlich.»

In Yogakreisen treffen sich Menschen, die auf der Suche sind. Die vielleicht Orientierung suchen, einen Hang zu Spiritualität haben und sich Sicherheit wünschen. Aber es gebe nun mal auch Menschen, die diese Vulnerabilität ausnutzen, sagt Rödder: «Es ist wie im System Kirche. Wo es ein Machtgefälle gibt, gibt es immer Machtmissbrauch. Die Yogamatte ist für viele Menschen ein *safe space* – ein Ort jenseits von Hierarchien und Macht. Aber es ist dennoch ein Ort, an dem Macht ausgeübt wird.» Auch das gehört zur Geschichte des Yoga. Bislang hätten Forschende zur Geschichte des Yoga allerdings gezögert, den Einfluss von Trauma und männlicher Gewalt in den Blick zu nehmen, schreibt Matthew Remski: «Das könnte auch Schwindel erzeugen. Denn es könnte dazu führen, dass man merkt, dass die Yogatechniken, die von Krishnamacharya weitergegeben wurden, nicht nur zur Selbsterkenntnis führten, sondern auch Ausdruck von männlicher Gewalt gegenüber Frauen wie Männern sind, spiritualisiert durch uralte Bezüge des Yoga als Meisterschaft über die materielle Welt.»[61]

Kulturelle Aneignung

Indien wurde erst 1947 unabhängig, große Teile des Yoga, wie wir es kennen, haben sich also noch unter britischer Herrschaft entwickelt. Daniel Simpson schreibt: «Das grundlegende Problem ist nicht Kulturaustausch, sondern die Art und Weise, wie er stattgefunden hat, denn es geht um fehlenden Respekt und Ausbeutung.»[62] Ignoranz gegenüber kulturellen Bedeutungen, nur um einen gewissen «Look» zu schaffen: das «Om»-Zeichen auf Yogamatten, das dann wortwörtlich mit den Füßen getreten wird, Figuren von Gottheiten, die auf dem Boden stehen. Das Gefühl, das die Yogalehrerin Susanna Barkataki wie folgt in Worte fasst: «Kolonisiert werden bedeutet, im eigenen Land ein Fremder zu werden.»[63]

Der Psychologe John Welwood hat zu Beginn der 80er-Jahre den Begriff *Spiritual Bypassing* geprägt: Wenn Menschen spirituelle Begriffe und Praktiken nutzen, um damit ihre eigenen Themen zu überdecken. «Ich sehe keine Hautfarbe, nur Menschen», «Lass es einfach geschehen», «Das Universum wird es dir schon geben» – Menschen können sich in ihrer Blase der Privilegien auch deswegen so wohlfühlen, weil sie Ungerechtigkeiten durch das Vokabular der Spiritualität ausblenden. Auch darauf zielt die Kritik der kulturellen Aneignung. *Good vibes only* wird dann schnell zu *Toxic Positivity*, indem sie die (gerechtfertigte) Wut anderer Menschen im Keim zu ersticken versucht. Wenn im Marketing für Yoga vor allem schlanke, junge, weiße Frauen gezeigt werden, in soften Pastelltönen, hier und da eine Kerze, Mala-Ketten und ein paar Stichworte #soulnourishment #sacredspace #herz, verfestigt sich der Eindruck, die Arroganz, mit der sich die Briten über Indien hergemacht haben, wiederhole sich heute. Der indisch-amerikanische Künstler Chiraag Bhakta hat das vor einigen Jahren in einem Projekt mit dem Titel #whitepeopledoingyoga in den Blick genommen. In einer Installation wurden Beispiele dieses Yoga-Marketings ausgestellt und mit der Frage verbunden, wer eigentlich mit Yoga Geld verdient. Und wer nicht. Wann wird Verkauf zum Ausverkauf?

Yoga ist eine Milliardenindustrie. Von Sportkleidung über Teacher Trainings und Tourismus bis hin zu den unzähligen kleinen Yogastudios weltweit. Nike und Lululemon verdienen Geld mit Yoga, und viele, viele Yogalehrer:innen auch (allerdings nicht sehr viel, das sei verraten). Maharishi und Osho haben Millionen-Imperien aufgezogen, Sivananda hat ein Buch mit dem Titel *How to Become Rich* geschrieben, Deepak Chopra bietet Programme an, mit denen man das eigene Potenzial maximieren kann. Die Welt loszulassen, während man zugleich versucht, zu investieren, geht auch nicht ohne Flexibilität und schubst uns tief rein in Diskussionen um Greenwashing, um Whitewashing, um «Karma Kapitalismus» – ums ganz große Ganze.[64]

Vorwürfe der neokolonialen Unterdrückung stehen im Kontext der Geschichte des Yoga – der großen Vielfalt an Menschen, die mitgewirkt haben, der großen Vielfalt der kulturellen Einflüsse. Laut der Yogaforscherin Suzanne Newcombe wird immer stärker deutlich, «dass das, was wir heute Yoga nennen, das Produkt einer zutiefst kollaborativen und wechselseitig beeinflussten Interaktion zwischen Indern und Europäern [...] ist».[65] Das ist die wissenschaftliche Seite. Dass das, was wir Kultur nennen, immer auch eine kollaborative Praxis ist, ist klar. Aber bei kultureller Aneignung geht es nicht um die Frage von wechselseitigen Einflüssen oder ob die sein «dürfen», also salopp gesagt, ob man im Gegenzug in Indien auch Goethe aufführen darf oder Adventskalender basteln (klar, darf man). Es geht um die Frage, ob eine dominante Kultur von einer anderen profitiert. Und dabei keinen Respekt für die Herkunft von Traditionen und Praktiken zeigt und kein Bewusstsein dafür hat, dass «wir» hier im Westen und für den Westen lehren und praktizieren.[66]

In Mumbai gibt es Yogastudios, die genauso auch in Philadelphia oder München bestehen könnten, mit eigenem Instagramkanal und Räucherstäbchen zum Verkauf. Für einige hat die kapitalistische Entwicklung das Indische am Yoga zerstört, andere sehen es sogar betont. Auch in Indien ist Yoga eine soziale Praxis – eine Praxis, die vor allem von der Mittelschicht ausgeübt wird. Und Yoga ist nicht statisch, wir haben gesehen, wie flexibel es ist, es entwickelt sich. «(Inder) entwickeln ihre eigenen kreativen Antworten auf das globalisierte Yoga, und damit machen sie nicht nur neues Geld, sondern schaffen auch neue kulturelle Bedeutungen. Schlussendlich ist das vielleicht sogar die wichtigste Entwicklung», schreibt Shameem Black.[67]

12. Selbstverwirklichung

Die Religion der Nicht-Religion

Es ist wirklich ein großes Glück, dass nicht immer alles nach Plan verläuft. Denn sonst wäre Michael Murphy jetzt vermutlich pensionierter Arzt. Aber er wird kein Arzt, denn er läuft im Jahr 1950 in den falschen Hörsaal. Statt der Vorbereitung auf sein Medizinstudium hört er so den Religionswissenschaftler Frederic Spiegelberg über Hinduismus, Atman und Brahman dozieren. Murphy ist angefixt. Spiegelberg wird ein Jahr später auch Dozent an der frisch gegründeten American Academy of Asian Studies in San Francisco, wo sich in der Folge die Westküsten-Bohème und Intelligenzija die Klinke in die Hand gibt. Veränderte Immigrationsgesetze machen es zu der Zeit auch indischen Gurus leichter, in die USA einzureisen, und auch an anderen Universitäten lehren Historiker und Religionswissenschaftler wie Mircea Eliade über östliche Mythen, Sakrales und Profanes und stoßen so wieder mal ganz neue Türen auf.

Unser vorheriger Medizinstudent Murphy jedenfalls hört weiter Vorträge bei Spiegelberg und an der Academy. Er fängt außerdem mit Yoga und Meditation an. Ein paar Jahre später, er hat in Stanford mittlerweile ein Psychologiestudium abgeschlossen, geht er für anderthalb Jahre nach Pondicherry, in den Süden Indiens, in den Ashram von Sri Aurobindo. Dort meditiert er viel. Aber er denkt auch viel nach.

Jahre später, mittlerweile wieder in San Francisco, lernt Murphy einen anderen Stanford-Absolventen kennen, Richard Price.

Auch Price meditiert. Auch Price ist Psychologe, auch Price hat sich so seine Gedanken gemacht. Beide zusammen kommen auf die Idee, dass es doch einen Ort geben sollte, an dem sie ihre Gedanken bündeln und irgendwie umsetzen können. Das sollte keine Universität sein, eher eine Art freies Institut. Aber wo? Murphys Großmutter, Vinnie «Bunnie» MacDonald Murphy, besitzt ein Stück Land an der kalifornischen Küste, in Big Sur, etwa 240 Kilometer südlich von San Francisco. Einfach so überlassen will sie es ihrem Enkel zunächst nicht, aus Angst, «dass er es den Hindus geben könnte». Schließlich überredet Murphys Vater seine Mutter, dem Enkel das Land doch zu überlassen. Endlich haben Murphy und Price im Jahr 1962 einen Ort für ihre Ideen, sie gründen das Esalen Institute.

Unterstützung bekommen sie nicht nur von Spiegelberg, sondern auch von Gerald Heard, dem Sozialwissenschaftler Gregory Bateson und Aldous Huxley. Heard – den kennen wir noch von der Vedanta Society in Los Angeles – hatte gemeinsam mit Isherwood und Huxley viel dafür getan, dass sich die Counter Culture mit Hinduismus beschäftigte, und das macht sich nun auch bei der Institutsgründung bemerkbar. Das Esalen Institute wird «ein Forum für modernste Ideen zum menschlichen Potential, ein Labor für persönliche Entwicklung und die Mutterkirche der amerikanischen Religion der Nicht-Religion».[68]

Mitte der 60er schon ziehen die schlauesten Köpfe der Counter Culture nach Big Sur und belegen dort Kurse wie «Individuelle und kulturelle Definitionen von Rationalität», Zen-Buddhismus, Bodywork, südasiatische Körpertechniken, Tanz und Meditation. Es gibt außerdem jede Menge Input zur menschlichen Psyche. Timothy Leary und Richard Alpert halten ebenfalls Vorträge dort. Das Schlagwort lautet – so wie auch die erste Seminarreihe am Institut – «das menschliche Potenzial». Dieses *Human Potential Movement* war maßgeblich vom US-Psychologen Abraham Maslow geprägt worden, auch er ist in Esalen zu Gast. Heruntergebrochen steckt hinter diesem Human Potential Movement die Idee, jedes Selbst habe einen individuellen Auftrag, den es zu entdecken gelte. Das Stichwort lautet *self-actualization*: Gelänge dies, ließe es sich psychisch unbeschwert leben. Maslow war auch nicht irgendwer, sondern wurde Ende der 60er Präsident der American Psychological Association, verkaufte Hunderttausende Bücher und ist über die von ihm formulierte «Bedürfnispyramide» auch heute noch vielen bekannt.

Pionierzeiten der Psychologie! In Esalen jedenfalls konnte man das weite Feld des Ichs umpflügen, durch Gestalttherapie, Encounter-Gruppen und «persönliche Entwicklung». Schon C. G. Jung hatte Ideen aus dem Yoga für eine Auseinandersetzung mit der Psyche genutzt, nun wurden jene Ideen noch mit dem Ideal der Selbstverwirklichung verknüpft. Sollte das Selbst nach Patanjali eigentlich noch losgelassen werden, wurde es nun erst mal fest umschlossen. Der Schriftsteller Tom Wolfe beschrieb Jahre später die 70er und die Popularität von Encounter-Gruppen und anderen Sessions in seinem Essay *The ‹Me› Decade*: «Wenn Außenstehende von diesen Sessions erfuhren, fragten sie sich, was zur Hölle daran toll sein sollte. Aber das war eigentlich ganz simpel. Man kann es so zusammenfassen: ‹Lasst uns über *Mich* reden.› Ganz egal, ob es einem gelang, die eigene Persönlichkeit durch Encounter-Gruppen zu verändern, konnte man endlich die Aufmerksamkeit und Energien auf das faszinierendste Subjekt der Welt richten: *Mich*.»[69]

Mit Begriffen wie *self-actualization*, «Gipfelerlebnis» und «transpersonale Psychologie», die zuvor genannter Maslow prägte, wurde allerdings nicht nur das «Selbst» untermauert, sondern auch «Religion» neu verortet, und zwar in der individuellen Erfahrung. Das war ziemlich radikal, denn die etablierten Kirchen hatten natürlich etwas dagegen, dass jede:r seine persönlichen

Erfahrungen mit Transzendenz machte – dafür wollten sie lieber ganz alleine zuständig bleiben. Maslow war nicht der Erste, der den Etablierten die Deutungshoheit streitig machte, aber er verknüpfte diese persönlich-religiösen Erfahrungen nun mit psychologischen Konzepten. Das, was einen historischen Augenaufschlag zuvor noch ausschließlich «religiös» gewesen war, wurde nun (auch) psychologisch und damit säkular. Es wurde säkular und zum Verkaufsschlager. Hallo, Spiritualität!

Spiritualität ist keine Erfindung der 1960er. Aber in dieser Zeit wird sie massenwirksam. Wer Yoga heute verstehen will, kommt um den Begriff nicht herum. Spiritualität ist zum kulturellen Phänomen geworden. «Ich bin nicht religiös, aber ich bin spirituell» ist ein Satz, der sich für viele Menschen auch mit der eigenen Yogapraxis verbindet. Was genau damit gemeint ist? Vielleicht ist das die falsche Frage. Denn die Karriere von Spiritualität seit den 60er-Jahren liegt, kurz gesagt, eben genau in ihrer Vagheit. Die Religionswissenschaftler Jeremy Carrette und Richard King bezeichnen Spiritualität als «Markennamen» für die Suche nach Bedeutung – nach Werten, Transzendenz, Hoffnung und Verbundenheit.[70] Eine Suche, die schon während der Aufklärung zunehmend ins Ich verlagert wurde und mit der Stärkung des Ich im 20. Jahrhundert nun einen Ort bekam, von dem aus das Individuum – wir alle – sich aufmachen konnte, um dies zu entdecken. Und so lässt sich der Begriff im Prinzip auch nur individuell bestimmen. Aber wenn wir «Spiritualität» mal grob in den Blick nehmen, lässt sich sagen, dass es darum geht, einen Sinn aufzudecken, der sich nicht rein verstandesmäßig erschließt. Eine tiefere Bedeutung, wenn man so will. Der Versuch, das Leben mit mehr als einem rein pragmatischen Zugriff aufzuschlüsseln. Es *ganz* zu denken.

Etwas ganz zu denken, etwas als «heilig» wahrzunehmen, lässt sich – um mal wieder etwas diesseitig zu werden – vielleicht schon ganz instinktiv als Reaktion auf die Krisen und Katastrophen der letzten hundert Jahre verstehen: zwei Weltkriege, die Atombombe, das Ende der Kolonialzeit, das Ende der Sowjetunion, der 11. September, noch mehr Kriege, Klimakrise, Wirtschaftskrise, Pandemie, Rechtsruck und noch mehr Kriege.

Auch wenn es so scheint, so sind diese hundert Jahre menschheitsgeschichtlich gesehen nicht mal die aller-katastrophalsten, aber sie fühlen sich trotzdem so an. Denn dank Globalisierung und Kommunikation kriegen wir alle immer alles mit. Das stresst und verunsichert und führt in der Konsequenz dazu, dass die Deutungshoheit von Institutionen, die schon im 19. Jahrhundert ordentlich angeknackst waren, noch viel weiter knackst. Mal rhetorisch, aber konkret gefragt: Wer will sich noch von einer Institution, die systematischen Kindesmissbrauch erst ermöglicht und dann vertuscht hat, etwas erklären lassen? Sich trösten lassen gar? Immer weniger Menschen. Aber nicht nur die katholische Kirche verzeichnet einen Mitgliederschwund, beide christlichen Kirchen stehen schlecht da: Im Jahr 1953 traten in Deutschland insgesamt gut 53 000 Menschen aus den beiden Kirchen aus, im Jahr 2022 waren es um die 900 000.

Aber die Sehnsucht nach einem «mehr», nach Transzendenz, nach Magie und Ritualen, nach Duft, Gesang, Gemeinschaft und einer kleinen Ahnung von Unsterblichkeit ist durch Welternüchterung nicht kleinzukriegen – *gerade* nicht. Daher ist die Beliebtheit von Spiritualität auch kein Wunder. Sie gibt genau das und stellt sich zugleich quer zu dem, was wir von den etablierten Religionen gewohnt sind. Spiritualität ist individuell, demokratisch, eklektisch und braucht eigentlich nur eine Autorität: die eigene. Sie ist außerdem viel anpassungsfähiger. Mal wieder ganz konkret: Während der Papst im Jahr 2024 noch öffentlich erklärt, die Frau sei «fruchtbares Empfangen, Sorge, lebendige Hingabe», können Frauen in spirituellen Kontexten längst organisiert dem «fruchtbaren Empfangen» etwas entgegensetzen und sich in diversen Yogaangeboten der eigenen sexuellen Lust, der Periode oder schlicht dem Beckenboden widmen. Das geht nicht immer progressiv zu. So zeigen sich der Feminismus und der konservative Rückschlag dagegen in der starken Zunahme an «Women's Circles» und «Entdecke Deine Weiblichkeit»-Seminaren, in denen «Yin und Yang» und männliche / weibliche Energien gerne mal mit Gender verwechselt und so die nächste Runde Stereotype zementiert werden. Spiritualität ist wendig, sie kann auf Aktuelles reagieren. Sie ist so auch anschlussfähig für den Markt – sie ist ein Topseller.

Apropos Topseller: In Esalen wollten sie aus der Welt aussteigen und in *sich selbst* einsteigen. Das wurde für einen Mann, der jahrelang alles Mögliche höchst erfolgreich verkauft hatte, genau die richtige Maßnahme. So zumindest endet die Serie *Mad Men* – mit Don Draper, wie er Yoga an der kalifornischen Küste macht.

Weißer Salbei

Der Yoga Barn auf Bali ist eigentlich zu schön, um wahr zu sein. Wirklich. Die Anlage liegt am Rande von Ubud, inmitten von Reisfeldern und Frangipani-Bäumen. Die Gebäude sind offen, weiße, wehende Vorhänge, der Duft von Citronella-Räucherstäbchen, orangefarbene Tagetes als Opfergaben auf dem Boden. Und überall schöne Menschen, auf dem Weg zu einer Yogaklasse.

Das Zentrum wurde 2007 von zwei Amerikaner:innen und einem Balinesen eröffnet und entwickelte sich von einem anfangs sehr überschaubaren Yogastudio mit angeschlossenem Café zu – laut Selbstauskunft – einem der größten Wellnesszentren der Welt. Im Yoga Barn kann man täglich mehr als 15 Yogaklassen besuchen, außerdem Meditation, Soundbath, Ecstatic Dance, das ganze Programm. Im Café gibt es eine Buddha Bowl, einen Detox-

Grünkohl-Salat und Chocolate Brownies. Man könnte auch in Berlin (oder Birmingham oder Brüssel) sein, aber dafür ist es zu sauber und zu schwül. Die Lehrer:innen hier sind Stars der Szene und haben zum Teil Zehntausende Follower bei Instagram. Kurz und gut: Der Yoga Barn ist bekannt. Etwas fantasielos könnte man ihn als Disneyland für Yogafans bezeichnen, aber wenn man mal live und in Farbe sehen möchte, was ein spiritueller Marktplatz ist, dann kann man das hier ganz ausgezeichnet. Auch diese Art des Tourismus ist Teil von Yoga und in Ländern wie Indonesien, Indien und Sri Lanka ein ganz wesentlicher Wirtschaftsfaktor.

Man kann das auch woanders erleben. Bei Osho in Pune gibt es abends Pasta und morgens Tai Chi. Eine Yogalehrer:in-Ausbildung kann man außerdem auf Rügen machen, inklusive Basenfasten, in Mexiko kann man dazu noch surfen, und auf Bali gibt es die Yogalehrer:in-Ausbildung sogar auf Deutsch. In Bad Neuenahr kann man sich für den Rotweinwanderweg entscheiden oder auch für die Ayurveda-Kur. In Brandenburg läuft auf einem Yoga-Festival ein Yogalehrer rum, der Günther heißt, sich hier aber «Günesha» nennt. In Berlin wird «Tantra Slow Dating» angeboten. Ich schwöre, ich habe mir das nicht ausgedacht. Spiritualität ist bei all dem immer irgendwie dabei.

Wenn wir es mal wieder mit einem Bild versuchen wollen, könnte man sagen, die Zeiten des Labors sind lange vorbei, wir leben mittlerweile in einem spirituellen Supermarkt: Die Regale sind voll mit therapeutischen, alternativ-medizinischen und im weitesten Sinne «Wellness»-Angeboten, die zwar zum Teil unklar ausgezeichnet sind, aber Spiritualität ist nun mal schlecht zu regulieren. Im spirituellen Markt werden nicht nur Philosophien und Praktiken vermischt, Namen und Herkunft, auch die ganze Aufmachung, die Optik ist eine Mischung. Oder haben Sie sich noch nie gefragt, warum kaum eine Sauna-Landschaft ohne Buddha-Statue auskommt? Der Anthropologe Arjun Appadurai nennt das die «Ästhetik der Dekontextualisierung».[71] Kennen wir aus der Pop Art: Da werden Bilder von massenproduzierten Suppendosen zur Kunst, weil jemand (Andy Warhol) einen Rahmen drum macht. Das funktioniert auch andersrum, wenn ein sakrales Symbol zum Einrichtungsgegenstand wird.

Noch ein Beispiel aus dem spirituellen Markt: Räuchern oder *smudgen*. In vielen Yogastudios hierzulande findet man neben den obligatorischen Räucherstäbchen Bündel von weißem Salbei. Damit sollen schlechte Energien ausgeräuchert werden. Wer denkt, das sei eine Praxis aus Südasien, irrt. Die Praxis wurde von Native Americans übernommen und so populär, dass weißer Salbei an seinem Herkunftsort mittlerweile übererntet ist, und den meisten, die es andernorts machen, ist nicht klar, welche spirituelle Tradition dahintersteckt. Palo Santo, Holz aus Peru und Ecuador, hat eine ähnliche Karriere hingelegt. Nun ist Räuchern eine Praxis, die es in vielen Religionen gibt, aber dass es ausgerechnet der weiße Salbei und Palo Santo in die Yogastudios geschafft haben, hat einen besonderen Grund: Es ist exotisch, und so «passt» es zu Yoga. Das kann man schlimm finden, man kann sich aber auch klarmachen, dass sich Yoga schon immer im Kontext unterschiedlicher Ideen und auch Techniken weiterentwickelt hat. Wenn also Yoga und Ecstatic Dance heute zusammenkommen, ist das vielleicht nur folgerichtig.

Die Soziologin Véronique Altglas hat in ihrem Buch *From Yoga to Kabbalah. Religious Exoticism and the Logics of Bricolage* (2014) die Mechanismen hinter solch «exotischen» Angeboten aufgeschlüsselt. Natürlich ist «exotisch» beziehungsweise «fremd» an sich kein Merkmal. Nichts und niemand ist an und für sich «fremd». Es ist eine Kategorie der Beschreibung, der Welterklärung. Aber es ist nicht *nur* das, denn im spirituellen Markt wird diese Kategorie zum USP, zum Alleinstellungsmerkmal. Alles, was «anders» ist, hat hier schon mal einen Vorteil. Hier finden wir die

Sehnsucht der Romantiker:innen nach der «Wahrheit» im Osten wieder, nach verloren geglaubten Werten, nur mittlerweile kombiniert mit dem, was dieser Karl Marx mal mit Fetischisierung beschrieben hat. «Das Andere» wird romantisiert zum «Echten», wird zum «Ursprung» und auch zu dem, was man selbst gern wäre. Das funktioniert auch und gerade deswegen so gut, weil dabei Widersprüche des «Anderen» ignoriert werden können.[72] Die Stereotype des mystischen und spirituellen Ostens sind seit den Romantiker:innen oft generalüberholt worden. Wir haben gesehen, wie Vivekananda sie bedient hat, und wir können sehen, wie der «Vivekananda des New Age», der US-amerikanisch-indische Bestsellerautor Deepak Chopra, sie bedient. «[Er] schafft es weder, die strukturelle Armut in seinem Heimatland zu benennen, noch kritisiert er den Kapitalismus an sich, wie es Vivekananda getan hat. Er ist mittlerweile der komplette Stereotyp, der Indien von den US-Orientalisten aufgedrückt wurde, denn er liefert genau das, was von einem Seher aus dem Osten erwartet wird. Chopra zeigt einen Weg, wie man ein besserer Konsument und eine bessere Person innerhalb des Systems sein kann», schreibt Vijay Prashad, Historiker und Autor von *The Karma of Brown Folk* (2000).[73]

Dabei *muss* es gar nicht intellektuell so schwach auf der Brust sein. Denn, um wieder auf den Supermarkt zu kommen: Da steht nun mal Alterprobtes neben Ad-hoc-Erfundenem und wild Gemixtem. Yoga, Hypnose, Atemarbeit. Mandalas zeichnen, Mond anbeten, Kakaozeremonien: «Komm auf eine heilige Reise mit rohem Kakao, jeder Schluck eine Einladung, die Verbindung zu deiner inneren Weisheit zu vertiefen und deine Seele zu nähren.» Philosophische Systeme mit einer anspruchsvollen Geschichte und solche Formulierungen, auch das ist Spiritualität: Alles kann rein und alles *kommt* rein.

Für diese wilde Mischung hat der Anthropologe Claude Lévi-Strauss in den 60ern den Begriff *Bricolage* geprägt. Das französische Verb *bricoler* bedeutet so viel wie «zusammenbasteln» – und im Prinzip ist Bricolage genau das. Etwas Zusammengebasteltes, aus allen möglichen Ideen, Praktiken, Bildern und Geschichten. Das sieht man dem spirituellen Supermarkt auch an: Da stehen «Womb Healing»-Workshops mit Räucherwerk neben HIIT-Yoga und astraler «Sweat Lodge» neben Manifestation mit Klangschalen. Begriffe schwirren hier rum, von denen der Verdacht bleibt, dass sie ihre Bedeutung irgendwo auf halber Strecke liegen gelassen haben, konservativ geschätzt.

Auch Yoga selbst, also alles, was rund um Yoga – auch in ganz gewöhnlichen Yogastudios – angeboten wird, ist eine ziemliche Bricolage. Denn auch hier wird zusammengebastelt. Yoga selbst wird oft mit einem Mix aus Guru-Zitaten, Verweisen auf das *Yoga Sutra*, «Chakren-Lehre» und allen möglichen philosophischen Strömungen (Vedanta, Tantra, Buddhismus) präsentiert.[74] Schlimmstenfalls ist das dann ästhetisch und intellektuell so herunterreguliert, dass es quietscht, wie Rina Raphael schreibt: «Ich habe von Schwarzen Frauen gehört, die unterrichten Yoga zu Rap Musik und nicht zu dem, was sie ‹Sterbende Wale›-Musik nennen.»[75]

Es wird dabei oft versucht, dem jeweiligen Yogastil – sei es Ashtanga, Vinyasa oder Jivamukti – einen philosophischen Rahmen und eine Tradition zu geben. Dabei gibt es, wie wir inzwischen wissen, «hinter» der heutigen Übungspraxis keine einheitliche ursprüngliche oder vergessene Philosophie. Yogaforscherin Laura von Ostrowski schreibt: «Heutige Yogaphilosophie kann [daher] als ein auf dem interkulturellen Yogaphilosophie-Diskurs des 20. Jahrhunderts aufbauendes, sich im 21. Jahrhundert neuformierendes Phänomen beschrieben werden.»[76]

Die heutige Yogapraxis ist neu, praktiziert wird sie auch mit allen möglichen Zutaten – von progressiver Muskelentspannung und Core Work bis hin zu Journalling und Mondritual. Das ist nicht verwerflich, es muss auch nicht oberflächlich sein, aber es ist eben etwas Neues und Zusammengewürfeltes. Bedeutungen verschieben sich. Und zwar alle möglichen.

Die Entdeckung des Selbst

Adriene Mishler fragt im Dezember 2020 ihre Follower:innen auf Facebook, was sie im nächsten Jahr ehren wollen. Die meisten antworten: mich selbst.

Wir haben die Selbstverwirklichung schon in den Upanishaden kennengelernt. Die Beziehung zwischen Brahman und Atman ist im Advaita Vedanta ganz zentral. Zur Erinnerung: Das, was als «Ich» wahrgenommen wird, ist Illusion, es sorgt für Leid in der Welt, steht der wahren Erkenntnis im Wege und kurbelt so den Kreislauf der Wiedergeburten an. Überwinden lässt sich dieser mithilfe eines Gurus, mit Askese, mit Yoga.

Vivekananda hat die «Selbstverwirklichung» (*self-realization*) als zentralen Pfeiler seiner Lehren betont. Er hat sie ganz pragmatisch vorgestellt, als etwas, das jede:r erreichen kann, nicht nur in der Askese.[77] Er hat im Prinzip Spiritualität alltagstauglich gemacht. Die Gurus, die ihm im 20. Jahrhundert folgten, haben Selbstverwirklichung dann in Richtung persönliche Erfüllung geschoben – Brahman und Atman rückten langsam in den Hintergrund. Eine Frage aber wurde drängender: Wer bin ich? Diese Frage, die uns so zentral, ja, so primär vorkommt, ist eine Frage, die in der Menschheitsgeschichte noch vor wenigen Hundert Jahren gar nicht verstanden worden wäre. Kein vormoderner Mensch hat sich gefragt, wer er ist. Man wusste, wer man ist, man musste nur an sich runtergucken, denn schon die Kleidung und der Fleck Erde, auf dem man stand, machten es klar: Bauer, männlich, katholisch, Untertan von Soundso. Frau vom Bauer. Stand und

Wohnort bestimmten, wer man war, was man noch hoffen durfte zu werden und an wen man zu glauben hatte. Dabei ist das «Ich» natürlich keine Erfindung der Moderne. In der Antike gab es auch große Egos und Stolz und Narzissmus und Ehrgeiz. Aber es ging vor der Moderne eben nicht um Selbstentdeckung um ihrer selbst willen. Es ging auch nicht um die Selbstentdeckung, damit sich noch ein erfüllteres, glücklicheres, begehrenswerteres oder vermarktenswerteres Leben führen ließe. Das «Ich» will nicht entdeckt werden, damit man feststellen kann, wie toll und einzigartig es ist. Es ging darum, es für den Dienst an einer höheren Sache zu entdecken: Staat, kosmische Harmonie, Gott.

Der Literaturwissenschaftler Lionel Trilling beschreibt den Wandel, der sich dann im 16. und 17. Jahrhundert vollzog. Ganz grob könnte man sagen, dass sich die Identitätssuche damals zuspitzte. Der schottische Philosoph David Hume «entdeckte» die Emotionen, der Mensch zunehmend das eigene Schicksal, und Gott bekam daher sehr langsam, aber sehr sicher immer weniger Mitspracherecht. So wird auch die Selbstentdeckung langsam mit einem anderen Ziel verbunden. Der Philosoph Charles Taylor hat es als «massiven subjektiven Wandel» beschrieben, dabei fangen wir an, uns als Wesen mit inneren Tiefen wahrzunehmen.[78] Jean-Jacques Rousseau notiert anschaulich: «Ich allein. Ich verstehe in meinem Herzen zu lesen und kenne die Menschen [...] Bin ich auch nicht besser, so bin ich doch anders.»[79] In aller Kürze: Hallo, Ich, und Hallo, Du.

Heute ist das «Ich» unhinterfragbar gesetzt. Es ist nicht nur gesetzt, es ist auch eingebettet in etwas, das Soziolog:innen und Kulturwissenschaftler:innen Therapiekultur nennen. Die Sozialwissenschaftlerin Barbara Ehrenreich sieht die Ursprünge dieser Therapiekultur im amerikanischen Puritanismus. Um den eigenen spirituellen Weg nachzuvollziehen, sollten Puritaner:innen ihre Gefühle und Alltagserlebnisse beobachten. So konnten sie einen Hinweis darauf erhalten, ob Gott ihnen Gnade erwies. Der Soziologe Max Weber hatte sich die Puritaner beziehungsweise Calvinisten schon im 19. Jahrhundert genau angeschaut und – auch wenn es ihm nicht um Therapiekultur, sondern um die Entwicklung des Kapitalismus ging – im Prinzip genau das beschrieben. Anders als im von Luther geprägten Protestantismus gibt es im Calvinismus keine Garantie auf Gnade. Man kann sich noch so sehr mit guten Taten hervortun, wenn Gott einen nicht erwählt: Pech gehabt. Als Calvinist:in lebt man also in ständiger Sorge, ob man nun zu den Erwählten oder Nicht-Erwählten gehört. Wer nicht auf das letzte Stündlein warten will, muss sich nach Gottes Zeichen im Hier und Jetzt umschauen und ist dabei völlig auf sich selbst gestellt. Um die Ungewissheit loszuwerden, wird das eigene Leben folglich auf den permanenten Prüfstand gestellt, um zu schauen, ob Gott nicht doch Zeichen der Gnade schickt. So wird das gesamte Leben von Selbstbeobachtung bestimmt: Wie geht es mir heute, was habe ich erreicht, wie kann ich es besser machen? Im Zuge dieser Selbstbeobachtung entsteht bei Weber dann der Geist des Kapitalismus, Ehrenreich sieht hier den Geist der Selbsthilfeliteratur erwachen.

Heute sind Selbstwahrnehmung und Auseinandersetzung mit dem Ich, seinen Emotionen, Problemen und Problemchen Teil unseres Alltags. Des Alltags und der Öffentlichkeit. Hallo, Spätmoderne! «Was macht das mit *dir*?» Die Therapiekultur, so schreibt Véronique Altglas, hat sich so weit ausgedehnt, dass Grenzen zwischen Psychologie, Religion und Spiritualität verwischen. Die Ratgeber- und Wellnessindustrie kümmert sich um die Belange unserer Ichs. Wobei das natürlich auch eine Frage der finanziellen Möglichkeiten ist. Wie die Soziologin Beverley Skeggs ausführt, ist es gerade die Mittelschicht, die vor allem (exotische) religiöse und spirituelle Ressourcen anzapft, um damit nicht nur das private Ich, sondern auch das öffentliche Ich auszustatten.[80]

Der Absatz von Selbsthilfebüchern stieg in den USA in nur fünf Jahren, von 1991 bis 1996, um gut 95 Prozent. In Deutschland sah es nicht viel anders aus.

Die ersten Yogis hatten ihre sozialen Verpflichtungen noch in den Wind geschossen und sich raus aus den Dörfern, weg von Regeln und Gemeinschaft begeben. Der Romantiker Joseph von Eichendorff hat in *Aus dem Leben eines Taugenichts* (1826) beschrieben, «wie erstaunlich es ist, was man alles erfährt, wenn man sich einmal hinter dem Ofen hervormacht», raus aus der angestammten Heimat, rein in die Welt. Jörg Andrees Elten und Co. haben sich auch auf die Suche gemacht und sind ausgestiegen.

Früher brach man also aus den bestehenden Verhältnissen aus, wenn man das Glück suchte. Heute fragt man sich, woraus man denn aussteigen sollte? Wo doch selbst Aussteiger-(light)-Geschichten wieder auf Instagram landen und im Sinne der Singularisierung sogar völlig Mainstream sind. Denn darum geht es, ein möglichst einzigartiges, möglichst *singuläres* Ich zu werden. So hat es der Soziologe Andreas Reckwitz in *Die Gesellschaft der Singularitäten* (2017) analysiert.[81] Es reicht nicht mehr, jemand zu sein. Man muss etwas *Besonderes* sein. «Singularisierung meint aber mehr als Selbstständigkeit und Selbstoptimierung. Zentral ist ihr das kompliziertere Streben nach Einzigartigkeit und Außergewöhnlichkeit [...] An alles in der Lebensführung legt man [...] den Maßstab der Besonderung an: Wie man wohnt, was man isst, wohin und wie man reist, wie man den eigenen Körper oder den Freundeskreis gestaltet. Im Modus der Singularisierung wird das Leben nicht einfach gelebt, es wird kuratiert.»[82]

Selbsterkenntnis heißt heute, sich dem «Ich» als Projekt anzunehmen. Was sich so leicht belächeln lässt, ist unfair, denn es ist nicht leicht. Wenn «Sei du selbst in deiner besten Version» der soziale Imperativ geworden ist, dann kommt Angst hoch, wenn es nicht gelingt, dieses Selbst zu behaupten. In *Sex and the City* gibt es eine Episode, in der die frisch verheiratete Charlotte ihren Freundinnen erzählt, sie habe vor, ihren Job als Galeristin zu kündigen, um mehr Zeit für Familienplanung und Wohltätigkeits-Engagement zu haben: «Was hat die Galerie jemals für mich getan?!» Die Freundinnen sind nicht überzeugt, vor allem Miranda wirft ihr skeptische Blicke zu. Einen Tag später ruft Charlotte also bei ihr an und beschwert sich: «I choose my choice!» Miranda legt auf.

Die eigene *choice* als letzte Instanz einer Ethik des guten Lebens. Diese exemplarische Reaktion zeigt, wie groß der Druck auf dem Kochtopf der Selbstverwirklichung ist. Eva Illouz schreibt in *Die Errettung der modernen Seele* (2011): «Selbstverwirklichung in den Mittelpunkt von Modellen des Selbst zu stellen, hatte zur Folge, dass die meisten Leben auf einmal ‹nichtselbstverwirklicht› waren.»[83]

Daher ist auch jedes Hilfsmittel recht, und dank dem spirituellen Markt stehen einem dabei viele Mittel und Wege zur Verfügung. Die Geschichte des Yoga ist – natürlich – auch eine Geschichte des Kapitalismus. Die globale Wellness-Industrie ist 5,6 Billionen Dollar wert. Das ist größer als das deutsche Bruttoinlandsprodukt. Hier wird neben Yoga alles Mögliche verkauft: Ernährung, Fitness, Schlafen, Stress, Spiritualität. Ketamine und Kristalle. Selbst Alkohol ist Wellness. Tech ist Wellness. Der Markt ist riesig und völlig dereguliert – im Sinne von: Wer wellnesst, hat recht. Die Autorin Rina Raphael hat sich die Industrie angeschaut und beschreibt in ihrem Buch *The Gospel of Wellness* (2022) den Besuch des spirituellen Wanderlust Festivals in Santa Monica: «Am Ende des Stegs war eine von Adidas gesponserte Lounge mit einer interaktiven Kunstinstallation, wo man ein Mantra auf deren Website posten konnte. Eine blonde Frau mit Sportklamotten von Tory Burch schreibt dort: ‹Mich wieder ganz fühlen›. Dann schnappt sie sich ihre Chanel-Tasche und läuft rüber zur Yoga-Einkaufsmesse.»[84]

Man kann solche Szenen auch mit Wohlwollen, also weniger zynisch betrachten, aber nichtsdestotrotz darauf hinweisen, dass dieses Bedürfnis des Mich-wieder-ganz-Fühlens nicht natürlich ist, sondern politische und wirtschaftliche Werte euro-amerikanischer Gesellschaften widerspiegelt.[85] Dabei könnte es doch auch andere Mantren geben:

Weder Meditation noch Self Care werden alle Probleme lösen.
Nicht alles ist eine Frage der Einstellung.
Es gibt auch echte Verlierer:innen.
Aber Yoga ist besser als kein Yoga.

Orte

Vivek, Nathalie und ich haben uns vom Kaivalyadhama Ashram in Lonavla aus ein Taxi geteilt, um nach Pune zu fahren. Zwei Stunden durch Maharaschtra, durch sanfte Hügel und Grasland, dann sind wir auf einmal da. Das Taxi verlässt die Schnellstraße, dann die Haupteinfahrtsstraße und biegt an einer German Bakery vorbei in eine lange, gerade Allee, rechts und links gesäumt von Banyan-Bäumen und Bambus sowie hochklassigen Hotels, deren Einfahrten leicht zurückgesetzt sind. Schließlich hält das Fahrzeug an einer Art mobilen Polizeistation in der Mitte der Straße an. Hohe schwarze Zäune zu beiden Seiten. «Wir sind da», sagt der Fahrer. Ich verabschiede mich von Vivek und Nathalie, schultere meinen Rucksack und gehe durch den schwarzen Zaun zur Anmeldung.

Der Mann am Empfang verkauft mir eine Punktekarte für die Kantine, nimmt meinen Pass und meine Kreditkarte und macht für den Passierschein ein Foto von mir, von dem ich mir sogleich wünsche, dass es niemand jemals zu Gesicht bekommt. Aber gut. Er zeigt mir den Weg zu meiner Unterkunft. Ich gehe zurück über die Straße hinter den anderen Zaun, halte meinen neuen Ausweis an die Eingangskontrolle, laufe vorbei an einer großen schwarzen Pyramide und an noch mehr Security. In der Lobby des Hotels gibt es WLAN und eine Schüssel mit Mentos. Mein Zimmer ist angenehm kühl, vom Fenster aus kann ich über den schwarzen Zaun sehen, der das Gelände begrenzt, der Blick geht auf die Villen der Nachbarschaft. Jetzt muss ich mir noch was zum Anziehen kaufen. Denn hier gibt es eine Kleiderordnung, tagsüber darf man nur in einer weinroten Robe über das Gelände laufen, ab 16 Uhr ist eine weiße Robe Pflicht.

Bei der darauffolgenden Einweisung begrüßt mich ein circa 60-jähriger lustiger Holländer. Wenn ich Interesse hätte, könnte er mir Tarot-Karten legen. Aber es gebe auch so viel anderes zu tun, er zeigt mir das tägliche Programm an Touchscreens, die im Info-Bereich stehen. Ich bedanke mich bei ihm – das Tarotlesen kostet übrigens 70 Euro, das 350-Fache dessen, was ich für einen Chai in Lonavla bezahlt habe – und suche die Kantine. Der Holländer hatte begeistert erzählt, dass Dienstag dort Pasta Day wäre. Ich hole mir einen Chai, während ein Franzose versucht, sich von dem Mann an der Kasse den Unterschied zwischen *boiled-* und *seasonal-*Gemüse erklären zu lassen. Ich muss grinsen, setze mich hin und schaue auf einen Teich. Hohe Bäume, dieses unvergleichliche südasiatische Licht. Es ist sehr schön hier. Und ziemlich beknackt. Willkommen im Osho International Meditation Resort.

Der Ort

Früher waren hier Hippies und *Stern*-Reporter. Heute sind immer noch vor allem Westler:innen hier – zu etwa zwei Dritteln –, aber nach Rebell:innen sehen die allerwenigsten aus. Laut Selbstauskunft ist das Resort das «größte Zentrum für Meditation und persönliches Wachstum in der Welt!»; so betont es zumindest Swami Amrito, er war Oshos Leibarzt (allerdings nicht der, den Sheela umbringen wollte) und muss es wissen. Amrito ist immer noch hier. Ich sehe ihn ein paarmal auf dem Gelände und finde es fast ein bisschen unheimlich, denn er wiederum soll Osho umgebracht haben. Das lese ich zumindest irgendwo im Internet. Amrito jedenfalls betont, das sei hier kein Ashram und auch kein Luxushotel, sondern eben ein *Meditation Resort* – wie so ein CEO, der von der Marketingabteilung eingebläut bekommen hat, dass dieses *wording* ganz, ganz wichtig sei. Und ja, warum auch nicht. Schließlich hat Osho auch gesagt, er verkaufe Erleuchtung. Dass Spiritualität ein Marktplatz ist, wissen wir inzwischen längst. Osho Inc hat einen Verlag und jede Menge Markenrechte, betreibt Hunderte Meditationszentren weltweit, hat außerdem 1500 Bücher in 40 Sprachen herausgebracht, von denen jedes Jahr Millionen verkauft werden.

Die letzte Meditation am Tag ist die Gourishankar Meditation™, sie findet in Oshos Wohnhaus statt. Im Eingangsbereich muss man sich weiße Söckchen anziehen, um den Marmor nicht zu beschädigen. Dort steht auch einer seiner goldenen Rolls-Royce, zur Meditation geht es durch seine Bibliothek und einen Raum mit einem Zahnarztstuhl (er soll sich täglich untersuchen haben lassen), dann landet man in einem oktogonalen, mit Marmor ausgekleideten Raum. An der Decke hängt ein riesiger Kronleuchter, an den Wänden Spiegel, an einer Seite steht eine Büste von Osho, darunter seine Asche.

Im Anschluss an die Meditation, bei der wir lange in blaues, flackerndes Licht gucken sollen, findet die *creativity night* statt. An einer Bar kann man Alkohol kaufen, man kann es aber auch lassen, sich Pinsel schnappen und an einem langen Tisch Platz nehmen und «einfach malen». Ich setze mich hin und fange sehr langsam an, mit dem Pinsel grüne Wasserfarbe auf einem Blatt zu verteilen. Neben mir sitzt eine ältere Französin, sie heißt Milo und lebt seit Jahrzehnten schon auf Hawaii als Yogalehrerin. Sie kommt seit den 70er-Jahren hierher, sie hat Osho selbst noch erlebt. Mir gegenüber malt ein junger Bauunternehmer aus Florida, ihm hat es in einem Yoga Retreat auf Bali so gut gefallen, dass er dachte, «er gibt sich direkt auch noch Osho». Der Engländer, den ich schon bei der Einweisung kennengelernt habe, ruft über den Tisch, er wolle sich seinen Dämonen stellen. Er sei außerdem nicht nett zu seiner Ex gewesen. Das glaub ich sofort. Die Französin macht verträumte Bewegungen und erzählt, dass sie hier letztes Jahr einen Adler aufgepäppelt habe, den sie bei sich im Garten fand. Ich sage, heute werde sich hier wohl niemand mehr die Rippen während der Psychogruppen brechen. Sie sagt, die meisten Leute seien eh so steif, die kriegten ja kaum noch die eigene Unterhose an. Von Yoga mal ganz zu schweigen. Ich bin ein bisschen wehmütig, weil ich gerne eine Zeitreise in die 70er machen würde. Einen Ausstieg à la Elten traue ich mir durchaus auch zu. Aber das ist vorbei. Heute kann man nicht mehr aussteigen. Fast egal, wo man landet, dort wartet dann doch wieder die Welt. Ich gehe zurück in mein Zimmer.

Ich liege im Bett und kann nicht schlafen. Kritzle Notizen in mein Reisetagebuch. Ein Meditations-Resort also. Ein Ort, der gerne heilig wäre, aber dafür vielleicht ein paar Geldautomaten zu viel aufweist. Ein Ort, der wunderschön und gepflegt und modern ist, aber zugleich schräg, bevormundend und gestrig. Vielleicht also genau der richtige Ort, um zu verstehen, was Yoga heute ist.

Es ist ein ganz konkreter Ort, an dem man die gleichen Bäume, das gleiche Licht sieht, das auch Jörg Andrees Elten und der Prinz von Hannover sahen, als sie hier Yoga machten. Es war hier, wo Osho seine Lehren formulierte, die daraufhin um die ganze Welt gingen, und hier, nur ein paar Kilometer vom Resort entfernt, wo Iyengar sein Institut gründete. Aber es ist auch mehr als dieser ganz konkrete Ort. Hier, zwischen Geldautomaten, der Bibliothek, den ausgepolsterten Encounter-Räumen, die es im Keller noch irgendwo geben soll, zwischen Pasta Day und Chai, zwischen Vinyasa Yoga und Feldenkrais, treffen sich auf diskursiver Ebene Ost und West, Tradition und Moderne, Religion und Wissenschaft, Geist und Körper, Spiritualität und Kapitalismus. All die Pole, die wir auf unserer Geschichtsreise kennengelernt haben. Hier schmelzen sie ineinander. Man kann ihnen fast dabei zusehen.

Effekte

Agehananda Bharati wurde als Leopold Fischer am 20. April 1923 in Wien geboren. Schon als Heranwachsender interessiert er sich für Indien, lernt Hindi und Sanskrit. Er wird Mitglied der «Legion Freies Indien» und konvertiert zum Hinduismus. Er studiert und reist um die Welt, lehrt an der Universität Delhi, an der Banaras Hindu Universität und am Nalanda Institut. Schließlich emigriert er in die USA, wo er als Anthropologe an der Syracuse University arbeitet. Im Rahmen seiner Studien beobachtet er ein Phänomen, das als «Pizza-Effekt» bekannt werden sollte.[86]

Als sizilianische und kalabrische Immigranten nach New York kamen, verfeinerten sie dort ein simples Rezept aus ihrer Heimat. Es wurde sehr populär und gelangte schließlich in der neuen Variante zurück nach Italien, wo es mittlerweile als Nationalgericht gilt. Der Pizza-Effekt beschreibt nicht nur solche kulinarischen Phänomene, sondern überhaupt Phänomene, bei denen Ideen oder Praktiken exportiert werden, sich dann weiterentwickeln und schließlich in anderer Form wieder zurückkommen. Wie Ramen, Salsa, Chicken Tikka Masala, Anime, Bollywood, Irish Dance – und Yoga.

Dieser Effekt ist das eine. Das andere sind wieder Orte. «Jede Gruppe hat zu jeder Zeit ihre eigene Version dessen entwickelt, was Yoga ist», schreibt David White.[87] Daher lässt sich Yoga auch nur genau so verstehen, in Orten und Kontexten. «Nur wenn wir Yoga in ganz spezifischen Orten anschauen, lässt sich etwas über seine Bedeutung und Wirkungen sagen», meint Suzanne Newcombe.[88] Das heißt, um zu verstehen, wie Yoga wurde, was es ist, können wir uns zwar die Geschichte angucken, aber irgendwann müssen wir reinzoomen. Denn Yoga meint natürlich nicht das Gleiche für alle Millionen Praktizierenden. Nicht in Indien, nicht in Europa.

Ich mache überall Yoga. Ich habe eine Reisematte und rolle sie aus. Pflatsch. Auf Berghütten, am Strand, in Hotelzimmern. Wenn es mir gut geht oder auch schlecht. In Lonavla erklärte mir die Yogalehrerin jeden Tag, dass mein «Löwe» eher wirke wie ein «Kätzchen». Ich wusste, was sie meinte, aber ich werde noch lange dran arbeiten. In London fragte mich ein Yogalehrer mal: «What can your leg do to help you seek the sensation of pleasure?» Da musste ich dann ein bisschen weinen. Nach einer Hot-Yoga-Stunde saß ich mal klatschnass im Bus, weil ich ein Handtuch vergessen hatte, und eine Freundin fragte am Telefon: «Sag mal, bist du high?» Lina, meine Yogalehrerin in Berlin, spricht so über ihre Praxis, dass ich die Vermutung habe, sie spürt Dinge, die ich noch nicht mal ahnen kann.

Für manche ist Yoga Sport, für andere eine Vereinigung mit etwas Höherem, für viele Inder:innen ein spiritueller Aspekt ihrer Religion. Matthew Remski schreibt: «Yogas Stärke als Praxis und als Kultur scheint mit der Tatsache verbunden, dass keiner so genau sagen kann, was es ist. Die Chance liegt in der Fähigkeit von Yoga, die typischen Kategorien von Wissen und Erleben zu vermischen, und uns dazu zu bringen, zu schwimmen, zwischen den Ufern von Kunst und Wissenschaft, Tradition und Innovation, Kopf und Herz, Empfindung und Gedanken, Intuition und Beweisen, Religion und Medizin.»[89] Remski meint, Yoga sei wie das Schwimmen in einem Fluss. Aber auch in einem Fluss kann die Orientierung verloren gehen: «Vielleicht führt es zu einer Sehnsucht nach einer Autorität, nach jemandem, der auf alles eine Antwort hat. Da, wo es keine Institutionen, keine Regularien gibt [...], da kann das Charisma einzelner Lehrer schnell eine übergroße Rolle spielen. Manche Flussführer sind Piraten.»[90]

Auch das haben wir gesehen. Yoga kann ein Ort sein, an dem Macht ausgeübt wird. Ein anderer Ort ist die Matte. Die Matte, die man so gut wie überall ausrollen kann. Egal wo, Yoga kann uns da abholen, wo wir gerade sind. Yoga ist einatmen und ausatmen. Yoga ist, die immer gleichen Übungen zu wiederholen. Schweiß, Konzentration, Langeweile und Ritual. Yoga ist Körper. Und mit unserem Körper, diesem Hautsack Knochen, diesen 100 000 Kilometern Blutbahnen, diesen Zellen, dieser Flüssigkeit, diesen Fetten, Pigmenten und Mineralien, mit diesem unserem Ort können wir uns – *one Sonnengruß at a time* – immer wieder so vertraut machen, dass sich zumindest die Frage, ob Yoga mehr als Sport sei, von ganz alleine erübrigt.

Dank

Danke an Julia Suchorski, meine Lektorin, für ihr großes Vertrauen in mich.
Danke an Thomas Schmidt-Wölke und meine Agentur Landwehr & Cie.
Danke an Ulrike Gallwitz für die wunderbare Redaktion.
Danke, alle meine Lieben.
Danke, Kaivalyadhama.
Danke, Mam und Pap.

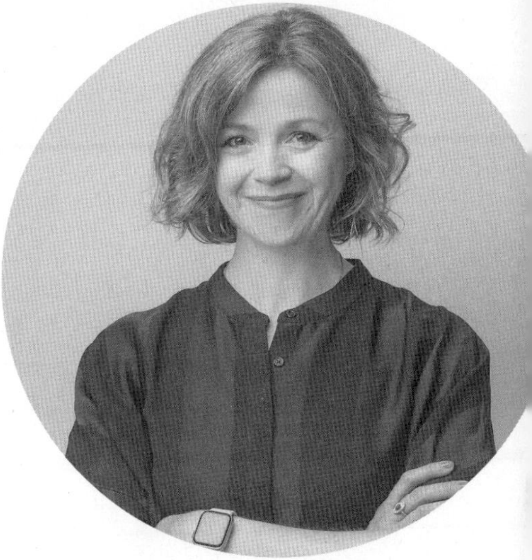

Gunda Windmüller, geboren 1980, ist promovierte Literaturwissenschaftlerin und hat als Journalistin u.a. für *Zeit Online* und *Welt kmpkt* geschrieben. Gemeinsam mit Katja Berlin hostete und produzierte sie den Podcast «Fix&Vierzig». Ihr erstes Sachbuch «Weiblich, ledig, glücklich – sucht nicht» erschien 2019 bei Rowohlt. Sie hat eine Ausbildung zur Yogalehrerin abgeschlossen und unterrichtet seit Herbst 2021 Yoga in Berlin.

Weitere Literatur

Vishwa P. Adluri und Joydeep Bagchee: *The Nay Science – A History of German Indology*, Oxford University Press, 2014.

Joseph S. Alter: *The Wrestler's Body: Identity and Ideology in North India*, New Delhi: Munshiram Manoharlal Publishers, 1992.

Joseph S. Alter: *Gandhi's Body – Sex, Diet, and the Politics of Nationalism*, Philadelphia: University of Pennsylvania Press, 2000.

Joseph S. Alter: «Modern Medical Yoga: Struggling with a History of Magic, Alchemy and Sex», *Asian Medicine*, Jan. 2005, S. 119–146.

Joseph S. Alter: «Yoga and Physical Education: Swami Kuvalayananda's Nationalist Project», *Asian Medicine* 3 (2007), S. 20–36.

Arthur Avalon (Sir John Woodroffe): *Die Schlangenkraft – Die Entfaltung schöpferischer Kraft im Menschen*, München: Otto Wilhelm Barth Verlag, 1982 (1918).

Susanna Barkataki: *Embrace Yoga's Roots – Courageous Ways to Deepen your Yoga Practice*, Orlanda: Ignite Yoga and Wellness Institute, 2020.

Mark Bevir: «The West Turns Eastward: Madame Blavatsky and the Transformation of the Occult Tradition», *Journal of the American Academy of Religion*, Vol. 62, No. 3 (1994), S. 747–767.

Gurminder K. Bhambra, Kerem Nisancioglu, Dalia Gebrial (Hrsg.): *Decolonising the University*, London: Pluto Press, 2018.

Christoph Bochinger: *‹New Age› und moderne Religion*, Gütersloh: Verlagshaus G. Mohn, 1994.

Pierre Bourdieu: *Distinction – A Social Critique of the Judgment of Taste*, Cambridge: Harvard University Press, 1984.

Johannes Bronkhorst: *The Two Sources of Indian Asceticism*, Delhi: Motilal Banarsidass Publications, 1998.

Edgar Cabanas und Eva Illouz: *Das Glücksdiktat – und wie es unser Leben beherrscht*, Berlin: Suhrkamp, 2019.

Kenneth R. Dutton: *The Perfectible Body – The Western Ideal of Male Physical Development*, New York: Continuum, 1995.
Jan Eckel und Thomas Etzemüller (Hrsg.): *Neue Zugänge zur Geschichte der Geschichtswissenschaft*, Göttingen: Wallstein Verlag, 2007.
Pierre-Sylvain Filliozat: *Le Sanskrit*, Paris: Que Sais Je, 1992.
Stephen William Foster: «The Exotic as Symbolic System», *Dialectical Anthropology* 1982, 7(1), S. 21–30.
Frank Furedi: *Therapy Culture – Cultivating Vulnerability in an Uncertain Age*, London: Routledge, 2004.
Richard Garbe: *Samkhya und Yoga – Grundriss der Indo-arischen Philologie und Altertumskunde*, Straßburg, 1896.
Stewart Goetz und Charles Taliaferro (Hrsg.): *The Encyclopedia of Philosophy of Religion*, Hoboken, NJ: Wiley-Blackwell, 2021.
Jan Gonda: *Die Religionen Indiens*, Stuttgart: Kohlhammer, 1961.
Wilhelm Halbfass: «Hegel, Schelling, Schopenhauer und Indien», in: *Zeitschrift für Kulturaustausch* 37, 1987, S. 424–433.
Wouter Hanegraaff: *New Age Religion and Western Culture – Esotericism in the Mirror of Secular Thought*, Leiden: Brill, 1996.
G.W.F. Hegel: *Vorlesungen über die Philosophie der Geschichte*, Stuttgart: Reclam, 1961.
Markus Hille: *Karoline von Günderrode*, Reinbek: Rowohlt, 1999.
Carol Horton und Roseanne Harvey (Hrsg.): *21st Century Yoga – Culture, Politics & Practice*, Chicago: Klein Books, 2012.
Reinhart Hummel: *Gurus, Meister, Scharlatane,* Freiburg im Breisgau: Herder, 1996.
Kimberly J. Lau: *New Age Capitalism – Making Money East of Eden*, Philadelphia: University of Pennsylvania Press, 2000.
Kurt Leland: *Rainbow Body – A History of the Western Chakra System from Blavatsky to Brennan*, Lake Worth: ibis Press, 2016.
Carl Kellner: *Yoga. Eine Skizze über den psycho-physiologischen Teil der alten indischen Yogalehre*, München, 1896.

Richard King: *Orientalism and Religion: Postcolonial Theory, India and the Mystic East*, London: Routledge, 1999.
Rudyard Kipling: *Kim*, Ebookarama, 2023.
Jim Knott: *Hinduism – A Very Short Introduction*, Oxford University Press, 2016.
David Kopf: *The Brahmo Samaj and the Shaping of Modern India*, Princeton University Press, 2015.
Astrid Kury: *‹Heiligenscheine eines elektrischen Jahrhunderts sehen anders aus…› – Okkultismus und die Kunst der Wiener Moderne*, Studien zur Moderne 9, Wien: Passagen Verlag, 2000.
Gerald James Larson und Ram Shankar Bhattacharya (Hrsg.): *Encyclopedia of Indian Philosophies*, Vol. XII, Delhi: Motilal Banarsidass Publishers, 2008.
James Mallinson: «Yoga and Sex – What is the purpose of Vajrolīmudrā?» (Vortrag auf der Konferenz «Yoga in Transformation» an der Universität Wien, 20. September 2013)
James Mallinson und Péter-Dániel Szántó (Hrsg.): *The Amṛtasiddhi and Amṛtasiddhimūla: the Earliest Texts of the Haṭhayoga Tradition*, Pondicherry: Institute Français de Pondichéry, 2021.
Harald Meller und Kai Michel: *Das Rätsel der Schamanin – Eine archäologische Reise zu unseren Anfängen*, Hamburg: Rowohlt, 2022.
Frank Neubert: *Die diskursive Konstitution von Religion. Theorie und Praxis der Diskursforschung*, Wiesbaden: Springer VS, 2016.
Karen O'Brien-Kop: *The Philosophy of the Yogasūtra – An Introduction*, London: Bloomsbury Academic, 2023.
Patrick Olivelle: *The Asrama System – The History and Hermeneutics of a Religious Institution*, Oxford: Oxford University Press, 1993.
Patrick Olivelle: *Language, Texts, and Society: Explorations in Ancient Indian Culture and Religion*, London: Anthem Press, 2011.

Christopher Partridge (Hrsg.): *The Occult World*, Abingdon: Routledge, 2015.
Vijay Prashad: *The Karma of Brown Folk*, Minneapolis: University of Minnesota Press, 2000.
Peter Prechtl und Franz Peter Burkhard (Hrsg.): *Metzler Lexikon Philosophie*, Stuttgart/Weimar: Verlag J.B. Metzler, 2008.
Stephen Prothero: *Die neun Weltreligionen – was sie eint, was sie trennt*, München: Diederichs, 2011.
Shyam Ranganathan (Hrsg.): *The Bloomsbury Research Handbook of Indian Ethics*, London: Bloomsbury, 2017.
Geoffrey Samuel und Jay Johnston (Hrsg.): *Religion and the Subtle Body in Asia and the West – Between Mind and Body*, Milton Park: Routledge, 2013.
Oliver Schulz: *Neue Weltmacht Indien – Geostratege, Wirtschaftsriese, Wissenslabor*, Frankfurt am Main: Westend, 2023.
Sheila Scraton und Anne Flintoff (Hrsg.): *Gender and Sport – A Reader*, New York: Routledge, 2002.
Philip Sheldrake: *Spirituality – A Very Short Introduction*, Oxford: Oxford University Press, 2012.
Ian Whicher: *The Integrity of the Yoga Darśana: a Reconsideration of Classical Yoga*, Albany: State University of New York Press, 1998.
Ian Whicher und David Carpenter (Hrsg.): *Yoga – Thee Indian Tradition*, London and New York: Routledge Curzon, 2003.
Michael Witzel: *Das alte Indien*, München: C.H. Beck, 2003.
Michael Witzel: «Female Rishis and Philosophers in the Veda?», *Journal of South Asia Women's Studies* 11 (1), 2009.
Eckard Wolz-Gottwald: *Yoga-Philosophie-Atlas*, Petersberg: Via Nova, 2020.
Sven Wortmann: *Religionsbegegnung in der asiatischen Religionsgeschichte*, Göttingen: Vandenhoeck & Ruprecht, 2019.
Takeuchi Yoshinori (Hrsg.): *Buddhist Spiritualità – Later China,*

Korea, Japan, and the Modern World, New York: The Crossroad Publishing Company, 1999.
Als Ressource für die wissenschaftliche Beschäftigung mit «Yoga» ist die folgende Website sehr zu empfehlen: https://yogaresearch.org/

Personenregister

ANMERKUNGEN

Teil 1. Aus Feuern in die Luft

1 Yoga Market Size, Share and Growth Analysis Report – Forecast Trends and Outlook (2024–2032), EMR, https://www.expertmarketresearch.com/reports/yoga-market#:~:text=Global%20Yoga%20Market%20Outlook,USD%20250.70%20billion%20by%202032, abgerufen am 9.3.24
2 BDYoga: Yoga in Zahlen 2023, https://www.yoga.de/site/assets/files/3811/bdyoga_yoga_in_zahlen_2023–08–02.pdf, abgerufen am 11.11.24
3 Market capitalization of the leading athletic apparel, accessories and footwear companies worldwide in 2023, Statista, https://www.statista.com/statistics/1171042/leading-sportswear-and-performance-wear-companies-by-market-cap-worldwide/, abgerufen am 8.3.24
4 Siehe dazu Sriskandha Kandimalla: «The Whitewashing of Yoga: Exclusion and Commodification in America's Wellness Culture», «New University», https://newuniversity.org/2023/05/22/the-whitewashing-of-yoga-exclusion-and-commodification-in-americas-wellness-culture/#:~:text=Lululemon%2C%20a%20company%20that%20profits,wellness%20by%20creating%20these%20gimmicks, abgerufen am 9.3.24
5 Suzanne Newcombe: «The Development of Modern Yoga: A Survey of the Field», *Religion Compass,* Vol 3 (6), Dec. 2009, S. 986–1002
6 Alison Shaw und Esra S. Kaytaz: «Yoga bodies, yoga minds: contextualizing the health discourses and practices of modern postural yoga», *Anthropology & Medicine*, 2021, Vol 28 (3), S. 279–296, hier S. 279
7 Patrick Olivelle: *The Early Upanishads – Annotated Text and Translation*, Oxford: Oxford University Press, 1998, S. xxxvi
8 Siehe Geoffrey Samuel: *The Origins of Yoga and Tantra – Indic Religions to the Thirteenth Century*, Cambridge: Cambridge University Press, 2008, S. 4
9 Um deutlich zu machen, dass es hier nicht um das ideologische Konstrukt der «Arier» geht, verwende ich hier «Aryas» wie im Sanskrit.
10 Samuel, S. 25
11 Johannes Bronkhorst: *Karma – Dimension of Asian Spirituality,* Honolulu: University of Hawai'i Press, 2011, S. 50
12 Alle Übersetzungen aus der *Rig Veda* stammen, wenn nicht anders angegeben, aus: Karl-Friedrich Geldner: *Der Rig-Veda*. Aus dem Sanskrit ins Deutsche übersetzt, Cambridge, Mass.: Harvard University Press, 1951.
13 Alistair Shearer: *The Story of Yoga – From Ancient India to the Modern West*, London: Hurst & Company, 2020, S. 20
14 Zitiert nach Daniel Simpson: *The Truth of Yoga – A Comprehensive Guide to Yoga's History, Texts, Philosophy, and Practices*, New York: North Point Press, 2021, S. 9

15 David Gordon White (Hrsg.): *Yoga in Practice*, Princeton: Princeton University Press, 2012, S. 2

16 Zitiert nach Fabian Völker: «Die Legitimation von Entmenschlichung, Misogynie und Gewalt im Hinduismus», Zeitschrift für Religionswissenschaft, 31. 1. 2023, S. 26

17 Shearer, S. 22

18 Siehe Samuel, S. 127; Harry Falk: *Bruderschaft und Würfelspiel: Untersuchungen zur Entwicklungsgeschichte des Vedischen Opfers*, Freiburg: Hedwig Falk, 1986; Michael Witzel: «Early Sanskritization». *Electronic Journal of Vedic Studies* 1(4), Dec. 1995; «Wenn die Vrātyas eine Kuh für Rudra [eine Gottheit assoziiert mit Shiva] schlachten, tun sie das als seine ‹Hunde› oder ‹Wölfe›. [...] Hier gibt es Parallelen zwischen dem Kult des Rudra, dem wilden Jäger des Waldes, und dem germanischen Odin/Wodin, aber auch dem iranischen Aešma und einer Reihe anderer indo-europäischer Gottheiten, die mit den Zwölf Tagen des Midwinter assoziiert werden.» Zitiert aus: David Gordon White: *Myths of the Dog-Man*, Chicago and London: University of Chicago Press, 1991, S. 101

19 Shearer, S. 22

20 Hermann Kulke und Dietmar Rothmund: *Geschichte Indiens – Von der Induskultur bis heute*, München: C.H. Beck, aktualisierte Auflage, 2018, S. 55

21 Übersetzung aus Kulke/Rothmund

22 Gregory David Roberts: *Shantaram*, München: Goldmann, 2009, Kapitel 8

23 Aus der Mahāsaccakasutta, Buch 9, zitiert in: James Mallinson und Mark Singleton (Hrsg.): *Roots of Yoga*, London: Penguin Classics, 2017, S. 139

24 Bina Gupta: *An Introduction to Indian Philosophy – Perspectives on Reality, Knowledge, and Freedom*, New York: Routledge, 2021, S. 41

25 Völker, S. 46

26 Zitiert nach Georg Feuerstein: *Die Yoga Tradition – Geschichte, Literatur, Philosophie & Praxis*, Wiggensbach: Yoga Verlag, 2008, S. 232

27 Emmanuel Carrère: *Yoga*, Berlin: Matthes & Seitz, 2022, S. 8

28 Dominik Haas: *Vom Feueraltar zum Yoga. Kohärenz und Konzept der Kaṭha-Upaniṣad*, Universität Wien, 2018, https://othes.univie.ac.at/52786/

29 Farah Godrej: «The Neoliberal Yogi and the Politics of Yoga», Political Theory 2016, Vol 45 (6), S. 1–29, hier S. 19

30 Michael von Brück: *Einführung in den Buddhismus*, Frankfurt a. M. und Leipzig: Verlag der Weltreligionen, S. 133

31 Alle Übersetzungen aus der Bhagavad Gita stammen, wenn nicht anders angegeben, aus: Michael von Brück: *Bhagavad Gītā – Der Gesang des Erhabeneren*, aus dem Sanskrit übersetzt und mit einem Kommentar herausgegeben von Michael von Brück, Frankfurt am Main/Leipzig: Verlag der Weltreligionen im Insel Verlag, 2007.

32 Von Brück, S. 169 f.

33 Hillary Busis: «Now I Am Become Death»: The Story Behind *Oppenheimer*'s Indelible Quote, *Vanity Fair*, 21. 7. 2023, https://www.vanityfair.com/hollywood/2023/07/oppenheimer-now-i-am-become-death-destroyer-of-worlds, abgerufen am 26. 4. 24
34 Bronkhorst 2011, S. 54
35 Völker, S. 54
36 Mahadev Desai: *The Gita according to Gandhi*, Ahmedabad: Nvajivan Publishing House, 1946, S. 136
37 Zitiert nach Völker, S. 62
38 Ebenda
39 David Gordon White (Hrsg.): *The Yoga Sutra of Patanjali – a Biography*, Princeton University Press, 2014, S. 1
40 Von Brück 2007, S. 121
41 Feuerstein, S. 408
42 K. Pattabhi Jois: *Yoga Mala*, New York: North Point Press, 1999, S. 6.
43 Nun können wir natürlich versuchen, diese Beschränkungen an unser heutiges Leben und unsere Bedürfnisse anzupassen. Aber dann dürfen wir nicht so tun, als hätte «Patanjali» das abgesegnet.
44 Simpson, S. 83
45 Mark Singleton: «The Classical Reveries of Modern Yoga», in: Mark Singleton und Jean Byrne (Hrsg.): *Yoga in the Modern World – Contemporary Perspectives*, London and New York: Routledge, 2008, S. 77–99
46 Kenneth Liberman: «The Reflexivity of the Authenticity of Haṭha Yoga», S. 104, zitiert in: Singleton/Byrne
47 Shearer, S. 56
48 James Mallinson: «Yogic Identities: Tradition and Transformation», Smithsonian National Museum of Asian Art, https://asia-archive.si.edu/essays/yogic-identities/#footnote-13, abgerufen am 5. 11. 24
49 James Mallinson: «The Amṛtasiddhi Haṭhayoga's tantric Buddhist source text», 6. Juli 2016, https://www.academia.edu/26700528/The_Am%E1%B9%9Btasiddhi_Ha%E1%B9%ADhayogas_Tantric_Buddhist_Source_Text, abgerufen am 6. 11. 24
50 Siehe Shearer, S. 59
51 Siehe David Gordon White (Hrsg.): *Tantra in Practice*, Princeton University Press, 2000
52 Siehe White 2000, S. 15
53 David Gordon White: *Kiss of the Yogini*, Chicago University Press, 2003, S. 24
54 Daniel Simpson: «How ‹Real› are chakras?, The Luminescent, 11/2020, https://www.theluminescent.org/2020/11/how-real-are-cakras-Daniel-Simpson.html, abgerufen am 5. 11. 24

55 Hayley Phelan: «The Second Coming of Guru Jagat», *Vanity Fair*, Dec. 2021/Jan. 2022, https://archive.vanityfair.com/article/2021/12/the-second-coming-of-guru-jagat, abgerufen am 5. 11. 24

56 Julia Hackober: «Wer ist Guru Jagat und kann sie mir zur Erleuchtung helfen», 10. 4. 2018, *Welt*, https://www.welt.de/iconist/fitness/article175296160/Video-Wer-ist-Guru-Jagat-und-kann-sie-mir-zur-Erleuchtung-verhelfen.html, abgerufen am 18. 4. 24

57 «Dieser Hybrid aus Posen, Bewegungen, chantren, energischem Atem und Meditation wurde als Sikh dargestellt. Wenn dieser Ursprung angezweifelt wurde, entstanden neue Versionen», in: Simpson, S. 184

58 Phelan, *Vanity Fair*

59 Siehe Jennifer Davis-Flynn: «A New Report Details Decades of Abuse at the Hands of Yogi Bhajan», in: *Yoga Journal*, 2. 9. 2021, https://www.yogajournal.com/yoga-101/abuse-in-kundalini-yoga/, abgerufen am 18. 4. 24

60 Die anderen Shatkriyas sind: Basti, Trataka, Nauli und Kapalabathi. Siehe Mallinson/Singleton, S. 49

61 Shearer, S. 61

62 Siehe Mallinson, «Yogic Identities»

63 Liberman, zitiert in: Singleton/Byrne, S. 104

64 David Gordon White: *Sinister Yogis*, University of Chicago Press, 2009, S. 210

65 Siehe Liberman, in: Singleton / Byrne, S. 100, sowie in: White 2003, S. 221

66 White 2009, S. 233

Teil 2. Von Kalkutta nach Jena

1 Warren Hastings, zitiert nach Richard H. Davis: *The Bhagavad Gita – A Biography*, Princeton University Press, 2015, S. 83

2 Ebenda, S. 93 f.

3 James Mill, zitiert nach Davis, S. 98

4 Davis, S. 99

5 Andrea Wulf: *Fabelhafte Rebellen – Die frühen Romantiker und die Erfindung des Ich*. Aus dem Englischen übersetzt von Andreas Wirthensohn, München: C. Bertelsmann, 2022, S. 204

6 Siehe Davis, S. 87

7 Joseph von Görres, zitiert nach Karl Baier: *Yoga auf dem Weg nach Westen*, Würzburg: Königshausen & Neumann, 1998, S. 87

8 Friedrich Schlegel, zitiert nach Jürgen Lütt: «‹Heile Welt› oder Rückständigkeit? Deutschland, Indien und das deutsche Indienbild», Der Bürger im Staat, Indien Heft 1/98

9 Wilhelm Halbfass: *India and Europe – An Essay in Philosophical Understanding*, Delhi: Motilal Banarsidass Publishers, 1990, S. 72

10 Sheldon Pollock: «Deep Orientalism? Notes on Sanskrit and Power Beyond the Raj», in: Carol A. Breckenridge und Peter van der Veer (Hrsg.): *Orientalism and the Postcolonial Predicament – Perspectives on South Asia*, University of Philadelphia Press, 1993, S. 76–133

11 Siehe Bradley L. Herring: *The German Gītā – Hermeneutics and Discipline in the German Reception of Indian Thought, 1778–1831*, London: Routledge, 2006, S. 264

12 Owen Ware: *Indian Philosophy and Yoga in Germany*, New York: Routledge, 2024, S. 35

14 Wilhelm August Schlegel, zitiert nach Ware, S. 36

15 G. W. F. Hegel, zitiert nach Baier 1998, S. 97

16 Baier 1998, S. 98

17 Baier 1998, S. 99

18 Halbfass 1990, S. 109

19 Vishwa P. Adluri: «Pride and Prejudice – Orientalism and German Indology», *International Journal of Hindu Studies*, 2011, Vol 15 (3), S. 253–292, hier S. 256

20 Pollock, S. 77

21 Baier 1998, S. 267

22 Baier 1998, S. 269

23 Christian Fuchs: *Yoga in Deutschland – Rezeption, Organisation, Typologie*, Stuttgart: Verlag W. Kohlhammer, 1990, S. 90

24 Jakob Wilhelm Hauer, zitiert nach Baier 1998, S. 273

25 J. W. Hauer: *Glaubensgeschichte der Indogermanen*, Stuttgart: Kohlhammer, 1937, S. 123

26 Richard King: «Orientalism and the Modern Myth of ‹Hinduism›», *Numen*, Vol. 46 (29), 1999, S. 146–185, hier S. 147

27 Florian Illies: *1913 – Was ich unbedingt noch erzählen wollte*, Frankfurt am Main: S. Fischer, 2018, S. 9

28 Mathias Tietke: *Yoga im Nationalsozialismus – Konzepte, Kontraste, Konsequenzen*, Kiel: Ludwig, 2014, S. 97

29 Bernd Wedemeyer-Kolwe: *«Der neue Mensch» – Körperkultur im Kaiserreich und in der Weimarer Republik*, Würzburg: Königshausen & Neumann, 2004, S. 141

30 Willy Adelmann-Huttula: *Jeder Deutsche ein Yoga-Praktiker! Der Râja-Yoga als Lebenskunst und Lebenswissenschaft*, Pfullingen in Württemberg: Johannes Baum Verlag, 1922, Vorbemerkung

31 Adelmann-Huttula, o. S.

32 Ebenda, S. 9

33 Ebenda, S. 12

34 Baier 1998, S. 130

35 Baier 1998, S. 85

36 Tietke 2014, S. 50

37 Baier 1998, S. 88
38 Colin Wilson, zitiert nach Baier 1998, S. 121
39 Éliphas Lévi, zitiert nach Baier 1998, S. 123
40 Ebenda, S. 122
41 Baier 1998, S. 123 f.
42 Ebenda, S. 121
43 Richard Garbe, zitiert nach Baier 1998, S. 40
44 Ursula Keller / Natalja Sharandak: *Madame Blavatsky – Eine Biographie*, Berlin: Insel Verlag, 2013, S. 117
45 Blavatsky, zitiert nach Keller/Sharandak, S. 141
46 Keller / Sharandak, S. 156
47 Sarvepalli Radhakrishnan, zitiert nach Keller / Sharandak S. 205 f.
48 Helmuth von Glasenapp, zitiert nach Fuchs, S. 32
49 Fuchs, S. 33
50 Blavatsky, zitiert nach Fuchs, S. 33
51 Nach Baier 1998, S. 229
52 Fuchs, S. 36
53 Philip Goldberg: *American Veda – From Emerson and the Beatles to Yoga and Meditation. How Indian Spirituality Changed the West*, New York: Harmony Books, 2010, S. 52
54 Singleton in Karl Baier, Philipp A. Maas, Karin Preisedanz (Hrsg.): *Yoga in Transformation – Historical and Contemporary Perspectives*, Göttingen: V & R unipress, Vienna University Press, 2018, S. 96
55 Ebenda
56 Frank Halbach: «Helena Blavatsky – Spiritistin, Okkultistin und Theosophin», BR Wissen, 11. 3. 2020, https://www.br.de/mediathek/podcast/radiowissen/helena-blavatsky-spiritistin-okkultistin-und-theosophin/1792313, abgerufen am 6. 11. 24
57 White in Baier et al., 2018, S. 42
58 Mark Singleton: *Yoga Body – The Origins of Modern Posture Practice*, Oxford University Press, 2010, S. 40
59 Wie die Soziologin Véronique Altglas schreibt: «Eine anglisierte bengalische Elite gründete sozio-religiöse Bewegungen, um die Gesellschaft und insbesondere religiöse Traditionen zu verändern, um ‹Fortschritt› zu erzielen. Diese Veränderungen beinhalteten auch westliche Kriterien für Fortschritt, auch wenn es um eine triumphale Wiederkehr zum ‹goldenen Zeitalter› des Hinduismus ging.» Auch der Indologe Paul Hacker berichtet von diesem Einfluss: «Ihre intellektuelle Ausrichtung [die des Neo-Hinduismus] ist vornehmlich westlich. Es ist europäische Kultur […], die dazu führte, dass sie gewisse religiöse, ethische, soziale und politische Werte annahm. Aber schließlich verbinden sie diese Werte mit und sagen, sie wären Teil einer Hindu-Tradition.» In: Halbfass 1990, S. 231

60 Jyotishman Dam: *Große Meister Indiens – Ramakrishna, Vivekananda, Sri Aurobindo, Ramana Maharishi, Sri Chinmoy*, München: Kösel, 2003, S. 110
61 Vivekananda, zitiert nach Elizabeth De Michelis: *A History of Modern Yoga*, New Delhi: Bloomsbury, 2017, S. 108 f.
62 Siehe Véronique Altglas: *From Yoga to Kabbalah – Religious Exoticism and the Logics of Bricolage*, Oxford University Press, 2014, S. 36
63 Stefanie Syman: *The Subtle Body – The Story of Yoga in America*, New York: Farrar, Straus and Giroux, 2010, S. 44
64 Vivekananda, zitiert nach De Michelis, S. 122
65 Vivekananda, zitiert nach Shearer, S. 137 f.
66 Syman, S. 49
67 Ebenda
68 Ebenda, S. 38
69 Ebenda, S. 54
70 Dermot Killingley: «Manufacturing Yogis: Swami Vivekananda as a Yoga Teacher», S. 17, in: Mark Singleton und Ellen Goldberg (Hrsg.): *Gurus of Modern Yoga*, Oxford University Press, 2014, S. 17–36
71 Laura von Ostrowski: *Ein Text in Bewegung. Das Yogasūtra als Praxiselement im Ashtanga Yoga – eine historische, religionsästhetische und ethnographische Studie*, München/Hildesheim: Universitätsbibliothek München Open Publishing und Georg Olms Verlag, 2022, S. 97
72 De Michelis, S. 174 f.
73 Christopher Isherwood, zitiert nach Shearer, S. 166
74 Philip Goldberg: «The Autobiography of a Yogi: A Tribute to Yogananda», HuffPost, 7. März 2012, https://www.huffpost.com/entry/autobiogrpahy-of-a-yogi-tribute-yogananda_b_1319059, abgerufen am 6. 11. 24
75 Siehe Gwilym Beckerlegge: The Ramakrishna Mission: The Making of a Modern Hindu Movement, Delhi: OUP, 2000.
76 Joseph S. Alter: *Yoga in Modern India – The Body between Science and Philosophy*, Princeton: Princeton UP, 2004, S. 28
77 «Om» wird in einigen südasiatischen Religionen als heilige Silbe angesehen. «Om» setzt sich aus drei Lauten zusammen – a, u, m –, diese Laute stehen für wichtige Dreieinheiten, wie Erde, Atmosphäre und Himmel oder die drei Qualitäten der Gunas. «Om» steht somit auch für das Wesen des ganzen Universums. Das Mantra wird oft zum Ende von Gebeten oder Meditationen gechantet, im Hinduismus, wie auch in Buddhismus und Jain. Siehe Encyclopedia Britannica, «Om», https://www.britannica.com/topic/Om-Indian-religion, abgerufen am 8. 11. 24
78 Joseph S. Alter: «Shri Yogendra: Magic, Modernity, and the Burden of the Middle-Class Yogi», S. 60–79, in: Singleton/Goldberg

79 Elliott Goldberg: *The Path of Modern Yoga – The History of an Embodied Spiritual Practice*, Rochester: Inner Traditions, 2016, S. 43
80 Ebenda, S. 39
81 Ebenda, S. 23
82 Ebenda, S. 26
83 Ebenda, S. 25
84 Shri Yogendra: *Facts About Yoga*, Mumbai: The Yoga Institute, 1971, S. 29
85 Santan Rodrigues, zitiert nach Goldberg, S. 19
86 Ebenda
87 Sarah Strauss: *Positioning Yoga – Balancing Acts Across Cultures*, Oxford and New York: Berg, 2005, S. 122
88 Newcombe, «The Development of Modern Yoga»
89 Joseph S. Alter: *Yoga in Modern India – The Body between Science and Philosophy*, Princeton University Press, 2004
90 Chad Ross: *Naked Germany – Health, Race and the Nation*, Oxford: Berg, 2005, S. 7
91 Siehe hierzu Thomas Alkemeyer: «Aufrecht und biegsam. Eine politische Geschichte des Körperkults», APuZ 2007, https://www.bpb.de/shop/zeitschriften/apuz/30506/aufrecht-und-biegsam-eine-politische-geschichte-des-koerperkults/#footnote-target-12, abgerufen am 6. 11. 24
92 Siehe Shearer, S. 85
93 Richard Ungewitter, zitiert nach Ross, S. 41
94 Wedemeyer-Kolwe, S. 13
95 Ebenda, S. 18
96 Jørgen Peter Müller, zitiert nach Elliott Goldberg, S. 31
97 Debra Diamond: *Yoga – The Art of Transformation*, Smithsonian Institution, 2013, S. 27
98 Nach Singleton 2010, S. 129
99 James H. Mills und Satadru Sen (Hrsg.).: *Confronting the body: the politics of physicality in colonial and post-colonial India*, London: Anthem Press, 2004
100 Singleton/Goldberg, S. 127
101 Ebenda
102 Siehe Josh Davis: «Eugen Sandow – A Body Worth Immortalising», Natural History Museum, https://www.nhm.ac.uk/discover/eugen-sandow-a-body-worth-immortalising.html, abgerufen am 8. 11. 24
103 Zitiert nach E. Goldberg, S. 181
104 Gesche Sager: «Eugen Sandow – Brachiale Erotik», *Der Spiegel*, 3. Februar 2008, https://www.spiegel.de/geschichte/eugen-sandow-brachiale-erotik-a-946597.html, abgerufen am 6. 11. 24
105 E. Goldberg, S. 185
106 Ebenda, S. 200

107 Siehe Suzanne Newcombe: *Yoga in Britain – Stretching, Spirituality and Educating Yogis*, Sheffield. Equinox, 2019, S. 43–44
108 E. Goldberg, S. 95
109 Ebenda, S. 242
110 Singleton 2010, S. 280
111 Alter 2004, S. 26–28
112 Singleton 2010, S. 81
113 Zitiert nach E. Goldberg, S. 210
114 E. Goldberg, S. 223
115 T. K. V. Desikachar: *The Heart of Yoga – Developing a Personal Practice*, Rochester: Inner Traditions International, 1995. S. 19
116 James Mallinson: «A Response to Mark Singleton's *Yoga Body*», 9. Dezember 2011, https://www.academia.edu/1146607/A_Response_to_Mark_Singletons_Yoga_Body, abgerufen am 6. 11. 24
117 Siehe Singleton/Goldberg
118 E. Goldberg, S. 208
119 Joseph S. Alter in: Baier et al. 2018, S. 85
120 Singleton, zitiert nach Matthew Remski: «Yoga Body Author Mark Singleton Respons to Critics», Yoga International, https://yogainternational.com/article/view/yoga-body-author-mark-singleton-responds-to-critics-who-didnt-want-to-under/, abgerufen am 22. 1. 25

Teil 3. Von Hollywood in die Welt

1 Julia Wadhawan: «Mein Guru pflegte zu sagen: Hatha-Yoga ist hardcore», *Der Spiegel*, 7. Februar 2024, https://www.spiegel.de/fitness/james-mallinson-mein-guru-pflegte-zu-sagen-hatha-yoga-ist-hard-core-a-a2019570-3e77-48af-bd01-e86aa0505087, abgerufen am 7. 11. 24.
2 Iyengar, zitiert nach E. Goldberg, S. 367
3 Ebenda, S. 366 (Goldberg weist darauf hin, dass Iyengar im Verlauf seines Lebens die negative Darstellung seines Gurus änderte.)
4 Ebenda, S. 382
5 Zitiert in B. K. S. Iyengar 60th Birthday Celebrations Committee: *Body Thy Shrine, Yoga Thy Light*, Bombay: B. I. Taraporewala, 1978, S. 129
6 B. K. S. Iyengar: *Licht auf Yoga. Das grundlegende Lehrbuch des Hatha-Yoga. Aus dem Englischen von Ursula von Mangoldt,* München: O. W. Barth Verlag, Neuausgabe 2010 (Originalausgabe: *Light on Yoga*, New York: Schocken Books, 1966)
7 N. E. Sjoman: *The Yoga Tradition of the Mysore Palace*, New Delhi: Abhinav Publications, 1996, S. 39
8 E. Goldberg, S. 390

9 Singleton / Goldberg, S. 135
10 Joseph S. Alter, zitiert nach Stacie Stukin: «Yogis gather around the Guru», Los Angeles Times, 10. Oktober 2005, https://www.latimes.com/archives/la-xpm-2005-oct-10-he-iyengar10-story.html, abgerufen am 8. 11. 24
11 Simpson, S. 172
12 Zitiert nach Fuchs, S. 175
13 Mathias Tietke: *Yoga in der DDR: Geächtet, Geduldet, Gefördert*, Kiel: Ludwig, 2014,S. 22
14 Ebenda, S. 29 f.
15 Ebenda, S. 38
16 Die Archive der Bundesbeauftragten für die Stasiunterlagen (BSTU), MfS AP, 5954/84, S. 15
17 Tietke, S. 57
18 Tietke, S. 60
19 Carrère, S. 15
20 Von Ostrowski, S. 126
21 Matt Blitz: «How a Dirty Old Waffle Iron Became Nike's Holy Grail», Popular Mechanics, 15. Juli 2016, https://www.popularmechanics.com/technology/gadgets/a21841/nike-waffle-iron/, abgerufen am 8. 11. 24
22 Siehe Eversports Yoga-Report Deutschland 2022, 4. Mai 2023, https://willya.de/2023/05/04/eversports-yoga-report-deutschland-2022/, abgerufen am 11. 2. 25
23 Krishnamacharya, zitiert nach Shearer, S. 191
24 P. Goldberg, S. 185
25 Ebenda, S. 193
26 Derzeit forschen einige Indologinnen dazu, siehe die Arbeit von u. a. Ruth Westoby, Suzanne Newcombe und Daniela Bevilacqua.
27 Siehe Andrea R. Jain: *Selling Yoga – From Counterculture to Pop Culture*, Oxford: Oxford University Press, 2015, und *Peace Love Yoga – The Politics of Global Spirituality*, Oxford: Oxford University Press, 2020.
28 Ian MacDonald: *Revolution in the Head – The Beatles' Records and the Sixties*, London: Pimlico/Random House, 2005, S. xiii
29 Joan Didion: *Slouching Towards Bethlehem.* Aus dem Amerikanischen übersetzt von Antje Rávik Strubel, Berlin: Ullstein, 2022, S. 136
30 Ronald E. Purser: *McMindfulness – How Mindfulness Became the New Capitalist Spirituality*, London: Repeater, 2019, S. 248
31 Ebenda
32 Don DeLillo: *Great Jones Street*, Boston: Houghton Mifflin, 1973, S. 9
33 Paul McCartney, zitiert nach Jonathon Green: *Days in the Life: Voices from the English Underground, 1961–1971*, London: William Heinemann, 1988, S. 160
34 Timothy Leary, zitiert nach Jeffrey J. Kripal: *Esalen – America and the religion of No Religion*, The University of Chicago Press, 2007, S. 129

35 Oder, wie Joan Didion in «Slouching Towards Bethlehem» (S. 170) angibt, 250 Mikrogramm.

36 Wilhelm Bittorf: «Ein Welfe im Nirwana», *Der Spiegel*, März 1981, https://www.spiegel.de/politik/ein-welfe-im-nirwana-a-3cafdf51-0002-0001-0000-000014316328, abgerufen am 8. 11. 24

37 Swami Satyananda (Jörg Andrees Elten): *Ganz entspannt im Hier und Jetzt – Tagebuch über mein Leben mit Bhagwan in Poona*, Reinbek bei Hamburg: Rowohlt, 1979, S. 386

38 Ebenda, S. 25

39 Ebenda, S. 32

40 Ebenda, S. 253

41 Ebenda, S. 144

42 Hugh B. Urban: «Zorba The Buddha – The Body, Sacred Space, and Late Capitalism in the Osho International Meditation Resort», *(SERAS) Southeast Review of Asian Studies,* Vol. 35 (2013), S. 32–49, hier S. 37

43 Miguel Farias und Catherine Wikholm: *The Buddha Pill – Can Meditation Change You?*, London: Watkins, 2019, S. 64

44 Ebenda, S. 73

45 Siehe «Die Risiken und Nebenwirkungen von Meditation und Yoga», *Der Spiegel*, 40/2023

45 Farias / Wikholm, S. 253

46 Barbara Ehrenreich: *Wollen wir ewig leben? Die Wellness-Epidemie, die Gewissheit des Todes und unsere Illusion von Kontrolle*, München: btb, 2020, S. 100

47 Siehe Farias / Wikholm und Purser

48 Stefanie Sargnagel: *Iowa – Ein Ausflug nach Amerika*, Hamburg: Rowohlt, 2023, S. 282

49 Siehe Farias / Wikholm, S. 146

50 Shameem Black: Flexible Power – India and International Day of Yoga. How Western yoga is challenging the image of India's authority, *Asia & the Pacific Policy Society*, 18. Juni 2018, https://www.policyforum.net/flexible-power-india-international-day-yoga/, abgerufen am 5. 11. 24

51 Simpson, S. 189

52 Siehe Pierre Gottschlich: «Indien auf dem Weg in einen Hindu-Staat?», APuZ, 23. November 2018, https://www.bpb.de/shop/zeitschriften/apuz/280574/hindunationalismus/, abgerufen am 8. 11. 24

53 Siehe Gottschlich

54 Ramdev, zitiert nach Stuart Ray Sarbacker: «Swami Ramdev: Modern Yoga Revolutionary», S. 351–372, in: Singleton / Goldberg, hier S. 362

55 Robert F. Worth: «The Billionaire Yogi Behind Modi's Rise», *New York Times Magazine*, 26. Juli 2018, https://www.nytimes.com/2018/07/26/magazine/the-billionaire-yogi-behind-modis-rise.html, abgerufen am 8. 11. 24

56 Ebenda

57 Matthew Remski: *Practice and all is coming – Abuse, Cult Dynamics, and Healing in Yoga and Beyond*, Rangiora: Embodied Wisdom Publishing, 2019, S. 57

58 Ebenda, S. 50

59 Ebenda, S. 24

60 Ebenda, S. 91

61 Ebenda, S. 21

62 Simpson, S. 187

63 Susanna Barkataki: «Embrace Yoga's Roots – Yoga and Colonization», Wanderlust, https://wanderlust.com/journal/embrace-yogas-roots-yoga-and-colonization/, abgerufen am 8. 11. 24

64 Pete Engardio und Jena McGregor: «Karma Capitalism», *Business Week*, 30. Oktober 2006, S. 84–91

65 Newcombe 2019, S. 4

66 Zum Aspekt der kulturellen Aneignung gibt die Yogalehrerin Sangeeta Lerner Workshops in Deutschland, siehe: https://www.annapurna-house.com/cultural-appropriation-workshop

67 Siehe Black: Flexible Power – India and International Day of Yoga. How Western yoga is challenging the image of India's authority, *Asia & the Pacific Policy Society*, 18. Juni 2018, https://www.policyforum.net/flexible-power-india-international-day-yoga/, abgerufen am 5. 11. 24

68 P. Goldberg, S. 135

69 Tom Wolfe: «The ‹Me› Decade», *New York Magazine*, 23. August 1976, https://nymag.com/article/tom-wolfe-me-decade-third-great-awakening.html, abgerufen am 1. 10. 24

70 Jeremy Carrette und Richard King: *Selling Spirituality – The Silent Takeover of Religion*, London: Routledge, 2005

71 Arjun Appadurai (Hrsg.): *The Social Life of Things – Commodities in Cultural Perspective*, Cambridge University Press, 1986, S. 28

72 Siehe Tzvetan Todorov: *On Human Diversity – Nationalism, Racism and Exoticism in French Thought*, Cambridge/Mass: Harvard University Press, 1993, S. 93.

73 Vijay Prashad: *The Karma of Brown Folk*, Minneapolis: University of Minnesota Press, 2000, S. 48

74 Siehe Amy McDonald: «Beware the Bricolage in Your Yoga Books», 6. April 2022, https://www.amymcdonald.com.au/blog/2022/4/6/beware-the-bricolage-in-your-yoga-books, abgerufen am 8. 11. 24

75 Rina Raphael: *The Gospel of Wellness – Gyms, Gurus, and the False Promise of Self-Care*, New York: Henry Holt and Company, 2022, S. 290

76 Von Ostrowski, S. 34

77 Siehe Altglas, S. 218

78 Charles Taylor: *The Ethics of Authenticity*, Cambridge / Mass: Harvard University Press, 1991.

79 Jean-Jacques Rousseau, zitiert nach Ehrenreich, S. 203 f.

80 Ebenda, S. 322
81 Andreas Reckwitz: *Die Gesellschaft der Singularitäten – Zum Strukturwandel der Moderne*, Berlin: Suhrkamp, 2017
82 Kersten Knipp: «Gebrauchsanweisung für das nervöse Zeitalter», Deutschlandfunk, 12. März 2018, https://www.deutschlandfunk.de/andreas-reckwitz-die-gesellschaft-der-singularitaeten-102.html, abgerufen am 8. 11. 24
83 Eva Illouz: *Die Errettung der modernen Seele – Therapien, Gefühle und die Kultur der Selbsthilfe*, Frankfurt am Main: Suhrkamp, 2008, S. 270 f.
84 Raphael, S. 2
85 Altglas, S. 241
86 Agehananda Bharati: «The Hindu Renaissance and its Apologetic Patterns», *Journal of Asian Studies* (1970), 29 (2), S. 267–287
87 In: Baier et al., 2018, S. 379
88 Suzanne Newcombe: «Spaces of Yoga: Towards a Non-Essentialist Understanding of Yoga», S. 570, in: *Yoga in Transformation*, S. 551–573
89 Remski, S. 150
90 Ebenda, S. 151

Bildnachweise

1. **Pashupati-Siegel,** ***2600–1900 v. Chr.***
   de.wikipedia.org [CC-PD-Mark 1.0], commons.wikimedia.org/wiki/File:Shiva_Pashupati.jpg. Source: www.columbia.edu
2. **Schiff der East India Company.** ***Gemälde von Charles Brooking, um 1759. Greenwich, Royal Museums***
   incamerastock/Alamy Stock Foto
3. **Foto von Indra Devi,** ***um 1952***
   Photo by Earl Leaf/Michael Ochs Archives/Getty Images
4. **Autorinnenfoto**
   privat

Gunda Windmüller

Weiblich, ledig, glücklich - sucht nicht

Eine Streitschrift

Über die Kunst, glücklich single zu sein – ein Debattenbuch mit hohem Identifikationspotential

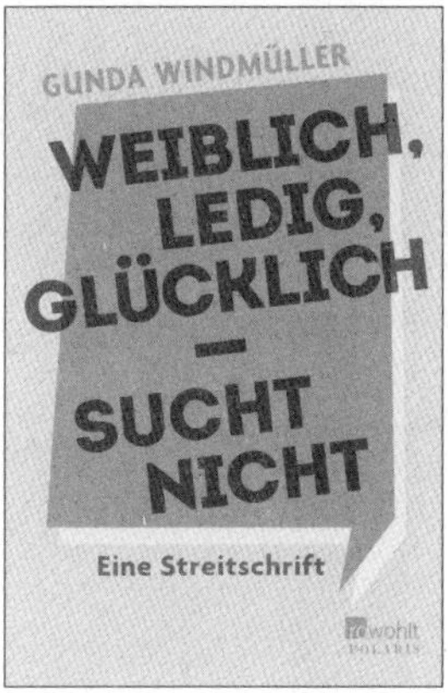

288 Seiten

Gunda Windmüller plädiert leidenschaftlich dafür, unser Bild von der bemitleidenswerten Singlefrau zu überdenken. Und sie macht Mut: Denn das Leben allein kann verdammt gut sein. Leider nimmt das den meisten Frauen ohne festen Partner nach wie vor kaum einer ab. «Was macht die Liebe? Hast du schon mal Online-Dating probiert?» Das ist gut gemeint, es schwingt aber immer mit: Was stimmt nicht mit dir? Die wichtigere Frage lautet jedoch: Was stimmt nicht mit einer Gesellschaft, in der allen Scheidungsstatistiken zum Trotz die dauerhafte Paarbeziehung nach wie vor als Nonplusultra gilt?

Weitere Informationen finden Sie unter **rowohlt.de**

Stephanie Hielscher

So alt war ich noch nie

Über das, was uns ab 50 erwartet

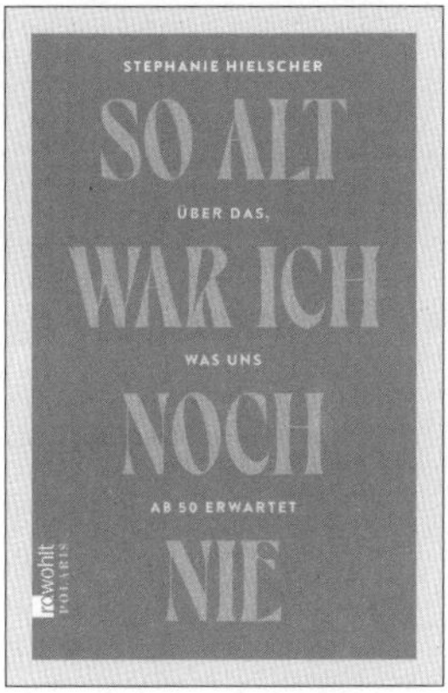

256 Seiten

Was erwartet uns, wenn wir 50 werden? Wo finden wir Vorbilder für diese Lebensphase? Wie können wir sie selbst gestalten? Mit Blick auf ihren eigenen 50. Geburtstag und getrieben von Neugierde, begibt sich Stephanie Hielscher auf die Suche und spürt Frauen in der Mitte ihres Lebens auf. Sie spricht mit ihnen über das Älterwerden und die Themen, die damit einhergehen: Wechseljahre, Trennungen, finanzielle Vorsorge, Karriereknick – aber auch neue Chancen, mutige Veränderungen und große Freiheiten. Denn tatsächlich gibt es jede Menge, worauf wir uns freuen können. Dieses Buch enthält unzählige Erfahrungen, Ideen und Ratschläge, die inspirieren und regelrecht Lust machen aufs Älterwerden.

Weitere Informationen finden Sie unter **rowohlt.de**